心 肺 肝 脾 肾

老中医教你

由博返约 化繁为简

换个方法

学中医

——中医开方速成法

U0232969

· 建中医系统化诊疗模式
· 医学从分析还原论向整体观系统思维转变
· 从辨证论治到中医系统疗法
· 重视现代系统论研究，突破还原论束缚

主编 陈胜威

编者 刘 凯 袁堂霞
蔡云浩 吕 莹
牛英杰 李尧垚

扫码领取

· 药剂知识 · 开方测试
还可以听四大神医行医故事

阴 阳 表 里 寒 热 虚 实

山西出版传媒集团 山西科学技术出版社

图书在版编目（CIP）数据

换个方法学中医：中医开方速成法 / 陈胜威主编；

刘凯等编 . —太原：山西科学技术出版社， 2020.4（2021.7 重印）

ISBN 978-7-5377-6010-2

Ⅰ . ①换… Ⅱ . ①陈… ②刘… Ⅲ . ①中医学 – 基本

知识 Ⅳ . ① R2

中国版本图书馆 CIP 数据核字（2020）第 051093 号

换个方法学中医：中医开方速成法

HUAN GE FANGFA XUE ZHONGYI——ZHONGYI KAIFANG SUCHENGFA

出　版　人：阎文凯

主　　　编：陈胜威

责 任 编 辑：翟　昕

封 面 设 计：岳晓甜

出 版 发 行：山西出版传媒集团·山西科学技术出版社

地　　　址：太原市建设南路 21 号　邮编：030012

编辑部电话：0351-4922078

发 行 电 话：0351-4922121

经　　　销：全国新华书店

印　　　刷：山西基因包装印刷科技股份有限公司

QQ 邮　箱：shanxikeji@qq.com

开　　　本：787 毫米 ×1092 毫米　　1/16　印张：17.75

字　　　数：255 千字

版　　　次：2020 年 4 月第 1 版　2021 年 7 月山西第 2 次印刷

书　　　号：ISBN 978-7-5377-6010-2

定　　　价：45.00 元

本社常年法律顾问：王葆柯

如发现印、装质量问题，影响阅读，请与发行部联系调换。

内容提要

    本书作者以中医整体观、系统论为依据，将临床上常用的 300 多个方剂整合为 30 多个，并用 30 年来的实践证明其行之有效。系统化的通治方优于常规的"分型论治"，既简化了辨证论治，又减少了辨证论治中的失误。

    本书以五脏为中心，内科、外科、妇科、儿科、五官科、肿瘤等各科疾病均采用通方系统论治法，对各级临床医生、中医院校的学生及西学中医务人员、广大爱好者都是一本难得的工具书和参考书。只要学会系统化的辨证方法，即可以驾驭各科临床杂病，本书将为您快速进入临床实战助一臂之力。

扫码领取
● 药剂知识　● 开方测试
还可以听四大神医行医故事

序言一

　　中医的辨证施治，自《伤寒论》首开先河，至今已应用近2000年不衰。从表面上看，仲景的三阴三阳、六经辨证法也并非很难，所以，清代伤寒派医家柯韵柏曾言："仲景之道，至平至易；仲景之门，人人可入。"但因临床病机十分复杂，典型的案例并不多见，许多疑难杂症往往是本虚标实、寒热夹杂、燥湿相混、痰气交阻，一方一药很难奏效，临床应用经方多为复合证候，《伤寒论》中113方做到方证相应实属不易。初习中医者常常感觉法无定法、方无定方、量无定量，中医历代方剂数万首，千头万绪，很难掌握。一个名医一生大概也要灵活应用方剂300~500首才能得心应手。古代大师级名家能背诵600~800个古方、名方，但现代人学中医熟练掌握200个方剂者也算上乘。中医系统论治法把数百个常用经方、古方、时方、专方系统归类，优化选粹，使中医学子只要熟练掌握30~40个复方，即可以通治内、外、妇、儿、五官、皮肤及肿瘤等各科常见病、多发病及其他疑难杂病。

　　辨证施治是中医的精髓，任何人也动摇不得，但辨证的方法论就值得大家研究，六经、八纲、脏腑、三焦等各种辨证方法，都是一个审机识证的过程，本书所探讨的是一种全新的辨证施治的方法——"中医系统辨证论治"，只要粗通中医基础，不论中医药大学的学子、西学中医师，还是社会上的诸多中医爱好者，认真品读一下本书，就可以领会通方系统论治的精神，很容易学会中医临床操作，不为数百首方剂所迷惑。

"用药如用兵，治病如打靶"，实践证明中医系统辨证体系治病的命中率普遍高于分型论治的辨证方法。中医系统论治是根据中医的整体观、系统论，按整体 > 部分之和的原理进行研究，系统化的复方是一种整合功能，系统化的通治方不是单味药的君、臣、佐、使，而是一个系统分类的君、臣、佐、使，通方系统论治是站在巨人的肩膀上，按照"药有个性，方有合群之妙"，把"分而治之改为合而治之"。不仅避免了辨证论治的失误，而且使疗效大增，中医系统论治抓住了疾病的本质，因为一切疾病均为阴阳失衡所致。因此《黄帝内经》云："谨察阴阳之所在，以平为期。"补与泻、寒与热、燥与湿、动与静、刚与柔、升与降，在辨证遣方中都是一个协调、平衡的过程，中医治病总是在搞"调和致中"。

中医系统论治是以五脏为中心，以八纲为基础的系统化辨证方法，中医系统化处方是在多年的临床实践中把数百个经方、时方、专方、验方经过"浓缩提炼"而成，对初涉中医者尤为可贵。中医易学难精，典籍卷帙浩繁，系统化方剂是中医之精华所在，是临床实战中用之皆效的"干货"。

我们这个时代，与2000年前的汉代，无论从社会背景、人们的体质、从医环境，还是疾病谱系等方面看都发生了巨大的变化。现代人从孩提时起，血管中就流淌着西药的成分，中医所面临的不是瘟疫传染病、感染性疾病和急救创伤，而是经过现代医学反复治疗乏效的疑难杂病，患者常常是带着明确的诊断前来就诊的，因此现代中医与古代有明显的差别。21世纪，无论是临床还是中医理论都面临着机遇和挑战，时代呼唤中医不仅要继承，更重要的是必须创新，跟上时代的步伐，利用现代的系统论、全息论，充分吸收高科技时代大数据的生命信息为我所用。我们这一代中医人应该从烦琐复杂的漩涡中解脱出来，要认真学习"伤寒之法"，但不拘泥于"伤寒之方"，促进西学中大众化、系统化、国际化，让中西医进一步整合为统一医学，顺利传遍全球，造福全人类。试想，下一个世纪，中医也有可能发展成为主流医学，至少应该以中医为主，以西医为辅，中西相融的新医学将首先在中国实现，随着传统文化的复兴、《中华人民共和国中医药法》的实施，中医将迎来一个明媚的春天。

秩 新

2017 年 7 月

序言二

　　"换个方法学中医"的宗旨是加快中医的传播速度，改变学中医成才缓慢的现实。凡有志学习中医者，不论是本科或研究生毕业，还是在岗的西学中临床医生及确有专长的中医爱好者都可以快速学会中医。"中医系统疗法"把古今临床应用的数百个经方、名方、验方、专方浓缩成30来个，若能熟练应用，即可上岗应战。

　　临床发现，"通治方"是研究中医系统疗法的一个突破口，实际上《伤寒论》与《金匮要略》就是一本临床应用的"方书"，一个医生的水平高低主要还是取决于遣方用药的能力。"通治方"是方剂学中精华之所在，常言道，补水者用"六味"，补火者用"八味"，补血者用"四物"，补气者用"六君"，化痰者用"二陈"，心脾两虚用"归脾"，上实下虚用"全真一气汤"等。"中医系统疗法"就是在广泛继承各家门派的基础上逐渐发展起来的一个学派，这一派笔者称为"系统派"，两千年来中医一直以经方派的传人为多数，"经方派"治外感用张仲景的理论，内伤法崇尚李东垣，热病法用刘河间的思想，治杂病首推朱丹溪，扶阳法用郑钦安的学说等。而系统派是集中医各门派之大成，统一了由"分而治之"改为"合而治之"，真正体现了中医整体观与现代系统论、全息论等的完美结合。中医各门派之间并没有本质的矛盾，而是协调发展、取长补短，每个门派都有优势的一面，也有不足取之处，中医要创新发展必须与时俱进，与时代合拍。中医历经两千多年为什么发展缓慢？而西医用了不足两百年已传遍全球，成为主流医学。中医各门派各自为政，拿不出中国的规范和标准，那外国人如何能学呢？笔者提倡的中医系统论治就是集合各门派的优势，形成一个合力，这对中医的发展至关重要。中医要创新发展，必须放眼世界，站在全球化的高度去看中医，各家门派应齐心合力，重铸中医之魂。

中医从"经方派"到20世纪之初的"汇通派"，再回到笔者倡导的执简驭繁的"系统派"是一个由复杂再回归简单的过程，让国人或外国人都能学会中医。从张锡纯的"衷中参西"，到今天的"中西医结合"，从辨证论治到今天辨证与辨病相结合的模式，还是远远不够的。辨证论治发展的大方向是中医的系统论治，而非一家一派的分而治之。在中国，中西医不是结合而是整合，按照中国的国情，医学应该是"以中统西"，中主西辅才是人间正道，因此中医急需构建一个系统化的诊疗模式。

中医要走向世界，既要发扬国粹，又要融会新知，要吸纳现代系统论、全息论、控制论、基因组学、系统生物学等科研成果为我所用，建立一个执简驭繁的"系统派"是中医发展的需要。本书乃一家之言，还望中医界能把中医系统疗法"更上一层楼"。

本书在2016年动笔，历时两年多才完成，其间进行过两次修订。

陈杨在打印、校正、联系出版社方面做了大量工作，学生蒋俊军、曲敬文、姜涛、梁谦、张鹏也为出版事宜费心不少，在此一并致谢。

秩　新

2019 年 3 月 10 日

前　言

　　通方，即通治方，也有人称为"统治方"，即可以通治一类病的复方。通治方，来源于历代名方，或临床验方、专方，经过"锤炼"总结逐渐成为通治方。通治方抓住了疾病的"共性"，因为每一类疾病都应当有一个最经济、最有效的优选方剂，这个优化的处方即为通治方。中医治病是以证统病，从整体去治疗局部，但"证"并非是疾病的全貌，所以现代中医常常是既辨中医的证，也辨西医的病，即辨证与辨病相结合的方法，以求得辨证论治的准确性，不误病机。正如清代徐灵胎曾言："欲识病者，先识病之名，能识病后而求其病之所生，然后考其治之法；知其所由生，又当辨其生之因各不同，而病状所由异，然后考其治之法，一病必有一主方，一方必有一主药。"仲师云："观其脉证，知犯何逆，随证治之。"这12个字高度概括了中医辨证施治的基本原则是查脉识证、随证加减，而非辨证分型论治。但现代中医常把某一疾病分为若干证，有时多达6~8个证型，过于理想化、公式化，往往与临床实际不符。众所周知，现代西医诊病处方常是千人一方，而中医则是千人千方、一证一方，同病异治司空见惯；也有异病同治，只要证相同，中医也可以多病一方，一把钥匙开多把锁，但与西医的千人一方有本质之区别，中医的多病一方是从证入手，病证合参，系统论治。

速成中医系统疗法是以五脏为核心、八纲为基础，是"个性"与"共性"、辨证与辨病的结合体，师其法而不泥其方，方随证变，圆机活法，知常达变。中医系统论治不去过多地分型，慢性病只分期即足矣！过多的分型使辨证施治趋于僵化，与中医的整体观、系统思维观相悖。人类的疾病病名者上万种，但对中医来讲疾病只有两种，一阴一阳；一个外感，一个内伤。要实现快速学会中医，必须"换个方法学中医"，必须采用系统化通方论治，才能由博返约、化繁为简，不论对中医学院学生，还是在职西学中医师及外国人学中医都将大有裨益。

目前，中医系统论治从 20 世纪 80 年代开始发展已过 30 多年，并没有一本适宜中医速成的教材，中西医结合专业的教材并不适宜在职人员学习，西学中需要一本 3~6 个月即可上岗的速成教材，学中医应打破常规，不能再学十年八年都不会操作，早应换个方法了。本书的问世只能起抛砖引玉之作用，由简单到复杂并不困难，但要从复杂的、庞大的中医典籍再回到简单是一件很难的事情，所以至今并没有多少名家去尝试写一本速成中医系统化教材，本书只是一种尝试，纰漏与谬误在所难免，还望中医同仁批评斧正。

扫码领取

• 药剂知识　• 开方测试

还可以听四大神医行医故事

目　录

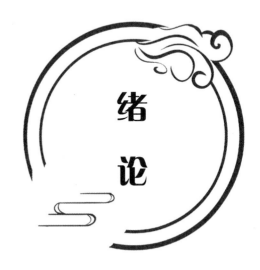

绪论

一　构建中医系统化诊疗模式

21 世纪之初，中医迎来了前所未有的发展契机，特别是《中华人民共和国中医药法》的颁布，令中医界欢欣鼓舞。今逢盛世，当思来之不易。然而面对强势的现代医学，中医也遇到了巨大的挑战。

现代中医所面临的现实是：投医者的心理、社会背景、投医环境、疾病种类及现代人的体质状况等，都与古代人有显著的差异；现代中医所接诊的病人，不是伤寒病、传染病和创伤，而是经过西医反复治疗不愈的诸多慢性病和疑难杂病。现代医学都没治好的疾病，中医能治好吗？患者是带着一大堆诊断报告资料来投中医的，中医若没有真本领能行吗？中医确实走进了历史的拐点，机遇与挑战并存。中医的路怎么走？怎样正视中医人才成长缓慢的特点？怎样解决社会对中医的需求与人才培养不对称的矛盾？社会上需要有真才实学的名医和明医，不然，如何应对挑战和机遇呢？

21 世纪开始，人类医学从分析、还原时代向整体、系统医学迈进。中医原本就是整体系统医学，是否还要经过还原分析，再进入系统化时代？ 20 世纪 80 年代之初，诸多专家已经明确了中医发展的大方向是走独立自主的整体论系统思维之路，但 30 多年已过，中医创新不足，主要表现在中医系统论应用与实践总结研究欠缺方面。中医要实现现代化，构建中医诊疗系统化模式是一条捷径。

医学研究的方法大致有三种，即整体、还原、系统这三种形式。中医学的方法属于整体论的方法，是在古代哲学基础上发展起来的一门自然医学。

中医是从整体论、"天人合一观"、阴阳五行生克平衡系统，经过数千年的临床实践形成的有着深厚理论基础的原创医学。现代医学的基础是利用现代生物、物理、化学的方法发展起来的一种以还原论为基础的纯生物医学。还原论的观点是整体等于部分之和，对生命体无限度地分割，向无限小的方向发展，这样即使分析到细胞分子水平，也不可能弄懂生命体的全貌，其结果是越分越细，把一个完整的生命体肢解得七零八碎，正如英国《自然》杂志主编坎贝尔博士曾言："目前，对于生命体的研究，仍然停留在局部细节上，尚没有从整体角度去研究，应当上升至一个整体去研究，因为人体生命是一个整体。"20世纪70年代西方医学精英就发现了现代主流医学的缺陷，曾提出过"循证医学"，21世纪随着基因组序的研究不断推进，又提出了"基因医学"，近年又提出了"精准医学""转化医学"等。由于现代医学对诸多杂病治疗无效，且西药的不良反应太大，许多欧美人看重了替代医学，即"传统中医学"及欧洲早年的"顺势自然医学"等。如今在美国，政府及社会支持替代医学的支出已经超过主流医学的支出总额。

这些事实均已说明现代西医学的发展也遇到了"瓶颈"。诸多主流医学精英也主张医学应当从还原论向整体论方向发展，未来西医学的发展方向是按还原—整体—系统的模式默默演变。

中医原本只有整体思维观、"天人合一论"、阴阳五行生克平衡论，并没有"系统科学"一词，但从中医的典籍中可见，理、法、方、药到处都充满着系统思维，中医学应该算最早的系统科学。中医学应用系统思维观于临床已2000多年，而现代系统论是在20世纪才提出的，现代学者发现中医有诸多理论与现代系统科学不谋而合，现代系统论是经过还原论的阶段，逐渐上升至完整的系统科学理论，由美籍荷兰生物学家贝塔郎菲在20世纪60年代（1968年）提出，并开始应用于各行各业。

中医学的整体思维观重在临床实践，虽然没有经过实验科学分析，但已应用数千年，中医学没必要从整体思维观，经过还原分析，再进入现代系统医学时代，中医学的发展和创新必须突破还原论"以西解中"的束缚，以现代系统论、全息论等理论为依据，构建一个中医系统化的诊疗模式，这是中医现代化的必由之路。

扫码领取

• 药剂知识　• 开方测试
还可以听四大神医行医故事

二　医学从分析还原论向整体观系统思维转变

主流医学依赖现代科学技术同步发展，从人体解剖、病理学、神经、细胞分类、影像查验技术、DNA 的双螺旋结构，到近年基因组序研究成果斐然，但归根结底仍然是研究有形的结构，在显微镜下，向无限小的方向发展。现代医学只研究了可视的有形部分，而生命体还有不可见的经络和精、气、神，解剖学只是观察尸体的结构，用来研究活体生命，属纯生物医学。生命体是由物质和能量两方面组成，单纯去分析物质结构，而忽视了能量的变化是现代医学的致命缺陷。人体的诸多疾病一开始多为功能变化，即如民间医生潘德孚所言："人体有病是生命病了，而非是身体生病。"确切地说，大部分疾病都是因为精、气、神的功能失调，而非器质性改变。为什么50 年来我们对肿瘤的治疗效果不好？主要是没有从生命的功能去研究，检验分析生命的量化指标全是结果，而非形成肿瘤的病因。

21 世纪，医学已经从分析时代向系统化时代迈进，医学的发展模式是还原—整体—系统论，不论中医还是西医，最终发展方向均为整体系统思维。现代系统论是在还原分析的基础上发展起来的系统科学，因此发展系统论整体医学是中西医共同的目标，医学正从分析还原论向整体系统思维观转变。

中医系统思维与现代系统论不谋而合。现代科学的发展，已从分析时代进入系统化的时代，系统论、控制论、全息论等现代技术都广泛应用于各个行业。中医学在 2000 年前就应用了系统科学，再一次证明中医学的理论属超前的科学，西医学当发现分析还原医学的缺陷，也将从还原分析法向系统科学靠拢。中医的理论基础，藏象、经络、理、法、方、药都渗透了系统的性质，我国著名科学家钱学森院士早在 20 世纪 80 年代初就提出："人体生命科学研究一定要有系统思维，人体科学的方向是中医而非西医，西医将来也要走到中医的道路上来。"

现代系统论的创始人贝塔郎菲将系统论定义为："系统是相互联系、相互作用的诸多元素的综合体，系统就是由若干个相互联系、相互作用、相互依赖的不同部分结合而成的有机整体。人体的物质组成与能量组成都由不同层次、不同部分的相互连接和相互作用而成，故均可称之为系统。"人体的物质结构与能量运行因其由不同的层次相互连接而成系统，但由于肉眼感官的局限及研究方法论的差异，则出现了不同的医学体系。现代系统科学的许多原理，如整体性原理、联系性原理、有序性原理、自组织原理、动态原理等都可以在中医学系统思维中找到证据。

中医学认为人体是一个整体，不可随意分割，强调"天人合一""形神一体""心物一元"，辨证论治也是整体决定局部，中医阴阳五行、生克乘侮、十二经络、寸口脉法、六经辨证论治皆证实，人体是一个不可分割的整体。中医看病也是利用"黑箱原理"，不去看解剖结构，而是司外揣内、取类比象，中医一般不主张剖腹、动刀，用针药结合的办法即可解决，不用手术切开的办法，在中医的眼里切割的办法是违背人体的整体性原则的。中医认为人体是缩小了的宇宙，天、地、人是一个稳态平衡，治病就是调和阴阳，使机体达到阴平阳秘、稳态有序，人体则无病；人体生病的原因，现代系统论认为是"失序"而为，与中医的"失和"意思类似。治病就是调和阴阳、纠正失序，中医认为阴阳偏颇使系统之间趋于平衡则人体为健康态。

中医属形而上医学，属道术的结合体，中医认为："天不变，道亦不变，中医是以不变应万变。"临证是灵活多变、方随证变、证变则法变、随机应变、圆机活法、知常达变。所以中医治病常常是法无定法、方无定方、量无定量，强调三因制宜，一证一方，与现代系统论的动态原理类似。但只要证相同，中医也可一把钥匙开多把锁，中医系统化诊疗模式是抓住了通用系统方的共性，也有辨证论治的"个性"，中医系统化诊疗是共性与个性病证合参的结合体。

现代系统论认为，系统是相互联系、相互作用、相互依赖的一个有机整体，中医常说心与小肠相表里、肺与大肠相表里，肝与胆、肺与胃都有表里关系。针刺中的交叉取穴法，左手臂取穴治疗右下肢病，反之，右上肢取穴治左下肢病，与系统论的联系性原理很相似。

中医治病始终不忘整体性原则，与现代医学思维方式完全不同，如所谓"扁桃体炎"，现代医学要寻找其扁桃体肥大、化脓、感染的病原体，然后用抗生素予以对抗消杀。而中医则不去看局部的感染，往往是采用"壮水制火"的方法，治疗比西医更彻底；对急性扁桃体炎，中医则常采用耳后静脉放血的办法，对实证扁桃体炎也很奏效；中医治头痛往往是在上、下肢某些穴位循经扎几针可立即止痛，中医既看见了"森林"，也看到了树木，所以中医的整体疗法往往在治疗某些疑难杂症方面要优于现代医学。中医古代先贤虽然没有提到"系统"一词，但在数千年的临床实践中，中医疗法都渗透了系统论的思维，所以说中医的整体系统思维观与现代系统论不谋而合。

三　从辨证论治到中医系统疗法

　　辨证论治自古至今都是中医学的核心内容，也是中医学的精髓之所在，中医师治病的难度之一是如何掌握辨证论治的技巧、程序，实际临床中医在了解《伤寒论》六经辨证原理之后，多数医生是采用综合的辨证方法，外感病以六经辨证为主，五脏病则采用脏腑辨证方法，温病则常用卫气营血辨证法，系统疗法则常采用三焦辨证的方法，但普通疾病还以八纲辨证最普遍，因为八纲已经包括了六经辨证。仲师云："观其脉证，知犯何逆，随证治之。"意为中医治病首先要查脉识证，审查病机之所在，即所谓要辨别病位、病性、病机、病程、转归等，按理、法、方、药的程序进行，论治则是讨论治病之法，使病机与方证合拍，对症下药。但临床病机证候十分复杂，典型病例并不多见，往往一些杂病均为复合病，即所谓合病，所以初学者感到晕头转向，中医院校本科毕业还要到临床摸爬滚打个十年八年才能适应临床。如已故名医姜春华曾说："辨证论治单用几个框框辨证分型即辨为阴阳、气血、虚实、寒热，这种病为阴虚，那种病为阳虚，百十来种病都有阴阳，而所用之药补阴阳不过一二十味，这就难说不形成公式化。"现代中医往往采用辨证与辨病相结合的办法中西合参，或干脆按西医诊断的病名西病中治，有时疗效可观。临床医师不难发现，有时完全按西医所定之病名往往效果欠佳，反过来把现代的诊断、查验的量化指标只作为参考，以证统病的辨证方法效果不错，这说明辨证与辨病相结合的方法并非优选的方法。

　　中医的系统诊疗方法也是在辨证与辨病的基础上根据病之所需以五

脏为中心、八纲为基础的综合辨证体系，实际上每一种疾病都应该有一个最优秀的治疗方案，这个处方就是优选的系统化处方。

现代的系统科学为中医的系统诊疗提供了科学依据，系统疗法应该是辨证论治的发展和升华，使中医从烦琐、复杂的辨证论治的漩涡中解脱出来。中医原本来自民间，本来很简单实用，但经过历代儒医添枝加叶逐渐趋向复杂，我们这一代人应该让中医从复杂再回到简单，简单脱胎于复杂，应该是"青出于蓝而胜于蓝"，用系统化的诊疗模式可把复杂变为简单，使中医大众化、国际化、现代化，但第一步是先要系统化。

四　重视现代系统论研究，突破还原论束缚

在 20 世纪之初，中医界对系统论的应用才刚刚开始，30 多年过去了，中医系统论在临床研究中成果甚微，对应用中医系统疗法的实践缺乏总结，没有形成像伤寒六经辨证方法那样的理论。中医理论基础研究落后，制约了中医的创新和发展。诸多医家认为，中医的理论研究在汉唐时已发展至顶峰，从清末的温病学研究之后，近代中医基础理论研究几乎没有任何突破。近代的创新多表现在中药制剂、剂型及工艺的进步，中医药方剂学研究、证的本质研究、瘀血的本质研究、藏象的本质研究都没有明确的成果，特别是对经络的研究基本宣告失败。为什么 50 年来中医基础理论研究成果太少？主要是受还原论思维的束缚，过去 50 年来，我们的专家是以西医学的还原论思维，去寻求经络的实质存在，当然不会成功；对藏象、证、瘀血本质研究也是用西医的解剖学、生理学、病理学去研究中医的五脏，同样不会成功。用西医还原思维去研究中医，我们称之为"以西解中"，包括方剂学中的中药成分提取，如把"小柴胡汤""麻黄汤"用萃取的方法提取柴胡、麻黄的有效成分，则"小柴胡汤"和"麻黄汤"就完全改变原貌，就不为中药了。研究中医必须回到用系统思维观，以中医药规律研究中医，否则用西医还原论的方法永远也不会出成果，50 年的经验教训还不够多吗？我们这一代中医人应当冲破还原论思维的束缚，用中医去研究中医！不能再走"以西解中"的老路。

通治方将是中医系统化诊疗模式的突破口。中医认为有是证就用是方，有是方就用是药，辨证论治的最终落脚点是遣方用药。无论选用经

方、时方、专方、验方中的哪一类，其目的都是达到方证对应，方与病机、方与药对应才能奏效。疗效才是辨证论治的"金标准"。所谓通治方，即可以治疗一大类疾病的复方，通治方是一种系统化的优选方剂，通治方是以五脏为中心，以八纲为基础的系统化诊疗模式。通治方把临床上经常使用的数百个方剂（约300个），包括经方、专方、验方、时方，经过"锤炼"而成，缩减在30个方左右，就可以应付全科临床诊治。

我们这个时代，与2000年前的汉代相比显然发生了诸多变化，患者常常拿着一大堆的现代医学诊断报告来求中医诊治，这在明、清以前是没有的。现代中医往往接诊的病人都不是首诊，大都经过西医反复治疗无效才来求中医，虽然诊断明确，但毕竟与中医的四诊不同，医者应该以中主西辅的方法，对西医的诊断只能作为参考，在治疗上仍然要靠辨证论治的方法。采用通治方，只要抓住病机，要比普通的辨证方法快速有效。通治方是"师其法而不泥其方"，知常应变、灵活变通，不去过多地分型论治，而是根据病机、主症，抓住阴阳寒热这四纲，可使辨证论治由博返约，化繁为简。从哲学层面来讲，系统化的诊疗模式，是把"分而治之"改为"合而治之"，"和"字是中医系统论治的核心。中医师的水平，除了扎实的理论功底外，主要是由运用整体论、系统思维观的能力和悟性的高低所决定。现代的中医系统疗法，采用优选的通治方药是系统化诊疗模式的突破口。

世界是一个多元复杂的世界，医学也绝不是一元化的医学，任何医学，无论如何"高科技"也不可能包治百病，任何疗法也非万能。医学不仅仅是治病之学，医学的本身就包含了哲学和社会学。医学是还原分析还是整体系统，都是在发展中的各种尝试，不论传统与现代还是中医和西医最终都将走到整体和系统这条路上来，中西医的整合是历史的必然。当今医学进入一个慢性病、疑难复杂病时代，中医到了大显身手的时代，中医正处在医学发展的节点上，在全球化的医学背景下，构建一个中医系统化模式也是中医发展的必然趋势。

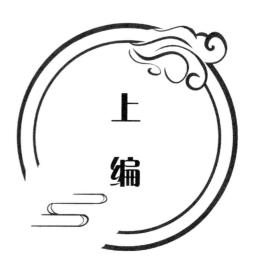

上编

一　中医学是最早的系统科学

　　系统科学在 20 世纪末开始受到重视，我国著名科学家钱学森教授在 1980 年曾提出：人体生命科学研究，一定要有系统论思维，人体科学的发展方向是中医而非西医，西医将来也要走到中医的道路上来。钱院士的高瞻远瞩，首先看到了中医学中广泛应用系统思维的科学价值。

　　中医应用系统论思维防治疾病是从《黄帝内经》开始的，至今已经两千多年，是世界上最早的系统论医学，《黄帝内经》中接受了道家"气一元论"、《易经》中的"阴阳学说""天人合一论"等内容。《黄帝内经》是中医的开山之作，一开始就是一部研究人体生命规律的系统论医学；《伤寒论》则是以三阴三阳六经为中心，以经络为纽带的一部完整中医临床应用系统中医学；中医的脉诊、寸口脉法、28 种脉象就是一部中医系统诊断学；中医的藏象学说的基础理论，实际上即为中医的系统生理学、病理学；五行生克制衡学说研究了五脏六腑之间的关系，是一个完整的中医系统论；《神农本草经》是一部按上、中、下三品分类的系统中药学及中医的方剂学，每个汤头中的君、臣、佐、使都具有丰富的系统论思维。中医的基础理论藏象学说是以心脏为中心，通过十二经络、奇经八脉把五脏六腑、四肢百骸、气血津液、五官九窍有机地联系在一起，组成一个巨大的生命网络系统，所以说"中医学"实际上就是系统科学的具体应用。

　　辨证论治是中医学的核心内容，辨证论治是按理、法、方、药的程序展开辨证，以明确病因、病机。中医认为，宇宙、天地是个大系统，而人是缩小了的宇宙，人体的结构与造型与天地息息相关，人体就是天地间的一个子系统。现代系统论也认为，整个宇宙是由多层次的巨大的多级系统组成的。现代系统论只是对系统论明确一下定义、定性和法则，如整体≠部分相加，即整体＞部分之和（即所谓非加和原则），笔者不赞同此说。系统论是某外国人在 20 世纪 90 年代初提出的，国人应用系统论防病治病已越 2000 年，整体≠部分相加，我想古代人的智慧既然能写出《黄帝内经》这样的绝代佳作，就不可能不知道"非加和"的法则，只是没必要去在书中提出，因为《黄帝内经》研究的是生命哲学而非系统论专著，什么叫朴素的系统论，什么叫朴素的辩证唯物观，古代先哲的自然哲学、系统论思维观及应用并不亚于现代人；而古人之落后之处是微观实验室的化学、物理、还原论、原子、分子论。古代先哲利用黑箱原理、象思维、整体论、系统论思维创造了完整的中医药理论体系，至今也不落后。现代医学用分析还原法，只看到了人体有形的结构，而无形的气、藏象、经络则不可见。现代微观医学只研究了人体的解剖结构，却忽视了人体的功能，而临床中发现人体的疾患的机理多为功能失调，现代系统论称为失序，即人体网络系统秩序受到破坏，如肿瘤的形成首先是"邪之所凑，其气必虚"，体虚后免疫机制低下时导致免疫系统紊乱（或称失序），则形成肿瘤占位病变。现代医学是按还原论的方法继续追求致病的因子，从分子医学、基因医学的角度，从 DNA 中去寻找致癌的因子，这样追下去能否解决诸多疑难杂症，笔者认为向无限小的方向发展前途十分渺茫，因为生命体另一半在中医无形的系统里，如肿瘤占位的形成，无不和精神、情志有关，在 DNA 的基因组序中是不可能找到精神、情志的。

现代医学精英早已发现以解剖学为基础的现代医学的局限性，诸多疑难杂病利用现代医学手段只是在查验、诊断上有诸多进步，而在治疗上还远远不如古老的、原始的中医学。现代医学的发展遇到前所未有的"瓶颈"，对诸多功能性疾病、慢性病的治疗不尽如人意，中医的系统思维观将使医学看到一条光明之路，未来的医学必须在系统论的思维中去寻找答案，也许将来会有一天中医学的整体论、系统论会颠覆整个主流医学。

中医既有道也有术，是形而上之科学，而西医则属器和术，是形而下之科学。为什么中医在 2000 年前能发现经络，且应用系统思维、整体论、天人相应论写出《黄帝内经》，是道家的系统思维——"心物一元论"起了主导作用，现代人的系统科学则晚了 2000 年，因此说中医学应该是最早的系统科学。

二　应用系统论简化辨证论治

清代著名医家徐灵胎曾言："医者之学问，全在明伤寒之理，则万病皆通。"所谓伤寒之理，实际就是学中医必须掌握《伤寒论》六经辨证的方法。《伤寒论》是以《黄帝内经》的阴阳学说、天地人相应论为依据，认为天有五运六气、人有气之盛衰。《伤寒论》把疾病用阴阳二气的多少划分为三阴、三阳，用三、二、一的模式，以时间的顺序展开讨论，太阳为三阳、阳明为二阳、少阳为一阳，太阴为三阴、少阴为二阴、厥阴为一阴。学懂了也并不算难，但对初接触中医者，似乎不太好理解其义，须经过一段时间才能逐步了解三阴三阳的本义。

辨证论治是中医的核心内容，也是中医的精髓所在，学中医的难度之一是如何掌握辨证论治的程序，其实临床医生在了解伤寒六经辨证之原理后，多数中医还是以八纲、脏腑辨证为主，因为八纲中已经包括了六经的内容。经方大家胡希恕曾言："六经的实质即表里、半表半里、三阴、三阳，分为六类证型，六经名称冠以经络，实为八纲辨证，六经名称本来可以废除。"笔者赞同此观点，古人以三阴、三阳与经络挂钩，使后学者增加学习难度，但脏腑与经络的关系客观存在，学生必须了解才是。

已故著名临床家姜春华说："辨证论治单用几十个框框辨证分型，即辨为阴阳、气血、虚实、寒热，这种病为阴虚，那种病为阳虚，百十来种病都有阴阳，而所用之补药不过一二十味，这就难免形成公式化。"很多临床家都发现，六经辨证对外感伤寒病可以药到病除，对诸多疑难杂症则常常力不从心，所以说"万病中有'伤寒'，'伤寒'中有万病"的说法有失偏颇。中医的辨证方法十分灵活，绝不拘泥一法，现代临床医生在掌握六经辨证之后，多以八纲辨证、脏腑辨证、三焦辨证、卫气营血辨证综合，非单一的"伤寒"六经辨证法。

纵观中医临床辨证方法，可用以下的数字表示：8-5-3-2，"8"为《易经》的八卦诊疗系统，是中医的最高形式，难度大，历代也没有广泛运用，但学会后神通广大，不用切脉，一日看病百人没问题，且诊断准确，应属阴阳会通型中医，自古至今能学会者也是凤毛麟角，历代名医、儒医多数是按"伤寒之路"的六经辨证法行医；"5"是指以五脏为中心，依据五行生克制衡的原理，进行脏腑辨证；"3"是以三焦为中心辨证论治，但此法应用者甚少；"2"就是回到以阴阳为本的两分法，采用整体论、系统论的法则简化辨证施治，仲师云："善治者，首辨阴阳。"意为只要把阴阳弄清、大方向搞对，就是打不准，也不会犯大错。

仲师云："观其脉证，知犯何逆，随证治之。"意为作为一名中医，首先要查脉识证，审查病在何处，病性是什么，病往哪里去？中医是以证为核心的辨证医学，辨证就是审查病机，所以有人说辨证论治应改为"审机论治"，也不无道理。辨证是弄清病理，按理、法、方、药的程序进行诊断，论治是讨论治病的方法，使方证合拍，对证下药。纯中医应该是以证统病，一证一方，千人千方，因辨证是在对疾病不完全了解或是疾病发展中的某一阶段，因此传统的辨证论治把疾病固定在几个证型中，限制医生的思路，对初习中医者增加了难度，辨证起来显得十分庞杂，中医药大学本科毕业，还要在临床中摸爬滚打十年八年，才能领会这种灵活多变的辨证方法。笔者拙作《换个方法学中医》的目的是用中医的整体观、系统论去简化辨证论治，使更多的人学会中医、应用中医、推广中医。

现代中医在临床中完全回避西医的诊断，所谓"铁杆中医"也不现实，因为中西医的疾病谱，命名各异，想把辨证与辨病相结合的观点也并非容易，对现代医学的诊断，中医师只能作为参考，临床中医都有这样的体会：即有时完全按照西医的诊断，用中医的方法辨证施治效果并不好；

反过来以证为核心，不参考西医的病名效果不错。这就说明辨证与辨病相结合的方法，并非是优选的辨证方法。如何简化辨证论治，笔者认为：中医的辨证，还必须以证为核心，以证统病的方法不错，初学者可直接按"八纲辨证"，表里、虚实、阴阳、寒热，这四对是相对立的两点论，把错综复杂的病机都打回原点——以"阴阳"为纲，主辨表里、寒热这两对，弄清病位，最后辨寒热即可，把五脏六腑的疾病按系统论的归类法划分寒、热两型就够了。这样可以使后学者学习伊始免去对六经三阴三阳名称的困惑，加快学习速度。

现代系统论认为人体是一个开放的巨系统，人体是宇宙间的一个子系统，人体是一个不可分的"元整体"，这与中医的整体观不谋而合，为简化辨证论治提供了理论依据。目前的辨证方法论，有悖中医的整体观、系统论，改革学习中医的方法是中医界的当务之急，简化"辨证论治"是中医发展的必由之路。

三　从辨证论治到系统疗法

　　自汉以来辨证论治近两千年不衰，辨证论治可谓中医的法宝，吾以为辨证论治并非是中医理论的终结，而是中医在发展中的一块里程碑，任何学问都不是一成不变的。从中医药的发展史可以窥见，金元时期由于疾病谱的变化，产生了金元四大家；到了明清时期温病流行，又产生了"温病学派"；清末民初又出现了以郑钦安为首的"扶阳派"，以适应疾病的变化。现代人的疾病与汉代及明清时又有明显的差异，现代社会由于自然环境、饮食结构、空气污染、社会环境的变化等，使现代人的疾病与古代人截然不同，各种传染性疾病如霍乱、天花、白喉、流行性乙型脑炎等几近绝迹，而高血压、高血糖、高脂血症、肥胖症、忧郁症、神经官能症则比任何时代都多起来。朱丹溪曾言："阳常有余，阴常不足。"而现代人所患疾病也随着时代的不同而变化着，辨证论治的范围和方法也出现了变化。如今天的临床中医单纯按伤寒六经辨证者不是很多，而脏腑辨证、八纲辨证更为普通，特别是现代中医接受西医的诊断，单纯的辨证论治趋向辨证和辨病相结合者逐年增多。辨证论治虽然疗效可观，但毕竟不是每一种病都能辨证清楚。

　　《伤寒论》中从三阴三阳的角度发现了疾病的传变规律，如伤寒一日为太阳，二日为阳明，三日为少阳。《伤寒论》是由表及里或半表半里，再到三阴里证，《伤寒论》解密了疾病在发展中的一个动态的规律，总结出六经辨证的理、法、方、药，一直传至今天。随着中医的发展，出现了许多流派，把辨证的范围逐渐扩大，后来又有了八纲辨证、卫气营血辨证、三焦辨证、脏腑辨证等，越辨越多，把某些病症又分化为五六个证型，再按理、法、方、药一一论治，把辨证论治引入了复杂艰难的境地。这不仅使初学者晕头转向，一些学验俱丰的名家有时也感到辨证起来十分棘手。如对"肺痨"（现代医学称为肺结核）一病，在明清时代，一些名家也没有辨证恰当，把"痨病"多按肺阴虚治之，"肺痨"病临床脉象多为数脉，舌质偏红，午后颜面潮红，伴有咳嗽，历代治疗以青蒿鳖甲汤为主，滋阴降火，而把"痨病"以痨虫作怪为主证抛开，因此明清时代，得肺结核者死亡甚多。为什么那么多中医都辨证失误呢？肺痨病的阴虚为越阳之象，按阴虚火旺论治则没一个治好的，临床辨证阴虚失误者不少，因为"证"有真也有假，辨证正确也非容易，辨证论治的方法在某种程度上已经制约了中医的发展，别说中医走向世界，就是在国内传播也感到窘迫。所以说中医的突破和创新，辨证论治就是一个突破口，但无论怎样突破，辨证论治都是中医的基石，创新大厦只能建立在辨证论治的基础之上。

中医的"系统疗法"是在辨证与辨病诊疗方法中逐渐趋于成熟的一种方法，有望替代复杂的辨证分型论治。现代的中医多以辨病、辨证合参为诊疗手段，并非单一的辨证。辨证是在检测手段不发达的古代产生的，"证"不是病的全貌，仅仅是几个症状，为什么只辨证不去辨病，是因为对疾病的认识还比较肤浅，不能确立病名时，才走了辨证施治之路。而现代中医已经从宏观和微观两方面去识病，对疾病的病因、病机已经十分明确，冠名之后，则以辨病、辨证二者合参。中医的系统疗法，是在辨病与辨证的基础上察机和用药。中医的系统论随处可见，如《伤寒论》中的六经辨证就是在总结前人的基础上形成的一个诊疗子系统；中医独取寸口切脉是因为肺朝百脉，肺为十二经之汇，通过手太阴肺经的搏动可以查知全身之病，因此切脉也是中医里的一个子系统；同样八纲辨证、三焦辨证、脏腑辨证都是系统论中的一些分支。系统疗法是抓住了一些疾病的"共性"，这些"共性"就是系统疗法的基础。虽然条条大道通罗马，中医有异病同治，也有同病异治，但每一种病都应该有一个最经济、最有效的方案，这个方案就是某病的一个优化方案，优化方案产生的处方就是系统疗法的主方。清代徐灵胎就说过："欲治病者，必先识病之名，能识病名而后求其病之所生，然后考其治之法，知其所由生，又当辨其生之因各不同，而病状所由异，然后考其治之法，一病必有主方，一方必有主药。"因此系统疗法也是在辨证与辨病的基础之上发展起来的。目前临床应用还很少，许多系统疗法的方剂还没有规范成熟，有待各家进一步完善，系统疗法可否取代辨证论治还要经过临床证实，医学是以疗效取胜的，只要疗效好，方法又简单，取代辨证论治也是可能的。

现代科学中的全息论、控制论、系统论都为中医的系统疗法提供了科学依据，系统疗法应该是辨证论治的发展和升华，使中医从烦琐复杂的辨证论治的桎梏中解脱出来，不仅是一种创新，也可能是中医又一次飞跃。中医本来就是宏观整体医学，历代大家的理论，各个流派之间本无矛盾，中医原来是从民间走出来的，开始本来很简单，后来就逐渐走向复杂，辨证论治用了两千多年，中医的理论已经成熟，到了该系统化的时候了。我们的任务应该是再从复杂走向简单，这可能要比从简单走向复杂要难，中医不仅是中国的，也是世界的，中医要推广普及，要走向世界，应该执简驭繁，系统疗法将是必由之路。笔者认为，中医师不仅要学会辨病与辨证结合的方法，更要走出单纯中医辨证论治复杂的漩涡，学会系统疗法。

四　从辨证论治到辨病论治

辨证论治是指按理、法、方药的程序，第一步是理，第二步是法，第三步是方药。辨证就是探讨病因、病理的过程，中医把疾病的发生变化的机理称为病机，所以辨证包括辨病机和辨方证两部分，辨证就是辨病位、辨病性、辨方证。中医是通过四诊（望、闻、问、切）八纲（阴、阳、虚、实、表、里、寒、热）获得生命信息，就和侦探家搜集线索侦破案件一样，把搜集来的疾病信息经过归纳分析去伪存真，辨证本领的好坏直接影响疗效，中医师的优劣关键也是由辨证技能高低来决定的。每种疾病证候都不止一个，有主证，也有兼证，在八纲辨证中主要应明确阴阳虚实这纲，如病人出现畏寒、四肢寒凉，但症状是口干、唇红、便燥、喜冷饮、脉滑数有力等象，其中畏寒、四肢寒凉则为假象，中医称为"真热假寒"；假如四肢冷凉、身不寒、脉微欲绝、烦躁、面赤、咽疼，这种热象为假热，中医称为越阳，是寒极生热，实际是"真寒假热"；如病人脘腹满闷，烦躁不安、便燥，表象似实证，但查其脉微弱无力、舌胖色淡、精神不振，这种实是假象，中医称为"至虚有盛候"；如果某患者四肢乏力、精神萎靡不振、大便溏泻，但脉实有力，应为实证，虚为假象；中医称"大实有羸状"。脉重按无力为虚，脉重按有力为实。所以辨证论治，一定要仔细，要抓住主要矛盾，不要被假象所迷惑。抓住了本质，才能做到"治病必求于本"。

《伤寒论》中讲了六经传变，由表及里，把疾病看成是一个动态变化模式，证变则病变，辨证论治到处都是辩证法的哲理，中医只要有证即可辨。

辨证论治是古代人在没有任何仪器、检测方法时产生的，是被逼出来的一条治病之路。中医不需要确立病名就可以施治了，这一点与现代医学截然不同。西医如果没有明确诊断，就无法确立治疗方案，把许多处于萌芽状态的疾病都划在"亚健康"的范围，延误了最佳治疗时间，这在临床上经常发生。如某患者双腿已经明显水肿，但化验血常规、尿常规时一切正常，西医无法确立病名就无法得到及时治疗，而中医则有证即可施治。辨证论治，即使在现代科技发达的今天，也不失为一种优秀的治病方法。

辨病论治是指疾病的病名确立之后，对疾病的病因、病理、病程全面认识的过程，辨病抓住了疾病的本质特征，而辨证则是疾病形成过程中的某一阶段，辨证是在古代缺乏科学的检查手段时产生的一种诊断方法，对疾病还是停留在司外揣内、取类比象等肤浅认识上。现代中医则不可回避地接受了现代医学的病理检测结果供参考，已经从宏观到微观，从两个角度进行辨病与辨证,利用现代科技手段弥补了宏观辨证的不足，促使中医师用中医的理论、中医的思维去认识现代西医诊断之病。因此现代中医不仅辨中医之证，也辨西医之病。

辨病论治，是西医常用的方法，现代中医与古代有所不同，因为在明代以前没有西医"入侵"时，中医只有辨证论治，没有第二条路可走。现代中医因为有西医诊断的病名作为参考，因此现代中医常常是用辨病与辨证相结合的方法去论治，辨证是明确病理的过程，辨证是随着疾病个体的变化去探寻应变的过程，它具有"个性"，而辨病是讨论某种病共同的治疗方案，它具有"共性"。病为纲，证为目，两者能相结合是完美的统一诊断法。

辨证与辨病是从属关系，证依附于病，辨证偏于局部，是疾病发展中的某一个阶段，而辨病则是对疾病认识的全过程。"证"分阶段，而病则贯彻始终。如中风病，症状为头晕头疼、肢体麻木、头重脚轻等为中风先兆，一旦突然昏厥、不省人事则为脑卒中，口眼㖞斜、半身不遂、语言不利则为中风后遗症。再如外科疮疡化脓感染也分几个阶段，初期

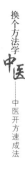

红肿热痛，成脓期破溃化脓，最后恢复收口，每个阶段辨证治法不同，而病则贯彻始终。

现代中医的一个严重倾向是重辨证、轻辨病，导致辨证论治的证型分得太多、太杂，表面上病症分类详尽，实际应用常脱离临床，弄巧成拙。如阳痿，辨证施治分为六型，每型都有对应的方剂：

命门火衰型——阳事不举或举而不坚、身寒肢冷、神疲乏力、腰酸畏寒、面色㿠白、舌淡胖嫩、舌苔白、脉沉弦。

心脾两虚型——无性欲、心悸健忘、寐少纳呆、便溏乏力、面色萎黄、舌淡苔白、脉细弱。

阴虚火旺型——阳器易兴但乏力，动念即泄。腰膝酸软、耳鸣、五心烦热、舌红少苔、脉细数。

惊恐伤肾——阳事不举、精神苦闷、胆怯多虚、心悸失眠、舌淡苔白、脉弦细。

肝气郁结——情绪抑郁、烦躁易怒、胸闷胁胀、阳事不兴、苔白、脉弦。

湿热下注——阴囊潮湿、下肢酸重、小便黄赤、舌苔黄白厚腻、脉弦滑。

上面的分型论治，表面上看合情合理，可到了临床，哪来那么多典型的六个证型？因此临床应用也很难见效。对阳痿一证，现代医学的病理可以借鉴。阳痿只有三个要素：一为大脑性神经介质传导障碍；二为阴茎供血不足；三为内分泌减少所为。因此现代中医辨证也大致分为三型较为合理，即肝气郁结、血瘀及肾虚，与现代医学的病理基本吻合。三个要素相互依存，若要性神经兴奋，必须内分泌充足，阴茎海绵体勃起必须供血充足，三者缺一则易产生阳痿。过去中医曾讲："五脏俱损，皆可致痿，非独肾也。"中医强调肝主筋，肝气郁结则宗筋萎软，如现代中医常用蜈蚣研粉冲服治疗阳痿，正是利用蜈蚣归肝经，起到介质传递的作用。

一证一方使辨证施治趋于复杂化、僵化，单凭几个证型无法抓住疾病的本质，使处方可重复性降低，不利于整体性、系统化治疗。

疾病分期、辨证分型不宜过多，辨病、辨证相互联系、相互补充、相互依存，两者应有机结合起来，抓住疾病的本质，才能提高疗效。

现代中医的辨证方法，除了六经辨证，还有三焦辨证、脏腑辨证、卫气营血辨证、八纲辨证等，实际八纲辨证也包括六经辨证。初学中医者对辨证论治感到头痛，现代中医辨证的范围比《伤寒论》时代趋向庞杂，如上述阳痿一证就是一例。初学者按古方辨证施治确实不易掌握，学会按中医的思维观辨证施治大多在学习十几年后才能熟练应用。

常言道：西医看病是千人一方，而中医则一证一方。中医通过辨证论治，同样一个病，方剂也不尽相同，这称为"同病异治"，反过来也有"异病同治"之时，因此说中医的辨证论治方法是较复杂的应变医学。中医难在何处？无非是辨证论治及切脉的技巧，因为人体的疾病确实复杂，就是同一个病在不同的个体表现也不尽相同，中医的辨证论治突出"个性"，因此疗效倍增，但难度比辨病论治复杂得多，因此影响了中医的发展和传播速度。培养一个西医师并不难，而培养一个上工中医师，医学院毕业后没有十几年的时间不太可能。尽管如此，学中医还必须走"伤寒之路"，学会六经辨证、八纲辨证才是正道，纵观古今名医无不是经方大师。中医普及推广困难已成为事实，如何突破创新，如何去搞规范化、系统化治疗是中医的发展方向，但无论如何发展创新，都必须在"辨证论治"这块基石上垒起。

五 现代系统论的原理与中医系统思维观

现代科学的发展，已从分析时代进入系统化时代，系统论、控制论、信息论、全息论等现代技术都广泛应用于各个行业，虽然中医学中并没有明确系统论的概念，但中医学中的基础理论、藏象、经络、理法方药都渗透了系统论性质，中医的思维方式更符合现代科学的发展方向；不论哪种医学，最终必须向系统论靠拢，否则将没有前途。中医向哪里去？未来中医的发展与创新必须走系统科学之路，这一观点是诸多医学科学家的共识。

现代系统科学日臻完善，诸多科学精英从《黄帝内经》中发现中医的古典著作中充满着系统论的思维，古代贤人应用系统论防病治病已越两千年，但并没有系统论一词，却只是整体思维观。现代系统科学中有许多原理，如整体性原理、联系性原理、动态性原理、有序性原理、自组性原理等。通过系统论的研究，发现中医学的系统思维观大致渗透在以下几个方面。

1. 整体性原理（中医学的整体思维观）

中医学强调人体是一个不可分割的整体,强调"天人合一"、形神一体,强调天、地、人相应，人体不是一个组合体，而是一个整体，整体决定局部。中医的阴阳五行、生克乘侮、十二经络、寸口脉法、六经辨证论治，皆证实人体的不可分割性。所以中医看病遵循"黑箱原理"，不打开看，而是运用司外揣内、取类比象等思维，因此中医内科比外科发达，许多疾病中医不主张动刀，用针灸及服药完全可以解决，因为疾病伊始均以功能失调为主，切割的方法是违背人体整体性原则的。中医还认为人体是一个缩小了的宇宙，天、地、人是一个稳态平衡系统。现代系统科学提出"非加和"理论，即整体≠部分之和，中医学的整体思维观就与"非加和"理论很相似，中医治病一直以整体论为主，头痛不一定去治头，往往在脚上扎几针可立刻治愈。

2. 联系性原理

中医常说心与小肠相表里、肺与大肠相表里、肝与胆相表里、脾与胃相表里，阴阳五行生克制衡，针刺疗法中的交叉取穴，以及司外揣内、调和阴阳、升降气机的法则，都具有现代系统论的联系原理。

3. 稳态原理

"一阴一阳之谓道，阴阳偏颇之谓病"，中医认为，治病就是调和阴阳，使机体达到阴平阳秘、稳态有序，人则没病。现代系统论称为有序或失序，失序是失去阴平阳秘则为病态，中医学在矫正阴阳平衡中，使人体从失序转为有序，人体则达到无病的稳态平衡。须知，平衡是个大学问，平衡是宇宙间普遍存在的真理，所谓大道归一，也是归于稳定平衡，生命体的稳态在于平衡。

4. 动态性原理

现代系统论动态原理是指人体随着时间发生、发展的各种变化，以及系统对各种变化的反应。生命体的系统不是处于真正平衡的封闭系统，而是处于相对稳定的开放系统。现代系统论动态性原理比较复杂，笔者认为："天不变，道亦不变，中医是以不变应万变。"中医在临床中常常是灵活多变，临证时是随机应变，法无定法，方无定方，量无定量，即方随证变，证变则法变。辨证论治中充满着一个动态性原理，三因制宜，强调一证一方，一把钥匙可以开多把锁，方证统一，圆机活法，类似现代系统论中的动态性原理。无论什么时代、什么病种，只要证相同，方药是一样的，同一种病反映在不同人的身上虽然各异，但都具有"共性"，而"个性"就要三因制宜，同时，因地、因人而异，辨证论治，最终达到阴平阳秘。

现代系统论的创始人贝塔朗菲将系统论定义为："系统是相互联系、

相互作用的诸多元素的结合体。"系统就是由若干个相互联系、相互作用、相互依赖的不同部分结合而成的有机整体。中医对生命体的认识与现代医学截然不同，中医重视的是脏腑的功能，并不重视人体的解剖结构，中医治病总是以整体去治疗局部。以糖尿病为例，中医认为糖尿病是多个脏器受损，最先是肝脏代谢机能减退，使胰岛 β 细胞发生变化，胰腺功能减退，胰岛素分泌不足影响至脾、胰形成一系列消渴症症状，如糖尿病病人三多一少，多餐、多饮、多尿，但形体越来越瘦。糖尿病的危险在于其并发症，糖尿病从肝、脾、胰逐渐可发展为糖尿病心脏病、糖尿病高脂血症、糖尿病肾病、糖尿病神经病变、视网膜病变、皮肤病变等，因此说任何一种疾病的产生，绝不是孤立存在的，一脏一腑，一个微小的变化都可以产生整体病变。大家都知道疾病应早期治疗，将其消灭在萌芽阶段，早期脏腑病变多数为脏腑的功能改变后才逐渐形成器质性病变。中医着眼于人体无形的能量功能系统的变化，如上述的糖尿病的形成绝不是一朝一夕、一脏一腑，而是多个脏腑受损才逐渐形成高血糖，当发现血糖值超标时，已经从功能性病变发展至某一脏器受损，所以糖尿病等诸多慢性病都应当五脏同调，整体论治，采用系统疗法才能彻底治愈。目前注射胰岛素的办法只是治标，而形成高血糖的病机是五脏皆损，单治胰腺当然不会根治，所以诸多糖尿病患者须终生注射胰岛素，但诸多糖尿病并发症并没有得到治疗。

中医的整体系统、思维观促使在治疗方法上与现代医学有很大的区别，如现代医学在分析病案时往往是着眼于有形的物质结构层次的变化，从显微镜下去寻找致病的病原体，如细菌、病毒、病原体等微生物，发现病原体并采取消杀的办法，把病原体杀死，是属于局部治疗；而中医则不然，不是采用对抗的办法，而是燮调中和的办法、疏调气机和通经络等方法是整体到局部，中医不仅"看到树木，也看到大片的森林"，所以在诸多疑难杂症治疗上，传统中医虽然古老，疗效仍然超越现代医学。中医的胜出主要是重视了整体，在中医眼中生命体永远是一个不可随意分割的整体，生命体是由物质结构与能量系统两部分组成的，这两部分应该是同体、同步的，所以中西医的关系是互补、各有所长，而非对立的关系。中西医结合也往往是西医的查验中医的治疗，因为中医的治疗比西医更全面，绝不是只看见一点局部病变。

从上述现代系统论原理可以窥见，古代先贤虽然没提到系统一词，但在临床中已具体应用了 2000 多年，中医的调整气机、经络疗法都渗透了诸多系统论思维，所以许多人说中医的整体思维观确为超前。笔者对中医系统思维观的评论，只是抛砖引玉，甚望学者批评斧正。

六　中医系统论的中心是一个"和"字

百年中西医之争、现代科技大潮的风雨洗礼使中医历尽沧桑，但中医并没有倒下，在 21 世纪之初，中医将重铸中医之魂，正在一步步走向世界。中医之所以能立于不败之地，是由于中医学有许多正确理论的支撑，如中医的"天人合一论""平衡论""全息论""系统论"等。时光到了 20 世纪中叶，人们才逐渐发现现代科学的分析还原论的办法用于医学并非完美无缺，许多医学精英也发现医学绝不是纯粹的生物医学，生命科学用化学的、物理的方法并不恰当，有人说医学不完全属于科学。现代医学沿着还原论之路已经分析到了 DNA 的基因水平，但也不可能把所有的疾病都弄明白，如肿瘤、糖尿病、高血压、牛皮癣、白癜风等杂病的病理都不太清楚，所以治疗起来十分棘手，现代医学对许多疑难病治疗并没有超越古老的传统中医。还原论的分析法把医学引入了歧途，医生只相信检验的"金指标"，查验越分越细，药品越分越贵，所谓高端治疗给人类带来的灾难也越来越多。"分而治之"的结果是难分难解，猛然回首才发现，中医"整体论"的方法并不比西医差，对付诸多慢性病，中医与西医相比均有过之而无不及。20 世纪之初，现代医学的模式也在默默地变化着，先是搞起了"循证医学"，近几年由于基因组学的进步，又提出了"精准治疗""转化医学"等，但无论怎样改变，其分析还原的本质并没有改变。

著名科学家钱学森认为，人体科学研究一定要有系统论思维，这正是中医的观点，西医学和整个医学都要走到这条路上来，中医现代化的核心内容，也应该是系统科学的应用。中医一开始就从整体出发，从系统出发，所以中医的成就正是西医的缺点和错误。钱学森的说法十分中肯，中医的发展和创新始终不能忘记生命体是一个不可分割的整体，现代系统论也明确指出整体≠部分之和，生命体绝非是一个零部件的组合体，且不可随意拆开、替换。中医药的方剂中的君、臣、佐、使绝非是1+1=2那么简单，复方中药是一种整合功能，中医没必要去考察每味中药具体含有什么化合物，是哪一味药起了治疗作用。中医药是数千年在人体上试验的，用几组小白鼠试验的方法，并不符合中医系统论的原则。中医的一切诊疗活动，都是以人为本，用"天人合一"、阴阳五行制衡的系统方法使生命体趋于平衡，达到"中和"，即所谓"大道归一""阴平阳秘"。中医学的系统论也是以"和"为中心，"和"的思维广泛地渗透在中医的理、法、方、药中。

中医药是数千年传统文化积淀的产物，中华文化的形成无不与儒、释、道三家相关。中医虽源于道，但发展于儒。老子的《道德经》对中医的影响最大，道家主张清静无为，崇尚自然和自由，反对斗争，主张人和自然的"和谐"，中医的"经络学说"与药物归经都是道家气功师在修炼中发现的。到了隋唐以后，印度佛教的传入使佛教医学也对中医产生过影响，但中医的发展后来主要与儒家关系最为密切，古代是儒、医相通的，儒医多为秀才出身，中医的典籍文献是历代儒学家的功劳。儒家的核心思想为"仁"，后来常说"医乃仁术"，治病救人需施"仁术"；治国乃"仁政"，儒家认为做人的修身养性最高理念为"中和"，即儒家所谓的"中庸之道"，中庸乃不偏不倚，"中和"乃天下之大道。中医治病就是以整体思维观去矫正"失和""失衡"，中医认为"一阴一阳之谓道，阴阳偏颇之谓病"，治病就是矫正阴阳之偏颇，以达中庸"和"之境界。著名哲学家罗素曾言："中国至高无上的伦理品质中的一些东西，现代世界极为需要，这些品质中我认为和气是第一位的，若能够被全世界采纳，地球上肯定会比现在有更多的欢乐和祥和。"

一个临床中医师的能力，除了掌握扎实的理论功底外，主要是可否运用整体观、系统论等方法，能否灵活多变地应用系统方法，能否在错综复杂的证候病机中抓住疾病的本质，这就要考验一个医师的综合分析辨证能力的高低，决定以"和"为中心，能在数百个方剂中通过系统分析和高超的悟性找到对证的方药，矫正疾病的偏颇，因此"和"字乃是中医系统论的中心。

七　从经方向通治方转变

经方，汉方也。《伤寒论》113 方使用了 84 味中药，单剂平均使用药在 4~8 味药之间，经方以小方为多，但效专力宏，"《伤寒论》时代"在东汉末年，当时瘟疫迭起，用小方、大剂量可力挽狂澜，适应了当时危重急症的需要，如仲景的"四逆汤"：炙甘草二两，干姜两半，生附子一枚（生附子一枚 20~30 克）。

现代方剂学则用炙甘草 6 克、干姜 6~9 克、制附子 5~10 克。

古今使用的剂量相差悬殊，汉时的一两约等于 15.6 克，生附子一枚约等于制附子 60 克，可见汉方虽小，但剂量比现代大得多，所以治疗重症瘟疫、伤寒重症立竿见影。《伤寒论》的 113 方中，八味药的方子约占了 90%。自明清以后，方剂的使用味数逐渐增大，至现代中医不论哪家中医院的方剂味数大都为《伤寒论》时代的 3 倍以上，现代国内各级中医师平均每张方使用味数不少于 15 味，10 味以下者极少。为什么明清以后方剂逐渐变大，大致有以下几种原因：一为时代不同，疾病谱的改变，如"伤寒时代"的瘟疫病，现代已很少发生，传染性危急重症基本绝迹，若按经方的小方大剂量已不能治好现代人的杂症，现代人以慢病为多，由于环境和人们体质等因素的改变，汉方 4~8 味药的小方已不适应现代的需要；二为汉方经过 2000 年来的沿革，在剂量上已发生改变，各朝代的"度量衡"改制，使汉方使用剂量逐渐减少，如上方讲的"四逆汤"的附子使用 60 克，现代医生很少能做到，所以曾有人说"伤寒方"不中用了，实际上是剂量问题，而非经方无用；三是经方中的小方在使用时必须辨证精当，否则一旦失误，危害极大，多数医生不敢以大剂量小处方去冒风险，所以现代中医与汉方正好相反，是小剂量大处方，用药味数普遍在 15~20 味，大处方每剂的总量不比汉方多。清代汪昂曾言："古人立方是分量多而药味寡，譬如用劲兵专走一路，则足以破垒擒王。而后世无前人的朗识，分量减而药味见多，譬犹广设围攻，以庶几一遇也……"张景岳在《景岳全书》中亦言："治病用药，本贵精专，尤宜勇敢用药，但用一味为君，二三味佐使……"现代经方大家黄煌则认为："经方乃众方之始祖，经方是临床之本，经方使用的关键是方证相应，伤寒门派虽多，但不论如何创新发展，伤寒仍为中医之根。"山东省已故国医大师张志远曾说："经方古人用之有效，而现代的气候、环境、人们的体质都有所改变，古方今用能否达到疗效，必须重新研究。"著名中医学家，已故上海中医药大学教授裘沛然曾言："大复方是广集寒、热、温、凉、气血攻补之药于一方。"裘大师一生专注于对《伤寒论》的研究，开始也以为伤寒小方精专为优，晚年时才发现大处方也有一定的优势。

笔者认为，实际不论哪个时代，方的大小是根据病情、病机的需要而定，该大者必须大，该小者要小。一般危急重症剂量应偏大，而慢性病剂量应该小，如急性黄疸型肝病，黄疸指数超过 300U 以上，茵陈使用 20~30 克是杯水车薪；笔者在高热黄疸形成时使用茵陈蒿汤时用量达单味茵陈 200 克才获效；施今墨在建国初期在河北治疗脑炎时，石膏单味曾用过 200 克；山西名医李可在抢救心力衰竭时生附子 24 小时用过 200 克才能起死回生。而现代中医之所以用大复方是因为治些常见的慢性病如冠心病、高血压、糖尿病，方剂用药的剂量均在 9~15 克之间，而味数多超过 15 味，因此现代中医的时方是大复方小剂量。中医的方剂量大小、味数的多寡，要根据病情及患者男女、老幼差别而随机应变，并没有明确的规定。

笔者研究使用的通治方，平均单剂味数在 15 味左右，通过临床辨证加减也不过 20 味，虽然味数为经方的 3 倍，但是适应了现代临床需要，4~8 味药的经方对于现代临床治病已经力不从心，因此经方从明清后逐渐向大复方、通治方、专病专方方向改变，这是经方发展的需要，临床方剂学的发展趋势是从经方向通治方转变。

八　中医系统疗法与方药组合

　　辨证论治是中医的精髓，包含着理、法、方、药，形成了一个完整的中医药理论体系。中医师看病是按中医的整体思维观去识脉认证、弄懂病机，即仲师所云："观其脉证，知犯何逆，随证治之。"辨证论治的落脚点是遣方用药，从证候到方剂的形成，中医追求的是整体的功效，每个临床中医一生都在不停地研究脉、证、方的统一。中医是以法立方，有是证就用是方，有是方就用是药，方随证变，随证加减。中医系统方中的君、臣、佐、使，常不是单味药的组合，而是某一个系统分类的君、臣、佐、使。我们的先辈用了 2000 年才找到中药组方与证候之间的关系，如太阳证用"麻黄汤""桂枝汤"，阳明证用"承气汤"，少阴证用"黄连阿胶汤"等。方证相应是经过数亿人临床验证的，而不是在实验室中用小白鼠去获得的。现代医学所追求的是单味药中是哪一种化学成分起了主导作用，如青蒿素治疟疾、麻黄中提取麻黄碱治喘，这就不属于中药制剂，而是西医的思维方式。中医药中的方剂学是研究复方的组合功能，中医师按整体观、系统论的方法，从不去追求是哪一种化学成分起作用，任何拆零、化学分析的方法都不属于中医疗法，如"麻黄附子细辛汤"证是以表里俱寒为病机，是这三味药的组合才有这一功效。若按现代医学的观点，就要分析这三味药中是哪几种化学成分起了作用，中医若采用化学分析的方法那就变味了。中医是采用天然药物，按药物偏性（温、凉、寒、热），以偏救弊，中医药的方剂组合完全遵循中医的不定量的模糊思维观、整体观、不拆开的黑箱方法等基本原理，其方药组合比化学合成药物的机制复杂得多，如汤剂在煎煮过程中各种成分之间到底产生哪些化学反应，用现代科技、化学的分析法也无法检测。任何一个中药方剂都是一个复杂的大联合体，中医方剂的组合也绝非是单味药的叠加，而是有序地按病机以法立方，按君、臣、佐、使的顺序组方。复方的功效往往是集体的功效，并非是1+1=2，而多为整体大于部分之和。所以有人曾言："药有个性，方有合群之妙。"

西药的专家是研究化学合成药物是哪些成分作用于人体哪些部位（靶向），研究如何吸收、分布、代谢和排泄，中药虽然也有类似的作用，但其机制比西药复杂得多。中医药有很大一部分是在调理气机，而非杀菌、抗毒，这令西药专家无法理解，并误以为中药的组合是一锅"大乱炖"，与西药比较，中药的方剂组合是一个非线性的全方位的系统化的方药组合。古今中医研究方药组合都是按中医思维搞"阴阳之所在，以平为期"，正如医家张景岳曾云："善补阳者，必阴中求阳；善补阴者，必阳中求阴，则阴降阳升，泉源不竭。"阴与阳、补与泻、升与降、燥与湿、动与静总是互根互补，阴中有阳，阳中有阴。因此系统化方药组合也是方药中君、臣、佐、使的和谐与统一，是有序的叠加、调和致中，而非杂乱无章的排列。

中西医是因为思维观的不同而产生了差异，中医的基础是道法自然，"道"是亘古不变的，而"法"是在"道"的规范下产生一套规则体系，中医的系统疗法是在中医的整体观、系统论指导下，以法立方，十分灵活多变，中医是以不变应万变，所以中医自古至今留下数万首方剂，如明代《普济方》载方六万余首。《伤寒论》中载方仅为113首，也为系统化的方药组合，至今应用近2000年不衰，我们今天研究的系统化方药组合其原则、精神、思维观不变，古方是单味药的君、臣、佐、使组合的小方占多数，《伤寒论》中方药平均每方为8~9味药，而现代系统化方药组方则为15~20味之间。为什么现代化系统化中药方剂的组合要大一倍呢？因为现代中医与古代的临床中医有明显的差别，在《伤寒论》时代，患病以外感伤寒较多，到了清代温病增多，温病学的建立大大丰富了《伤寒论》的内容。在明清以前，没有西医的竞争，而现代

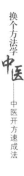

中医的病人是西医反复治疗没治好的难症才求中医，另一个不同是《伤寒论》时代使用天然野生草药，而现代中医则用栽培中草药，其效价与古代根本不同。《伤寒论》对学中医者非常重要，但毕竟时过境迁，时代的变化、环境的改变、社会和投医者的心理及疾病谱都发生了巨大的变化，所以本书所研究的系统化方药，其目的是适应现代化社会的需要，但《伤寒论》的精神思维观不变，要学伤寒之法，而勿拘泥其方，中医药系统化疗法就是在这种时代背景下产生的一种新型的方药组合。

九　发展中医离不开系统论的宗旨

　　凡学中医者，都不难发现在古代的中医文献中，特别是《黄帝内经》《伤寒论》等名作，字里行间都表现出系统论的思维观，中医的阴阳五行、十二经络、脉象系统、理法方药、寸口脉法都渗透了系统论的思维。现代系统论发现，整个世界就是一个多级、巨大的等级系统。古代先贤在治病过程中发现人体结构是一个整体，人体各部分是整体化生而来的，任何疾病的发生都是整体功能失调在局部的反映，中医治病始终是按系统论思维，注重从整体去治局部，以达到阴阳平衡、阴平阳秘的健康态。

　　整体观是中医思维的核心内容，从中医的理论基础到藏象、经络学说、八纲六经辨证论治、理法方药无一不渗透着整体观的思维。中医认为，任何一种疾病的形成绝不是孤立存在的，如中医治不寐（失眠）一证，须明辨是心血失养还是虚烦不眠、肝郁化火、心肾不交等，往往心、肝、脾、肾同调才能获效，绝不是吃几片安眠药那么简单；再如某人小腿出现凹陷性水肿，中医认为水肿不仅是肾的问题，通过辨证发现，多数水肿与肺、脾、肝有关，不是一见水肿就去查验一下尿常规就能确诊，单纯去利尿根本不会根治。中医的整体治疗观把三才天、地、人视为一体，把生理与病理视为一体，把人与社会、环境也视为一体。中医治病并不去考察显微镜下的微生物、病原体，而是把疾病与天、地、四时相连。中医的五运六气学说，就是从天、地、人宇宙场的角度去分析疾病的成因，特别是一些流行病的发生多与一年运气有关，所以说中医学属"四维整体医学"，而现代医学是一种线性二维平面医学，中医学可用"S"形的曲线来代表，而现代医学只是一条直线。

许多人认为中医只关注整体，没有定量分析，拿不出具体指标，诊断十分模糊，手段十分原始，这也是对中医的一种曲解。中医的八纲辨证、六经辨证、气血津液的分析，要比显微镜下去寻找病原体详细很多。中医始终是以人为本，从整体去认识局部，从不去考虑显微镜下小小的微生物。现代医学把一个完整的生命体搞得支离破碎，只看到了血管、神经、组织、DNA，把人体生命的微细部分看得清清楚楚，这是还原医学微观分析的成绩，然而人体是一个形神共生的整体，用还原论的方法把精、气、神这重要的人体组成部分给分析没了！至今用现代分析的方法研究 50 年也没有找到经络，为什么？ 2000 年前的先哲们能发现经络，而现代科技如此发达却看不见呢，这就是研究中医犯了方法论的错误，违背了中医经络的含意，经络实质是什么，《灵枢》已交代得很清楚，"灵枢"意为神灵之枢要，神灵当然不可见，但在生命体中确实存在。

发展中医、创新中医始终不要把整体思维观、系统论抛开，如中医方剂学研究搞单体的提取那就不是中医了，青蒿素的获奖者屠呦呦所用的方法也并非是纯中医的方法，仍然属于中药西制，最多算中西药结合，与中医沾边的是在晋代葛洪医师的名作《肘后备急方》，其中可看到用青蒿一握，渍榨其汁饮服之，可治好疟疾，屠呦呦团队据此采用乙醚低温提取法获得了青蒿素的结晶体。屠呦呦的成功令中医界欣喜若狂，破天荒地在自然科学领域，中国人首次获诺贝尔大奖，但在中医的眼中这并非是中医的成就，充其量还是一种中药西制罢了，只是在古人的文献中找到了灵感而已。笔者认为，未来的中医药王国中还有诸多个诺氏大奖，但不一定是一味草药单方，而应当是一个复方的提取对于某些疑难病的突破。如目前心脏冠状动脉及颈动脉上沉积的脂质斑块，若能研究一种复方制剂口服或注射，能迅速把血管壁清理干净，那冠心病、心肌梗死还用得上介入支架吗？据笔者所知，目前还没有一种西药能迅速，哪怕用 3 个月时间溶解血管壁上的脂质、疏通血管。据闻世界级药物专家、各大制药商曾投资数十亿美元去开发，至今也没有成功。

已故前卫生部部长陈敏章，虽然是西医出身，但对中医有深刻见解，他曾言："发展中医要继承不泥古，创新不离宗。"笔者也认为不管是学习中医还是发展中医，首先是继承，继承是中医的根，中医的根是什么？说到底，中医理论基础的根就是整体观、系统论，临床的根就是辨证论治，任何人也动摇不得。创新就沿着阴阳五行系统论、辨证论治下功夫，才能做到创新不离宗，发展中医绝不能离开系统论的宗旨。

十　系统论是办好、学好中医的金钥匙

笔者在初学中医时，是单凭兴趣进入，那时还认为中医没西医复杂，中医只不过是现代医学的一点补充，一旦进入才发现不是那么回事，其实中医并不简单。从20世纪初的中西医汇通到后来的中西医结合，人们总是想按照西医的理念去改造中医，妄想使中医附和现代医学，以西解中，一步一步把中医消化掉，百年中西医之争足以证明，无论现代医学的口张得多大，无论现代科技如何发达，也无法吞下中医这个庞然大物。反过来，有可能当现代医学发展至一定阶段，回过头才能发现医学最终还要再回到中医这条路上来。

常言道，中医药博大精深，对初习者并没有深切体会，数十年后才发现，不论是广度还是难度，中医都要比西医难些，其原因是中医属模糊生命哲学，用黑箱原理，抽象的东西太多，老师不易讲明白，学生似懂非懂，只能靠自己去体悟，就算中医研究生毕业，仍然不会中医操作，一旦进入临床才晓得中医的水很深，要学好实在不易，因此有人总结："中医易学难精。"就一个脉诊，没有几年临床实战的功夫，是不可能掌握的。中医是传统文化的典型代表，其中的天人合一整体观、系统思维观，若学习者能充分领会，学中医就可能变得简单。"系统论中医学"可使学生少走弯路，学了几年中医基础理论，一旦明白系统论的中医理念，就可以迅速进入中医这个宝库里。

不管学中医还是办中医药事业，都要符合中医自身的发展规律。中医自身的规律是什么？说到底中医的基本规律是整体论、系统思维观。

目前办中医学校，把中医、中药分开两个系是否符合中医药的规律？毕业了不中不西，考上研究生、博士，文凭到手，还不会临床中医操作，是否是违背中医的自身规律？中医药大学中药系毕业生去制药厂不懂制药工艺，不会使用制药机械，到医院、药店当中药调剂员又心理不平衡，没几个中药系的本科生、研究生甘心在药房干一辈子。中医药大学首先把中医、中药分了家，是否也是违背了中医药的自身规律？笔者一直认为，中药系毕业生到药房当调剂员是一种极大的浪费！20世纪80年代初，我们曾投入巨资科研经费以西解中，妄想从某些中药材中提取某种有用的化学成分创新中医，除了屠呦呦还没几个人搞出什么名堂，倒是德国人看中了中药的提取物，从中国进口心血管类生物制剂行销数十个国家，每年创汇达16亿美元；日本人从中国大量进口中药材原料，其中成药出口额占全球90%，而我们只占4%。作为中医药大国，我们的中医药出口还不及别国，是哪些环节出现了问题？这样办中医药事业是否也违背了中医药的自身规律？那些年我们搞中医经络研究轰轰烈烈，最终也没取得什么成果。妄想用现代科学实验的方法发现经络的实质行得通吗？旧时代的药房是制药、卖药、看病系统化的一条龙服务，十分方便，是中医药经营的自身规律。那时没有中医学院，药房小学徒后来都成了中医专家，其水平绝不亚于今天的研究生。据报道我们高等中医药教育已经办了60年，累计培养各种中医药人才200多万，成绩斐然，但现在从事中医的医师还不足50万人，那另外150万人都去哪里了？在人才培养上我们是否合乎中医药的自身发展规律？现代临床中医已经发现，按经方用药屡用无效，是《伤寒论》有问题还是中药材不合格？种植中药材无限制地施肥增产是否也违背了中药生长的规律？笔者认为，归根结底是一个观念问题，把中医的整体观、系统论忘得一干二净，脑子里老是想用现代科学去改造中医，这种观念不除，中医药就不可能发展。

"通人文，读经典，重临床"这句话已成为中医界的共识，通人文应该是打好中医的基础，把传统文化的文、史、哲弄通；读经典是学《黄帝内经》《伤寒论》《难经》《神农本草经》，目的是把打开中医药宝库的钥匙拿到手；重临床就应该拿着金钥匙把门打开。但我们的本科生、

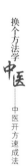

研究生拿着这把金钥匙就是打不开宝库的门，也许是年代太久，这钥匙已经锈迹斑斑，无法把门锁打开。笔者沿着伤寒之路，集30多年经验写的这本书是重新配制的宝库门钥匙，希望您能试用一下，用新钥匙把中医药宝库的门打开。

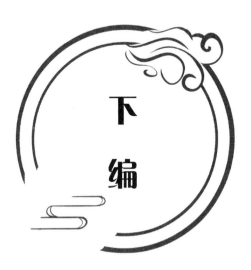

下编

一 脑病的系统论治

【概述】

本文所涉及的脑科系列疾病包括现代医学所谓的脑血管意外，即脑出血、脑梗死、脑血栓，中医统称为"中风"；脑病系还包括癫痫症、精神分裂症、抑郁症、脑萎缩、老年痴呆、帕金森病、脑动脉硬化症、癔症、蛛网膜下腔出血症，以及中医的不寐、眩晕、头风、厥证等，至于脑科占位病变将另有专门论述。

【病机】

现代医学证实，脑血管意外（脑卒中）发病前多有脑动脉硬化、脑血管畸形病史，也有些是高血压、糖尿病及脑梗死多发者，素日症状并不明显，只是一般的头痛、头眩、耳鸣、脑鸣、口苦、口干、少寐、便燥、面赤等轻症，表现并不严重，一般患者也不甚重视，一旦肝阳上亢、风火上扰时，将出现"中风"危急症状，因此"脑中风"一类危症是"冰冻三尺非一日之寒"，是逐渐发展而形成的。现代医学把"中风"一证划分为两大类：一为出血型中风，即"脑溢血"，此为"真中风"；二为缺血型中风，如脑梗死、脑血栓等，属于"类中风"。

《黄帝内经》云："血之于气并走于上，则为大厥（厥者阻塞之意），气复则生，不复返则死。""大厥"即相当于现代医学的"类中风"，脑中风是由风、火、痰、瘀、气机逆乱而致，古今虽有内风、外邪之说，笔者认为还以内风为主，兼有外邪，中风一证多由气血亏虚、情志不调、饮食不节、劳累过度、形神失养致脏腑阴阳失调，气血运行不畅而发"中风"。中医把中风分为风中经络和风中脏腑两大类型，二者证候有别，但大同小异，只是中风程度不同而已。风中经络症状较缓，也称为"浅中风"或"类中风"，而出血性中风发病急骤，中医称为"脱证"，瞬间可昏迷不醒、口眼㖞斜、半身瘫痪、瞳孔散大、二便失禁、鼾睡、牙关紧闭，是脑中风出血之危候。中风一证以中老年人发病为多，而蛛网膜下腔出血多发于青壮年人，是先天动脉血管瘤破裂或是脑血管畸形在用力过度时瘤体破裂，血液直接流入蛛网膜下腔，起病急骤，有剧烈头痛，但一般无意识障碍。

精神分裂症相当于中医的"癫狂"，《素问·至真要大论》讲："诸躁狂越皆属火。"《灵枢·本神》曰："悲哀动中则伤魂，喜乐无极则伤魄。"癫狂乃秉性乖戾、七情内伤、脏腑失调、阴阳逆乱，癫者以气郁痰迷为主，狂者以火炽痰壅为要，气血凝滞可发癫，热痰互结可发狂，本病涉及心、肝、肺、肾诸脏。"癫狂"大致分两类，一为起病急骤，表现为胡言乱语、毁物伤人、不思饮食，俗称为"武疯子"；二为抑郁型精神病，表现为表情淡漠、情绪低落、喃喃自语、语无伦次、悲喜无常，俗称"文痴"，而常见的"忧郁症"则表现为焦虑少眠、情绪低落、少言寡语、悲观多疑、自感空虚、厌世乏味，有自杀倾向。抑郁症（即忧郁症）是躁狂抑郁性精神病的一个分支，中医属"郁证"范畴，中医称郁证有六郁，即气郁、血郁、痰郁、火郁、食郁、湿郁，肝气郁结、心神不宁、心脾两虚、肝肾亏损是抑郁症的主因，抑郁症涉及心、肝、肺、肾诸脏，即气、火、痰、血皆可致郁。

现代医学所谓的癫痫症，属中医的痫证范围，俗称"羊癫疯"，分原发和继发两种。现代医学认为是脑部兴奋神经元过度放电而为，是一种发作性大脑功能紊乱综合征。中医认为，原发性痫证多与先天性因素有关，古人认为与胎儿在母腹中受惊有关。痫证可见突然昏倒、不省人事、肢体抽搐，短暂即醒，醒后如常人，反复发作，由风、火、痰、惊导致心、肝、脾、肾等脏腑功能失调引起脑功能紊乱，肝郁化火、情志失调、饱食不节、惊恐伤神是形成痫证的主因，惊恐则气乱，气乱则痰蓄，气逆痰火随风而动，致本病反复发作，经久不愈。

神经衰弱，属中医不寐、失眠、头痛等范畴，神经衰弱是大脑功能活动长期过度紧张，导致脑内抑制过程减弱，以精神易兴奋与脑力思维易疲劳为特征。本文重点讨论其失眠部分，睡眠应该是大脑抑制过程，若多虑、恐惧、烦恼、紧张、情绪亢奋则大脑呈兴奋状态，则易造成失眠。阳盛阴衰、心肾不交、心火亢盛、肝郁化火、热痰扰心、心脾两虚等皆可致失眠。

"癔病"是一种神经机能性疾病，多在精神因素后发病，病人表现为精神障碍，症状复杂，属中医"郁证""脏躁病"范畴，涉及心、肝、脾、肾诸脏，以心肝气郁、痰气交阻为多见。

帕金森病（震颤麻痹）则为肝肾不足引起的肝风内动，表现为头摇手颤、神情迟钝、步履蹒跚或四肢震颤，是一种原因不明的锥体外系统慢性退行性疾病，与脑炎、脑外伤、脑动脉硬化、中毒等有关。西医认为是脑黑质神经末梢多巴胺不足、乙酰胆碱的作用相对增强而发病，中医属"内风""震颤"范畴。

眩晕，相当于现代医学的梅尼埃病、脑动脉硬化、低血压、神经衰弱等症。《素问·至真要大论》云："诸风掉眩，皆属肝。"《丹溪心法·头眩》中则认为："无痰不作眩，以治痰为先。"《景岳全书·眩晕》中说："无虚不作眩，当以治虚为主。"眩晕涉及心、肝、脾、肾诸脏，风、火、痰、虚皆可致眩，临床以血虚、痰浊者偏多。

中医把头疼称为"头风"，把三叉神经痛称为"雷头风"，头痛剧烈偏于一侧者称为"偏头风"。头为诸阳之会、清阳之府、髓海之地，五脏精华之血、六腑清阳之气皆上注于脑。风为百病之长，外感头痛是风夹寒湿逆乱于脑而生头痛，内伤头痛是由于肝、脾、肾三脏功能失调而生头痛，如情志不和、肝失疏泄、肝郁化火、上扰清空，或肾水不足、水不涵木致肝阳上亢、上扰清窍皆可生头痛。

【辨证论治】

中风一证临床证型分类十分复杂，一般分中脏腑和中经络两大类，中脏腑又分为阳闭、阴闭、脱证，为中风之急危病症，一般闭证宜先开窍醒神，阳闭治以凉开，阴闭施以温开，脱证以温阳固脱、回阳救逆。临床闭证以阳闭多见，是脑出血重症，救治阳闭证应化痰清热、通腑泻浊、开窍醒神，常用安宫牛黄丸辛凉开窍，阳闭者常为腑实大便秘结，用导痰汤加大黄通腑泻浊则可转危为安。脑出血，临床常按急性期、恢复期及后遗症期论治。风中经络症状较轻，多为缺血性中风的"脑栓塞"或"脑血栓"，分为风痰入络、风阳上扰、肝肾阴亏、气滞血瘀、风痰阻络等型，临床根据不同的证候选用不同的汤头论治，如阴虚阳亢、风阳上亢常用张锡纯的镇肝熄风汤化裁论治；若气滞血瘀、风痰阻络、手足麻木、半身不遂、语言不利、口眼㖞斜则选用孙思邈的小续命汤温经通阳、扶正祛风。脑出血恢复期常用地黄饮子化裁，配合针刺对恢复功能有利。

癫狂中医在辨证中把癫与狂分开论治，癫症以解郁化痰为主，狂症以泻火降痰为主，癫狂根据临床表现及脉象、舌苔即可分开，但二者也不可截然分开，癫症脉多弦滑，舌淡苔白；而狂症脉多弦数，舌质红，苔多黄腻，癫症以虚证为多，而狂者多为实证。

癫症中医常辨证为气郁痰迷型，常用顺气导痰汤化裁，心脾两虚型常用养心汤化裁，对青春期妄想型癫症可选用十味温胆汤。狂症分为火炽痰壅和火盛伤阴两型，常用生铁落饮或礞石滚痰丸及"二阴煎"、定志丸等化裁。

忧郁分为心脾两虚、情志不遂、肝气郁结、痰瘀阻络等型，辨证论治以豁痰解郁、安神养心为大法，常选用温胆汤、逍遥散、六郁丸等辨证应用。

癫痫（痫症）治法以行气豁痰、熄风定痫、化痰开窍、镇心安神为主，常选用定痫丸、温胆汤加味，大发作期应当先选择西药控制病情，待病情稳定后再逐渐改为中药调理，因痫症非急切可以收功，故多加工成丸、散治之。

　　神经衰弱，在中医讲主要是失眠和头疼。失眠在临床颇为多见，中医辨证论治分为心肾不交、体虚不寐、心脾两虚、肝郁化火、热痰扰心、心火亢盛、肝血瘀阻、心肾两虚等型，十分复杂。治失眠要记住一个法则，就是把动转为静，皆离不开养心安神、交通心肾和补益心脾等治则，常选用酸枣仁汤、归脾汤、天王补心丹、半夏泻心汤、朱砂安神丸、黄连阿胶汤、交泰丸等。

　　头痛一证分为外感和内伤两类，外感性头痛又分为风寒、风热、风湿，分别用川芎茶调散、菊花茶调散、羌活胜湿汤加减治之；内伤性头痛分为肝阳、痰浊、血瘀、气虚、阳虚等型，分别用天麻钩藤饮、半夏白术天麻汤、通窍活血汤、八珍汤等。三叉神经痛也是按风寒、风热、瘀血、肝火等型论治，常选用清空汤化裁治之效果颇佳。

　　眩晕，中医认为风、火、痰、虚皆可致眩，常用的汤头有天麻钩藤饮治肝火上升的眩晕，天麻半夏白术汤治痰浊眩晕，归脾汤治血虚亏损眩晕，肾亏眩晕也常用左归丸、右归丸加味治之。

　　帕金森病及脑萎缩、老年痴呆症均为退行性病变，病人以老年人居多，帕金森病中医分为气血两虚、肝郁痰滞、虚风内动、肝肾不足、气滞血瘀等型，其中以肝肾不足、虚风内动为主，患者常有高血压、脑动脉硬化病史，临床常以验方天麻钩藤饮或镇肝熄风汤、三甲复脉汤化裁治之，常用天麻、钩藤、龟甲、龙骨、牡蛎、珍珠母祛风镇静，配以何首乌、山茱萸、桑寄生、熟地黄、白芍、当归、牛膝滋阴补肾养血。

　　老年性脑萎缩是一种由体衰、脑动脉硬化、脑体积缩小为特征的脑退行性病变，可见肢体萎软、步履不稳、反应迟钝、手足震颤、记忆力减退等一系列衰弱症状，中医属"虚劳""萎证""震颤"范畴。老年痴呆症兼有脑血管神经病变及记忆力、认知能力缺失，并可伴有焦虑、抑郁，也有脑萎缩表现，中医划分在郁证范围。二者治疗在中医来说相差无几，老年痴呆与脑萎缩均应补肾益气、活血化瘀、健脑增智。

　　癔症属反应型精神病，辨证为肝气郁结、痰气交阻、心肾亏虚、心脾两虚等型，心脾虚用归脾汤化裁；肝气郁结用柴胡龙牡汤化裁；心神恍惚、哭笑无常用甘麦大枣汤化裁。

【方药分析】

中风常用方药：清心开窍用至宝丹、安宫牛黄丸、羚角钩藤饮等；回阳固脱用参附汤、独参汤；肝阳上亢用天麻钩藤饮；豁痰醒神用导痰汤、温胆汤、解语丹；祛风通阳用大秦艽汤、小续命汤；平肝熄风用镇肝熄风汤；益气通络用补阳还五汤；滋阴熄风用大定风珠汤；滋肾养阴用地黄饮子；育阴潜阳用三甲复脉汤；中风不语用石菖蒲、白附子、炙远志、天麻、郁金；豁痰开窍用制半夏、胆南星、橘红、竹茹、茯苓、竹沥、大皂角；平肝熄风用代赭石、石决明、龙骨、牡蛎、地龙、全虫、蜈蚣、白芍、钩藤、蒺藜、豨莶草；烦躁不寐用酸枣仁、远志、灵芝、五味子、夜交藤；大便燥结用川大黄、火麻仁、枳实、玄参、生地黄、肉苁蓉、当归；醒脑开窍用石菖蒲、苏合香、川芎、冰片、麝香、安息香；高热昏迷用牛黄、羚羊角、广犀角、天竺黄；气滞血瘀用当归、川芎、赤芍、三七、丹参、红花、土鳖虫、水蛭、虻虫；上肢偏瘫用姜黄、羌活、桂枝；下肢偏枯用杜仲、牛膝、独活、桑寄生、川续断；口眼㖞斜用全虫、蜈蚣、僵蚕、白附子。

1. 中风常用方

（1）镇肝熄风汤：怀牛膝30克、代赭石30克、生龙骨20克、生牡蛎20克、生龟甲20克、白芍15克、玄参15克、天冬15克、川楝子10克、生麦芽10克、茵陈15克、甘草6克。

（2）天麻钩藤饮：天麻10克、钩藤20克、石决明30克、栀子10克、黄芩15克、杜仲15克、怀牛膝15克、桑寄生20克、益母草20克、茯神20克、夜交藤30克。

（3）羚角钩藤饮：羚羊角粉6克（另服）、钩藤20克、桑叶10克、川贝母10克、竹茹15克、生地黄20克、白芍30克、菊花15克、茯神15克、甘草6克。

（4）补阳还五汤：黄芪120克、当归10克、赤芍10克、桃仁10克、红花10克、地龙10克、川芎10克。

（5）地黄饮子：熟地黄30克、山茱萸15克、石斛10克、麦冬20克、五味子 10 克、石菖蒲 10 克、远志 10 克、茯苓 15 克、肉苁蓉 15 克、肉桂 10 克、炮附子 10 克、巴戟天 15 克。各等分，研粉，每服 10~15 克。

（6）大定风珠汤：白芍 20 克、阿胶 10 克、龟甲 20 克、生地黄 20 克、麻仁 10 克、五味子 10 克、麦冬 20 克、牡蛎 20 克、鳖甲 15 克、炙甘草 15 克、鸡子黄 2 枚。

（7）三甲复脉汤：炙甘草 20 克、熟地黄 30 克、白芍 20 克、麦冬 15 克、阿胶 10 克、鳖甲 20 克、牡蛎 30 克、龟甲 30 克。

（8）大秦艽汤：大秦艽 15 克、独活 15 克、羌活 10 克、防风 10 克、白芷 10 克、细辛 10 克、白术 15 克、茯苓 15 克、甘草 10 克、生地黄 15 克、熟地黄 20 克、白芍 20 克、川芎 10 克、当归 10 克、黄芩 10 克、石膏 20 克。

（9）小续命汤：桂枝 10 克、附子 15 克、川芎 10 克、麻黄 10 克、人参 10 克、白芍 15 克、杏仁 10 克、防风 10 克、黄芩 10 克、防己 10 克、甘草 10 克、生姜 50 克。

（10）安宫牛黄丸：广犀角 20 克、牛黄 20 克、麝香 10 克、珍珠 20 克、雄黄 10 克、黄连 20 克、郁金 20 克、黄芩 20 克、栀子 20 克、朱砂 10 克、冰片 5 克。本方可加工纯安宫牛黄丸 50 丸左右。

2. 脑科杂病常用方

（1）癫狂（精神分裂症）。

①十味温胆汤：枳实 10 克、竹茹 15 克、陈皮 15 克、法半夏 15 克、茯苓 20 克、甘草 10 克、酸枣仁 20 克、五味子 10 克、炙远志 10 克、石菖蒲 10 克、胆南星 15 克。

功效：清心、化痰、安神。

适应证：青春期妄想性精神分裂症，也治其他癫症。

②生铁落饮：生铁落 30 克、胆南星 15 克、瓜蒌 30 克、橘红 20 克、石菖蒲 10 克、川大黄 10 克、玄参 20 克、黄连 15 克、茯苓 20 克、丹参 20 克、炙远志 10 克、麦冬 10 克。

功效：养阴安神、化痰降火。

适应证：狂症、躁狂型精神分裂症。

（2）痫症（癫痫）。

①加味温胆汤：天麻 10 克、法半夏 20 克、陈皮 15 克、茯苓 30 克、甘草 10 克、炙远志 10 克、全虫 6 克、僵蚕 15 克、胆南星 15 克、郁金 15 克、白附子 10 克、石菖蒲 10 克、黄连 10 克、龙齿 20 克、琥珀 10 克。

功效：祛风、豁痰、安神。

适应证：痰迷心窍、风痰上逆型痫症。

②天麻 10 克、法半夏 15 克、胆南星 10 克、郁金 15 克、全虫 6 克、僵蚕 10 克、蜈蚣 2 条、合成牛黄 0.5 克（冲服）、明矾 1 克、石菖蒲 10 克、黄连 10 克、天竺黄 15 克。

功效：祛风、清热、化痰。

适应证：各型以小发作为主的痫症，病情稳定后可加工成丸、散口服。

（3）失眠（神经衰弱）（自拟）。

生地黄 15 克、玄参 15 克、黄连 10 克、白芍 20 克、肉桂 6 克、五味子 10 克、酸枣仁 20 克、柏子仁 10 克、茯神 20 克、丹参 20 克、百合 15 克、僵蚕 10 克、龙齿 20 克、灵芝 10 克、夜交藤 20 克、合欢皮 15 克、大枣 15 克、炙甘草 10 克。

功效：养心安神、交通心肾。

适应证：各型失眠（神经衰弱）。

（4）头痛。

①"清空汤"加味（自拟）。

川芎 30 克、柴胡 10 克、黄芩 20 克、川羌活 15 克、防风 10 克、黄连 6 克、甘草 10 克、钩藤 20 克、天麻 10 克、石决明 30 克、白芍 20 克、苍耳子 10 克。

功效：祛风、胜湿、止痛。

适应证：各型偏正头痛。

②川芎 30 克、羌活 10 克、细辛 10 克、白芷 10 克、白芍 20 克、生地黄 15 克、地龙 15 克、牡蛎 30 克、龟甲 30 克、鳖甲 15 克、石决明 30 克、玄参 15 克、牡丹皮 20 克、丹参 30 克、天麻 15 克、防风 10 克、钩藤 15 克、

全虫6克。

功效：祛风、镇静、止疼。

适应证：高血压、三叉神经痛。

（5）眩晕症。

"半夏白术天麻汤"加味：

天麻10克、姜半夏20克、茯苓20克、陈皮15克、炙甘草10克、桂枝10克、炒白术15克、泽泻10克、龙骨30克、牡蛎30克、大枣15克、生姜10克。

功效：祛风、化痰、止眩。

适应证：各型眩晕症。

（6）忧郁症。

"逍遥散"合"温胆汤"加味：

柴胡10克、当归15克、白芍15克、茯苓20克、法半夏15克、炙甘草15克、炙远志10克、枳壳10克、竹茹15克、陈皮10克、川芎10克、酸枣仁15克、知母10克、炒栀子10克、灵芝10克。

功效：疏肝解郁、豁痰安神。

适应证：肝气郁结、痰火扰心等型抑郁症。

（7）脑萎缩、老年痴呆症（阿尔茨海默病）（自拟）。

黄芪30克、当归15克、川芎15克、丹参20克、郁金15克、钩藤20克、龙骨20克、牡蛎20克、龟甲15克、天麻10克、茯神20克、石菖蒲10克、炙远志10克、胆南星10克、地龙10克、生地黄15克、菊花10克、五味子10克。

功效：祛风醒神、补肾益气、健脑增智。

适应证：各种类型老年痴呆症及脑萎缩、脑动脉硬化、口齿不清、中风后遗症等。

（8）蛛网膜下腔出血。

天竺黄20克、黄芩20克、枳实10克、珍珠母30克、法半夏15克、代赭石30克、全虫6克、蜈蚣2条。

功效：平肝潜阳、化痰、祛风、止痛。

适应证：蛛网膜下腔出血急性期，恢复期用"补阳还五汤"化裁。

（9）帕金森病（震颤麻痹）（自拟）。

天麻 15 克、钩藤 20 克、生地黄 20 克、白芍 15 克、龟甲 30 克、牡蛎 30 克、龙骨 30 克、石决明 30 克、山茱萸 20 克、山药 25 克、牡丹皮 20 克、桑寄生 15 克、怀牛膝 15 克、泽泻 10 克、茯神 30 克。

功效：育阴潜阳、平肝熄风。

适应证：帕金森氏症（震颤麻痹）、舞蹈症等。

【系统论治法】

中风一证，起病急骤，病情危急，恢复缓慢，急性期阳闭常用安宫牛黄丸、至宝丹，阴闭者用苏合香丸灌服。开窍醒神这类丸药中，多含有麝香、苏合香、安息香、冰片，均有醒脑开窍之功；高热昏迷则用牛黄、羚羊角、广犀角、天竺黄；豁痰醒神用石菖蒲、胆南星、橘红等；平肝熄风必用钩藤、代赭石、石决明、地龙、白芍、龙骨、牡蛎等。所以凡是风中脏腑的脑出血（脑中风）闭证、脱证恢复期皆可系统论治，在临床辨证遣方用药上，比过去的辨证施治简单易学，疗效亦佳。

1. 中风全息汤

钩藤 20 克、天麻 10 克、石菖蒲 10 克、胆南星 10 克、炙远志 15 克、当归 15 克、川芎 20 克、生地黄 30 克、白芍 20 克、赤芍 20 克、龙骨 30 克、牡蛎 30 克、桃仁 10 克、红花 10 克、乌梢蛇 20 克、全虫 10 克、地龙 20 克。

用法：煎汤浓缩 24 小时内不间断灌服，或分 4~6 次鼻饲，直至意识恢复。

功效：豁痰开窍、平肝潜阳、活血化瘀。

适应证：风中脏腑、阳闭、阴闭、脱证，凡脑出血恢复期皆可随证加减应用。

临证加减化裁：高血压加合成牛黄 3 克（灌服）、川牛膝 15 克、龟甲 20 克、豨莶草 30 克；高热昏迷加天竺黄 20 克、竹沥 50 克、黄芩 20 克；瘀血偏多加水蛭 5 克、西红花 5 克（灌服）；大便不通加大黄 20 克、枳实 15 克、火麻仁 15 克；口眼㖞斜加僵蚕 20 克、白附子 10 克、蜈蚣 2 条；

脱证加人参 10 克、附子 10 克、玳瑁 15 克（单独灌服）。

方解：本方由天麻钩藤饮、桃红四物汤、地黄饮子化裁而成。其中天麻、钩藤、石菖蒲、胆南星、炙远志为脑科的主药，在脑科疾病中这五味药使用频率最高，因此笔者称之为"脑科五味"。本方以天麻、钩藤、白芍、全虫、地龙平肝熄风；配伍石菖蒲、胆南星、远志化痰开窍，龙骨、牡蛎配天麻平肝潜阳，桃红四物活血化瘀，共奏熄风豁痰、平肝潜阳之功，加减后可通治中风、脑卒中诸证，因此本方命名为"中风全息汤"。

2. 脑科全息汤

天麻 10 克、钩藤 20 克、胆南星 10 克、石菖蒲 10 克、当归 15 克、川芎 20 克、桃仁 10 克、红花 10 克、赤芍 30 克、黄芪 50~100 克、甘草 10 克、炙远志 10 克、地龙 20 克、郁金 15 克、茯神 20 克、法半夏 15 克、生地黄 30 克、枳实 10 克、全虫 10 克。

用法：煎汤口服，每日 2~3 次，每次不少于 150ml。

功效：养血祛风、清心安神、豁痰开郁。

适应证：脑血栓、脑梗死、蛛网膜下腔出血、癫痫症、精神分裂、抑郁症、老年痴呆、脑萎缩、眩晕症、头风、神经衰弱等。

辨证加减：癫痫加明矾 10 克、僵蚕 15 克、蜈蚣 1~2 条、酒大黄 10 克、牛黄 1~2 克（另服）；癫狂加生铁落 30 克、瓜蒌 20 克、大黄 10 克、黄连 10 克、橘红 15 克、礞石 20 克、竹茹 20 克；抑郁症加竹茹 20 克、合欢花 15 克、酸枣仁 20 克、西红花 3 克（冲服）、柴胡 10 克；脑血栓、脑梗死加水蛭 6 克、丹参 30 克、乌梢蛇 20 克；蛛网膜下腔出血加代赭石 30 克、枳实 15 克、川牛膝 15 克、天竺黄 15 克、蜈蚣 2 条；脑萎缩、老年痴呆症加菊花 15 克、五味子 10 克、益智仁 10 克；失眠、神经衰弱加黄连 10 克、白芍 15 克、肉桂 10 克、五味子 10 克、灵芝 10 克、合欢皮 15 克；眩晕症加白术 15 克、泽泻 15 克、龙骨 30 克、牡蛎 30 克、干姜 15 克；头疼加羌活 10 克、黄芩 10 克、石决明 30 克、白芷 10 克、防风 10 克；帕金森病加龙骨 30 克、牡蛎 30 克、生龟甲 30 克、珍珠母 30 克、桑寄生 15 克、白芍 15 克。

方解：本方以《医林改错》的补阳还五汤为君，因中风后脉络瘀阻，经髓不通、气血不行，常有语言障碍或者半身不遂等后遗症，补阳还五汤能益气、活血、通络；脑五味的天麻、钩藤、石菖蒲配伍全虫能镇痉熄风化痰；枳实、半夏、甘草能导痰破气下行；郁金、远志行气解郁、安神益智，所以本方能适宜各种脑科杂症，不仅能治脑血管意外的中风后遗症、脑梗死、脑血栓，也能治抑郁、癫痫、精神分裂、老年痴呆及神经衰弱等症。

【评按】

中医认为脑为元神之府，与心、肝、肾三脏关系甚密，脑的功能在中医藏象中分属于五脏之中，而没有单独的脑科疾病，因此中医治脑科病往往是在治心、治肝、治肾。如中医治神经衰弱，实际上是在治少阴心、肾，治忧郁症实际上是在治心与肝，治老年痴呆、脑萎缩实际上也在治肾，治帕金森病也是在治肝、肾。《黄帝内经》云："人始生，先成精，精成而脑髓生。"《灵枢·海论》中讲："脑为髓之海。"脑髓的强弱是靠肾精去养护的，所以治诸多脑病常用滋肾、填精、补髓之法，因为髓通于脑之故。

中风一证，辨证虽然复杂，但不外风、火、痰、瘀，豁痰化痰贯穿始终，急性期醒神开闭后，主要应豁痰、开窍、化瘀、潜阳辨证论治，急性期要遵循"治风先治血，血行风自灭"的原则，因此出血期也应适当用点红花、赤芍、水蛭等，有防再渗血之功，中风恢复期用中风全息汤可简化辨证论治。

脑科病种有十几种，中医遣方用药在50味左右，古今汤头有十几个，但用药的范围不大，从脑科方药中可以窥见天麻、钩藤、胆南星、远志、石菖蒲、地龙、白附子、全虫、天竺黄、法半夏等在方剂中应用频率最高。笔者按中医的系统论，抓住主要病机，可使数十个治脑病的方剂变为一方——"脑科全息汤"，几乎可通治所有脑科疾病，使辨证施治化繁为简，不仅适宜初学者，有经验的临床医生也可以借鉴。

病案

梁某,男,62岁,2015年11月14日发病,当时患者家中无人,被发现时已不省人事。据患者儿子讲:"按父亲作息时间应在早餐后即晕倒,他至少已在地板上躺了两个小时,遂呼叫救护车送医院。"经检查发现患者尚有意识,只是左半身偏瘫,CT查验证实患者脑右侧有50~80ml溢血,医院主治医生主张开颅压迫止血,家属主张先用保守疗法治一周再说,因为患者发病后意识尚清楚,只是半身偏瘫,大小便不能自理。患者住院已两周,病情并无起色,院方主任医师说只有开刀取血才能好转,但患者本人也不同意开颅,20天后转入康复科,医院采用中西医结合的方法,一边针灸,一边按摩,配中药汤剂,到2016年3月已能行走,CT片显示瘀血已经吸收,只是走路跛行,但挂拐可以自理。从2015年12月到2016年3月共服汤剂100余剂,方用中风全息汤加减化裁:天麻15克、钩藤20克、石菖蒲10克、远志10克、胆南星10克、郁金15克、枳实10克、当归15克、赤芍30克、川芎20克、桃仁10克、红花10克、全虫10克、川牛膝15克、水蛭10克、火麻仁15克。用法:水煎,每日一剂,分两次服。

赵某,男,65岁,某厂技工,退休后一直身体不错,曾返聘某单位做技术顾问。2010年岁末患者并未上班,一日清晨起床后感觉腿脚不灵活,右手无力,口角流涎,但不影响说话,吃早餐时感觉右手拿筷子不好使,遂传叫儿子来家带去医院检查,做完了血常规化验、心电图、脑电图均无异常,午后又做了一次CT,诊断为"脑血栓形成"。住院10天,每天注射抗栓药物,曾注射脑塞通、灯盏花素、银杏叶注射液等,腿走路已没问题,病情稳定后随即出院。患者回家后服过不少中西抗血栓药物,但说话口齿不清,右手仍然不灵活,其儿子要求继续中医治疗。患者12月30日来诊,查该患者血压150/95mmHg,脉沉弦,右手握力差,说话字眼咬得不清,人中穴向左歪斜,中医应属风中经络一类,治宜疏风通络、活血化瘀、豁痰开窍，方用脑科全息汤化裁：天麻 15 克、钩藤 15 克、石菖蒲 10 克、胆南星 10 克、炙远志 10 克、郁金 20 克、枳实 10 克、甘草 10 克、当归 15 克、赤芍 20 克、川芎 20 克、地龙 20 克、全虫 10 克、桃仁 10 克、红花 10 克、生地黄 20 克、黄芪 30 克、防风 10 克、茯神 20 克。用法：每日一剂，分 3 次口服，每次 150ml。疗效：本方连服 4 周后，患者说话已清楚，右手握力增强，人中已正，自觉已经痊愈。

王某，女，20 岁，学生，2000 年 10 月国庆假期时来诊。自诉：6 岁以后因受过惊恐，后来就常犯病，每月有数次，每次仅 1 分钟，表现为目直视后不省人事，跌倒后口角有白沫，一般 1~2 分钟即恢复意识，口干，时头痛。查脉弦滑，舌苔白腻，头不清醒，有时胸闷、乏力，睡眠常有梦语。证属痰迷心窍、痰火上扰清空，治宜豁痰开窍、熄风定痛，方用脑科全息汤合温胆汤化裁：天麻 10 克、钩藤 15 克、石菖蒲 10 克、胆南星 10 克、远志 10 克、郁金 15 克、法半夏 20 克、全虫 6 克、枳实 10 克、僵蚕 10 克、茯神 20 克、桃仁 10 克、红花 6 克、生地黄 20 克、川芎 10 克、当归 15 克、酒大黄 10 克。用法：水煎，每日一剂，分两次服，每次 150ml。疗效：计服 24 剂后，发作次数明显减少，12 月份仅发作一次，症状轻，时间短，最后一次仅十几秒即清醒，其后曾制水丸口服达半年之久，到 2001 年 8 月，每 2~3 个月才发作一次，每次仅几秒钟，虽然没根治但病情已大有好转。

王某，女，24 岁，1998 年 10 月 25 日晚，因与家人发生口角，当晚没吃饭即入睡，第二天清晨突然发病。患者精神恍惚，时哭时笑，语无伦次，不思饮食。第三天半夜奔走呼号，当众高歌，不避亲疏。其母代诉：患者最近因婚姻问题经常不思饮食，有时夜间静坐或喃喃自语，曾去精神病院诊为精神分裂症。患者服过氯氮平、硝基安定、冬眠灵等，病情时好时坏，一直在家休息，无法工作。证属痰气郁结、神出清窍，治宜化痰开郁、清心安神，方用脑科全息汤化裁：天麻 10 克、钩藤 15 克、石菖蒲 10 克、胆南星 10 克、远志 10 克、法半夏 20 克、茯神 30 克、陈皮 10 克、酸枣仁 15 克、青礞石 20 克、枳实 15 克、桃仁 10 克、当归 15 克、川芎 10 克、丹参 20 克、郁金 20 克、五味子 10 克、生铁落 30 克。用法：每日一剂，分 2~3 次口服，每次 150ml。疗效：患者服 1 周后（西药安神药没停）明显好转，计服 3 周再未发病，其后曾制丸口服 2 个月，2000 年 3 月回访，患者早晚不服西药再没复发。

二　心脏系统疾病的系统论治

【概述】

本文所讲的心脏系统疾病，相当于现代医学所指的心血管疾病的总称。包括心力衰竭、心律失常、病窦综合征、风湿性心脏病（风心病）、肺源性心脏病（肺心病）、冠心病、病毒性心肌炎、高血压心脏病、高脂血症及中医的不寐、心悸等症。

【病机】

现代医学认为，心脏像一个"泵"，通过大小循环推动血液在血管中周流不息，每分钟排出 4~5 升血液，每昼夜可排 6500 升血液。血液由动脉排出，静脉回流，周而复始，为机体各组织提供所需之营养物质。"心泵"一旦发生运行障碍将危及五脏六腑的营养供给，血液循环一刻也不能停顿，否则将会造成心脏猝死。

中医的藏象学说认为，心脏是人体生命的主宰，为五脏六腑之首，《素问·灵兰秘典论》云："心者，君主之官，神明出焉。"心主血脉，心藏神，心脏有思维、意识、情志活动，这一点与现代医学的理论相悖。心血的充盈需气的推动来实现。中医认为气为血帅，肺主一身之气，心、肺关系密切；心主血，脾统血，脾气健旺，气血生化有源，则心血充足，若脾失健运，可致心血虚亏；肝为心之母，肝藏血，心血不足则肝无所藏，心血不足可致心悸、面色不华、少寐、爪甲不荣，月经减少等；心属火，肾主水，心肾升降相因，水升火降，水火不济、心肾不交可致失眠、头眩、耳鸣等。

冠心病、高血压心脏病的形成无不与血压、血黏度、血脂相关，心力衰竭也是由多种心脏病逐渐发展成为心力衰竭，如风湿性心脏病、肺源性心脏病、心肌病由心律失常逐渐发展为心衰。肺源性心脏病表现为心悸、动则喘促或痰浊壅肺、水气凌心；心肌炎则心律不齐、胸闷、心悸，初期发烧，严重的也可发展为心力衰竭；高血压心脏病会出现头晕、头痛、少寐、心烦、口干、面赤、血压升高；冠心病会出现胸闷、胸骨后胸前区、背痛、气短、心绞痛。由此可看出心脏病的病因、病机绝不是独立的，而是与心、肺、肝、肾息息相关的。

【辨证论治】

1. 心律失常

中医称为心悸、怔忡。辨证为阴虚火旺、气阴两虚、心肾不交、痰火扰心、水饮内停等型，十分复杂。实际心律失常一为阴虚快速型心律失常，包括期前收缩、房颤、房扑及阵发性心动过速等；二为阳虚缓慢型心律失常，包括房室传导阻滞、窦性心动过缓及病窦综合征。阴虚（快速心律失常）中医常用三参平律汤——太子参 30 克、丹参 20 克、苦参 15 克、麦冬 15 克、五味子 10 克、炙甘草 15 克、当归 15 克、酸枣仁 20 克、炙远志 10 克、茯神 20 克、琥珀 10 克，本方能益气养阴、宁心安神，可治各种快速型心律失常。缓慢型心律失常中医常用加味阳和汤，药用熟地黄 20 克、炙麻黄 6 克、附子 10 克、红参 10 克、丹参 20 克、炮姜 6 克、炙甘草 10 克、桂枝 10 克、白芥子 10 克、黄芪 15 克、茯苓 20 克、红花 10 克，本方能温阳益气、活血通络，可治各种类型的心动过缓、心力衰竭。

2. 病窦综合征

这是心脏窦房结及其周围组织器质性改变引起的心律失常，心率常在 50 次 / 分以下，能引起全身一系列症状，如头晕少寐、记忆力减退等，重者可产生快速异位性心律失常，心率可突然达 100 次 / 分以上，中医治本病以益气温阳、养心通络、活血化瘀等方法为主，方药用党参 30 克、黄芪20克、麦冬15克、五味子10克、炙麻黄6克、细辛3克、丹参30克、炙远志10克、柏子仁15克、淫羊藿10克。

3. 心力衰竭

心力衰竭属中医"虚脱"范畴。中医辨证分为气滞血瘀、痰瘀痹阻、气阴两虚、阳虚水泛等若干类型，实际以心脾两虚和阳虚水泛为多，心脾两虚用归脾汤合生脉饮化裁：党参30克、白术15克、云苓30克、炙甘草10克、黄芪20克、麦冬15克、五味子10克、当归15克、桂枝10克、木香10克、龙骨20克、牡蛎20克；阳虚水泛型用四逆汤合济生肾气汤化裁：人参15克、附子10克、干姜10克、甘草10克、熟地黄20克、山药20克、山茱萸15克、桂枝10克、泽泻15克、车前子20克（包）、葶苈子20克（包）。

4. 冠心病

中医称冠心病为胸痹。临床辨证分为心脉瘀阻、心气虚损、心阴不足、痰浊壅塞、心阳痹阻、气阴两虚等型，十分复杂。实际上冠心病就是以心肌缺血、缺氧、胸闷、心绞痛为主要病机。治疗不外乎以温阳益气、活血止痛为大法，可用一基本方统治，笔者用人参瓜蒌薤白汤合桃红四物汤加减治之效果不错。方药为人参10克、瓜蒌30克、薤白20克、桂枝10克、郁金15克、丹参30克、赤芍20克、红花10克、香附15克。可随证加减，如心绞痛者可加檀香10克、延胡索20克；心悸少寐加酸枣仁20克、柏子仁15克、五味子10克；高血压者以党参易人参；头晕加龙骨30克、牡蛎30克、葛根20克、泽泻30克。

5. 高血压心脏病

高血压心脏病中医辨证为肝阳上亢、痰湿壅滞、肝肾阴虚、气滞血瘀，实际高血压就分阴虚阳亢和痰湿血瘀足矣，临床常以天麻钩藤饮化裁治之效果斐然：天麻15克、钩藤20克、石决明30克、菊花15克、黄芩20克、山栀15克、益母草20克、杜仲10克、桑寄生10克、茯神20克、夜交藤30克、川牛膝20克。

6. 心肌炎

心肌炎多由病毒入侵引起，是一种局限性心脏病，中医属怔忡、心悸范畴。中医辨证也分为许多证型：毒邪扰心、气虚阴亏、阳遏血瘀、心阳气脱等，实际就分为急性感染期和慢性恢复期最为实用简单。急性期用银翘散化裁：金银花20克、连翘20克、板蓝根30克、生地黄15克、党参30克、麦冬15克、五味子10克、炙甘草15克、丹参20克、淡豆豉15克、竹叶10克。恢复期用炙甘草汤合生脉饮化裁：太子参20克、麦冬15克、五味子10克、桂枝10克、生地黄20克、炙甘草20克、丹参20克、酸枣仁20克、当归15克、柏子仁10克、大枣6枚。

7. 肺源性心脏病

中医认为本病源于肺，涉及心、肺、肾诸脏。主因正气不足，外邪入侵，肺失宣降致咳嗽、肺气肿、咳喘久治不愈反复发作，累及心、脾、肾，脾失健运，酿湿生痰，致咳嗽痰喘。肾主水，久病及肾，阳虚水泛形成水肿，所以肺源性心脏病中医属水肿、痰饮、咳喘范畴，脉象多结代或脉数，舌苔白。中医分型论治：

（1）风寒束肺、水射凌心，常以小青龙汤化裁：炙麻黄10克、炒白芍20克、桂枝6克、炙甘草10克、细辛5克、法半夏15克、五味子10克、干姜10克、苏子15克、葶苈子15克、金银花15克、连翘20克、鱼腥草20克。

（2）邪饮化热、阻遏心肺，常用清金化痰汤化裁：川贝母6克、知母15克、瓜蒌20克、甘草10克、茯苓30克、橘红20克、法半夏20克、鱼腥草30克、胆南星10克、桔梗15克。

（3）脾失健运、肾不纳气，用真武汤合金匮肾气汤化裁：炒白术20克、酒白芍15克、茯苓30克、甘草10克、干姜10克、附子10克、熟地黄30克、山药30克、泽泻15克、车前子30克、川牛膝15克、苏子10克、白芥子10克、桂枝10克、黄芪30克、补骨脂10克。

8. 肺源性心脏病心力衰竭

方用四逆汤合生脉饮化裁：红参15克、麦冬15克、五味子10克、附子10克、干姜10克、白术15克、葶苈子20克、五加皮10克、款冬花15克、甘草15克。

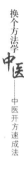

9. 风湿性心脏病

由于风湿热的反复发作，使心脏的瓣膜受损，心功能不全，形成心力衰竭、水肿、呼吸困难等，本病中医属"心悸""心痹"范畴。本病脉象常结代、细数、舌质淡、少苔或白苔。中医分期论治：初期用生脉饮合苓桂术甘汤化裁：太子参30克、麦冬15克、五味子10克、桂枝10克、茯苓20克、炒白术15克、炙甘草15克、当归10克、龙骨20克、牡蛎20克、阿胶10克；中期用化瘀汤合生脉饮：红参10克、麦冬15克、五味子10克、黄芪20克、炒白术20克、茯苓20克、泽泻15克、桃仁10克、红花10克、川芎10克、丹参20克、当归15克、赤芍20克、炙甘草15克；后期：心力衰竭、水肿过膝、失代偿期则用参附汤合五苓散化裁：红参10克、附子10克、桂枝10克、茯苓20克、泽泻15克、白术20克、猪苓20克、丹参20克、红花10克、葶苈子20克、五加皮10克、甘草15克。

【方药分析】

心脏系统诸病辨证分型十分复杂，普通的论治方法分型过多，很难掌握全局，从中医的整体观、系统论来分析心脏科诸病，还应以气血为重，最终并没跑出心阴、心阳这个范围。心脏诸病常用汤头分析如下：心律失常用生脉饮、炙甘草汤、苦参汤、麻黄附子细辛汤、阳和汤等；风湿性心脏病常选用生脉饮合苓桂术甘汤或参附汤合五苓散等；肺源性心脏病常用小青龙汤、清金化痰汤，心衰时用生脉饮，水肿用真武汤；心力衰竭用生脉饮、四逆汤、肾气丸、归脾丸等加减论治；高血压心脏病用天麻钩藤饮、杞菊地黄汤、血府逐瘀汤化裁论治；冠心病常用瓜蒌薤白半夏汤合桂枝汤；心绞痛时用桃红四物汤、生脉饮、瓜蒌薤白桂枝汤、速效救心丹等；病毒性心肌炎初期用银翘散、甘露丹，后期病情稳定时用生脉饮合炙甘草汤、血府逐瘀汤、苓桂术甘汤等。

心脏科诸病从表面上看各自有独立的病理、病程和转归，各自有诊断标准和治疗方案，但从中医的整体论、系统论来看，上述心律失常、心力衰竭、心肌病、冠心病、风湿性心脏病、肺源性心脏病、高血压心脏病之间都有一个共同的纽带，就是血液在血管中运行是否畅通为基本病机，心气、心阳的振奋运转以气周流为动力，实际心脏科病的关键一为心阳（气），一为心阴（血），所以在治疗时只分两个证型。

（1）寒型（心阳不振）。

体征：心率缓慢、脉象沉迟缓、每分钟心率60次以下、舌质淡薄、苔白、手足不温、怕冷等。

通用方温阳复脉汤：黄芪30克、党参15克(或人参10克)、附子10克、干姜10克、桂枝15克、赤芍20克、川芎10克、丹参30克、木香10克、郁金15克、瓜蒌20克、薤白15克、红花10克、炙甘草15克。

适应证：心力衰竭、心律失常（心率沉缓）、风湿性心脏病、肺源性心脏病、冠心病（血压稳定）。

功效：益气温阳、活血化瘀、行气止痛。

方解：黄芪益气；附子、桂枝、干姜温阳强心；丹参、赤芍、川芎、红花、桃仁活血化瘀；瓜蒌、薤白化痰散结；木香、郁金行气止痛，甘草调和诸药。

辨证加减：心力衰竭、心包积液（失代偿期）加葶苈子20克、大枣20克；风湿性心脏病加五加皮10克、白术15克、茯苓20克；肺源性心脏病加葶苈子15克、白芥子10克、桑白皮10克、苏子10克、五味子10克、白术10克；冠心病、心绞痛加五灵脂15克、檀香10克、石菖蒲10克、三七10克、水蛭6克。

（2）热型（偏阴血不足）。

体征：心率偏快、脉数（心率在90~110次/分）、舌质偏红、苔少。

通用方养血平律汤：人参10克、麦冬15克、五味子10克、桂枝10克、炙甘草15克、白芍15克、黄连10克、肉桂10克、生地黄20克、酸枣仁20克、炙远志10克、茯神20克、丹参30克、当归15克、川芎10克、龙骨30克、牡蛎30克、泽泻10克。

适应证：快速型心律不齐、冠心病、心绞痛、心肌梗死、高脂血症、窦房结综合征、房颤、房扑、心功能不全、心肌炎、失眠等。

功效：养心安神、交通心肾。

方解：本方由生脉饮、黄连阿胶汤、酸枣仁汤、交泰丸等组成。本型属于快速型心脏病，心率常在每分钟 90~120 次，表现为阴血不足、心动过速。治疗则应以养心安神、交通心肾为主，兼以强心，用生脉饮（人参、麦冬、五味子）及桂枝、炙甘草强心，增加脑供血；用酸枣仁、茯神、丹参、当归、肉桂、黄连养心安神、交通心肾，使阴血得养，心动过速即可回落。

随证加减方法：心肌炎初期加金银花 20 克、连翘 20 克、板蓝根 30 克、淡竹叶 10 克、豆豉 15 克；后期加灵芝 10 克、缬草 10 克；失眠（不寐）加夜交藤 20 克、知母 10 克、灵芝 10 克、人参易太子参 20 克；心功能不全加白术 15 克、瓜蒌 20 克、薤白 15 克；高血压心脏病加罗布麻 10 克、菊花 30 克、夏天无 15 克、鬼针草 30 克；血压偏高时，人参易太子参 15 克或西洋参 10 克；病窦综合征加瓜蒌 20 克、薤白 15 克、柏子仁 15 克；高脂血症加生山楂片 30 克、制何首乌 15 克、石菖蒲 10 克、泽泻 15 克、决明子 15 克；冠心病加葛根 30 克、三七 10 克、水蛭 6 克、赤芍 20 克；心绞痛加檀香 10 克、降香 10 克、香附 15 克、五灵脂 10 克。

【评按】

我在临床中发现，心系杂症中最多的病是失眠、焦虑、虚烦不寐，现代医学称之为神经衰弱或神经官能症，表面上不寐应归于少阴心经，但热痰扰心型不寐常选用黄连温胆汤，不寐一证与胆经有关；心肾不交常用"交泰丸"引火归原，不寐也与肾有关；心脾两虚型失眠常用归脾汤养心健脾，不寐一证也与脾有关；心衰、心功能不全、心包积液则与心包经、三焦经相关；高血压、糖尿病则与足厥阴肝经相关；而肺心病则与手太阴肺经有关；冠心病病人用餐不可过饱，否则易犯胸痹，冠心病也与脾胃有关。所以说心系杂症绝不是一个独立的心病，而是与肝胆、脾胃、肺肾息息相关的系列杂症。

心系疾病的系统疗法也是在六经、八纲的辨证基础上，把中心放在阴、阳、寒、热这四纲，少阴心病其病位在里，实证少、虚证多，系统疗法抓住了心系疾病的主要病机，是六经、八纲辨证的发展和升华，用中医的系统论把心系杂病的 20 多个古今名方高度"浓缩"为两个系统化处方。但系统化方剂也绝不是一个死方，临床使用还要根据实际证候加减为用。笔者根据数十年的临床经验，证明该方不论对初习中医者还是有一定经验的临床中医师都是一种很实用的方法，一旦应用熟练确能使心系疾病的治疗化繁为简，事半功倍。

病案

李某，男，66 岁，2009 年 11 月 5 日就诊。每年夏秋之间患者都因为心绞痛、胸闷住院数次，每日靠含服硝酸甘油、消心痛缓解痛苦。近日患者胸闷加重，夜间不得眠，每天都发生数次心绞痛，住院期间院方曾提出采用现代介入疗法，但患者不依，而求中医诊治。刻诊：心率 65 次 / 分（早晨曾服过倍他乐克），血压 130/80mmHg，面赤，脉沉弦有力，舌红苔薄白，腰痛，走路不稳。西医诊断：冠心病、心绞痛。中医诊断：胸痹。辨证：血脉痹阻。治法：益气温阳、活血化瘀、行气止痛。方药用通治方温阳复脉汤化裁：红参 10 克（或党参 30 克）、附子 10 克、干姜 10 克、桂枝 15 克、赤芍 20 克、川芎 10 克、炙甘草 15 克、丹参 30 克、木香 10 克、郁金 15 克、全瓜蒌 20 克、薤白 15 克、桃仁 10 克、红花 10 克、三七 10 克、水蛭 6 克。用法：每日一剂，分 3 次口服，每次 150ml。疗效：计服 18 剂后，患者胸闷缓解，心绞痛次数明显减少，夜间可以安睡，其后以上方制水蜜丸，计服 3 个月后心绞痛消失。

马某，男，46 岁，2005 年 12 月初诊。患者自诉不到 30 岁时身体检查发现有风湿性心脏病、二尖瓣狭窄关闭不全，曾在上海某医院行心脏瓣膜修补术，维持多年病情一直平稳。2005 年后，每到换季时患者胸闷、气短加重，夜间时有呼吸困难，平日靠服地戈辛片缓解病情，近日气温骤降，感冒一周未愈，风湿性心脏病加重，12 月 5 日夜间曾张口抬肩不能平卧。刻诊：面色无华、指甲暗紫、双下肢浮肿、尿少腹胀、畏寒肢冷、口唇发绀、脉涩结代。西医诊断：风湿性心脏病心力衰竭。

中医诊断：心阳不足、阳虚水泛。治法：益气、温阳、利水。方药用通治方温阳复脉汤合肾气汤、五苓散、葶苈子大枣汤化裁：红参 15 克、附子 10 克、干姜 10 克、甘草 15 克、桂枝 10 克、熟地黄 20 克、炒白术 20 克、茯苓 30 克、猪苓 20 克、泽泻 10 克、车前子 20 克（包）、葶苈子 20 克（包）、大枣 6 枚。服用 6 剂后，患者心悸、气短已明显好转，夜里可以安睡。双下肢水肿消失，后续按通用方化裁，制丸口服，随访一年未犯。

赵某，女，36 岁，患者近半年来因感情不和、家庭琐事导致不寐。自 2014 年 7 月后，渐渐少寐，有头晕、烦躁，8 月后逐渐加重，每到半夜 2 点即醒，辗转反侧，夜夜如此，后来以西药阿普唑仑治疗也入睡困难，于 2016 年 8 月 10 日求中医诊治。刻诊：面色不华、脉细数、舌质偏红、苔少、手心热、血压偏低，有时头眩晕。辨证：心火亢盛、虚烦不寐。治则：养心安神、引火归原、补益心脾等法。用通治方养血平律汤化裁治之：党参 30 克、麦冬 15 克、五味子 10 克、桂枝 10 克、炙甘草 15 克、生地黄 25 克、白芍 20 克、黄连 6 克、肉桂 6 克、酸枣仁 20 克、茯神 30 克、炙远志 10 克、丹参 15 克、川芎 10 克、知母 10 克、龙骨 20 克、牡蛎 20 克、泽泻 10 克、当归 15 克。疗效：服药 1 周后心率由 90 次 / 分降至 75 次 / 分，睡眠每夜多 2 个小时；2 周后，患者不服安眠药可以入睡，头晕已停，面色转红润，血压 110/75mmHg，已恢复正常。

三 肝胆病的系统论治

（一）胆囊炎与胆石症

【概述】

胆囊炎有急慢性之分，急性多为胆汁瘀积、胆汁排泄不畅或细菌感染引起的急性炎症；慢性胆囊炎可由急性转化而来或胆囊内结石刺激引起慢性炎症，慢性者有时也可急性发作。胆石症是胆囊、胆囊总管及肝内胆管结石的总称，胆囊炎、胆石症在中医属"胁痛"或"黄疸"范畴。

【病机】

现代医学认为，急性胆囊炎发作与胆汁瘀滞或细菌感染密切相关，胆汁淤积则和胆管畸形、狭窄而引起胆囊管梗阻有关，但多数与结石形成有关，胆汁因排出不畅逐渐浓缩，其中胆酸块不断刺激胆囊黏膜而产生胆囊炎，一旦感染细菌，则从肠道经胆总管逆行进入胆囊，如胆道蛔虫症等。慢性胆囊炎是由急性胆囊炎经过保守治疗后胆囊壁呈慢性炎症病变，轻者胆壁增厚或纤维组织增生，重者囊壁肥厚、萎缩、囊腔缩小，胆功能丧失，产生代谢性障碍致胆固醇沉积在胆囊黏膜上引起慢性胆囊炎。当胆囊管结石形成，阻碍胆汁排出，胆汁潴留可形成胆囊积水，产生梗阻性胆囊炎。

中医则认为，胆囊炎多与暴怒忧思或多食油腻厚味食品相关，或因肝气郁结、疏泄不利、胆失通降、脾胃运化失司、肝胃不和、湿热蕴结而产生急慢性胆囊炎。

胆结石的成因现代医学并未完全研究清楚，多数学者认为无论胆囊、胆管还是肝内胆管结石均与胆汁瘀滞流通不畅，或与细菌感染致肝胆代谢障碍有关。现代医学按胆石症的性质将其分为胆固醇结石、胆红素结石及混合性结石等。

中医认为胆为中清之腑，机能以通降下行为顺，凡精神忧郁、寒湿不适、饮食不节或虫积等，均可引起气血运行不畅而使胆汁瘀积，脾胃运化失常，或湿热蕴结中焦，胆液凝结，久经煎熬而成结石。

【辨证论治】

本证现代医学划分在外科急腹症范畴，特别是胆绞痛剧烈，常采用外科手术疗法。中医胆囊炎则以疏肝利胆、清热利湿为主，常用四逆散（柴胡20克、白芍20克、枳实10克、甘草10克）加减论治，急性期可选用大柴胡汤（柴胡20克、黄芩15克、白芍30克、半夏15克、枳实15克、生姜10克、大枣15克、大黄10克），也可以用蒿芩清胆汤（青蒿20克、黄芩15克、枳实10克、竹茹15克、滑石20克、青黛10克、陈皮10克、半夏15克、茯苓20克、甘草10克）等论治。

胆石症急性期应中西医结合，治疗原则以疏肝利胆、化瘀通下、止痛排石为主；慢性稳定期可选择利胆排石成药口服，或制微粉颗粒阶段性口服。急性期多为结石由"静止"到"移动"，或感染、胆管部分梗阻时，上腹部可产生持续性胆绞痛，可见发热、口渴、恶心、呕吐，也有的产生阻塞性黄疸，舌红苔腻、脉弦数，可用大柴胡汤合茵陈蒿化裁：金钱草30克、茵陈30克、柴胡20克、黄芩15克、枳实10克、白芍30克、山栀15克、虎杖15克、大黄10克、姜半夏15克、竹茹15克、炙甘草10克。

【方药分析】

从胆囊炎和胆石症的病理可以窥见，治疗胆系病患主要治则是疏肝利胆，防止胆汁瘀滞是其关键，而瘀滞之原因是湿热蕴结或胆道感染。

中医应用古方治疗方剂不多，现代中医则发现不少有效验方。

（1）柴胡20克、黄芩15克、郁金15克、木香15克、酒白芍20克、延胡索20克、川楝子10克、枳实15克、茵陈15克、金钱草30克、香附15克、生鸡内金10克、川大黄10克、甘草10克。

功效：疏肝利胆、行气止痛。

适应证：急慢性胆囊炎。

（2）金钱草50克、威灵仙30克、茵陈20克、虎杖15克、郁金15克、生鸡内金10克、川楝子10克、山栀15克、蒲公英30克。

功效：疏肝利胆、清热利湿。

适应证：各种慢性胆囊炎。

（3）金钱草50克、郁金15克、海金沙20克（包）、生鸡内金10克、柴胡20克、白芍30克、甘草10克、川大黄10克、枳实15克、川楝子10克。本方为四金排石汤，专为胆石症而设。

功效：利胆排石、清胆止痛。

适应证：急慢性胆石症。

胆囊炎、胆石症用药分析：

疏肝利胆：柴胡、郁金、金钱草、川楝子、枳实、枳壳。

清热解毒：龙胆草、蒲公英、金银花、连翘、山栀、黄芩。

利胆退黄：茵陈、金钱草、黄芩、虎杖、田基黄。

排石利胆：金钱草、川大黄、海金沙、生鸡内金。

缓急止痛：白芍、川楝子、延胡索、香附。

【系统论治法】

柴芩清胆汤：柴胡20克、白芍30克、枳实15克、甘草10克、金钱草50克、茵陈20克、山栀15克、郁金15克、黄芩20克、川大黄10~15克、木香15克。

方解：本方由四逆散、清胆汤、茵陈蒿汤等化裁而来，其中四逆散调气疏肝、缓急止痛；郁金协助四逆散行气解郁止疼；金钱草为排石之君药，配伍山栀、茵陈兼有清热利胆排石之功；黄芩、山栀清胆经之蕴热；

木香和胃止疼；大黄通里攻下，全方位疏肝利胆、通腑泄热、行气解郁，可使胆疾趋于稳定。

胆绞痛重时可加入香附 15 克、川楝子 10 克、延胡索 30 克、威灵仙 30 克；急性胆囊炎可加金银花 20 克、连翘 15 克、蒲公英 30 克；胆管阻塞性黄疸加虎杖、鸡骨草；胆石症加海金沙 20 克（包）、生鸡内金 10 克；胆管流通不畅可加文术 10 克、三棱 10 克。

【评按】

胆为六腑之一，胆系疾患无不与肝的疏泄有关，胆汁的排出并没有直接的出口，胆不与外界直接相通，也不像胃肠道那样食物可随进随出，胆在需要时排出胆汁以助消化，所以中医把胆称为"奇恒之腑"，十一脏皆出于胆，可见胆在六腑中的地位不可小觑。因此尽管胆绞痛发作时十分剧烈，也不可随意将胆囊切除为快，胆结石也并非一切了之，在外科手术后的后遗症并非少见。笔者认为要尽量采用中西医结合的胆石症疗法以降低外科手术的频率，实际近年的治疗已经证实采用非手术疗法已达 80%，非手术的治愈、好转率为 90%，弥补了过去以外科手术为主要治疗方法的不足，充分显示出中西医结合治疗胆系疾患的优势。

中医的排石冲剂配合针刺、耳压等方法可使胆结石先溶后排，但毕竟胆石症是国内外主要难症之一，目前在临床上尚有许多悬而未解的难题。

病案

王某，女，38 岁，教师，2000 年 4 月 18 日初诊。主诉：患者右上腹持续性疼痛，阵发性加重一周，放射至右臂部，伴有恶心停食、呕吐、发热、口干、口苦、小便短赤、大便不通。刻诊：舌质偏红、舌苔微黄、脉弦数。诊断：急性胆囊炎。辨证：少阳肝胆湿热，胆汁瘀滞不畅。治法：疏利肝胆、清热利湿、行气止痛。方药用柴芩清胆汤：柴胡 20 克、白芍 25 克、枳实 15 克、甘草 10 克、金钱草 30 克、茵陈 20 克、川大黄 10 克、山栀 15 克、郁金 15 克、木香 15 克、香附 10 克、延胡索 20 克。用法：水煎服，每日 1 剂。服 3 剂后恶心呕吐消失，大便畅，疼痛大减，又进 6 剂后诸症皆无。

谢某，男，36 岁，2000 年 2 月 15 日初诊。主诉：患者一直有慢性胆囊炎病史，1999 年曾做 B 超显示有胆管结石，犯病时上腹部放射至右臂部隐痛，近日因酒食太过、肥甘不节而犯病。右上腹剧痛，小溲黄赤，大便干结，B 超证实胆囊炎兼有胆管结石，查脉弦数，舌质红，舌苔中间黄。诊断：慢性胆囊炎兼胆石症。用柴芩清胆汤化裁：柴胡 20 克、白芍 30 克、枳实 15 克、甘草 10 克、黄芩 20 克、金钱草 50 克、郁金 15 克、生鸡内金 10 克、海金沙 20 克（包）、延胡索 20 克、川大黄 15 克、茵陈 30 克、山栀 15 克、川楝子 15 克。上方只服 6 剂后，腹痛大减，大便通畅。脉变缓，舌苔由黄转白，服 3 周后诸症消除，B 超证实结石已不存在。

（二）肝硬化与肝腹水

【概述】

肝硬化也称肝硬变，是临床常见慢性病，本病是多种原因引起的肝细胞变性、结节、坏死、纤维组织增生，致使肝细胞结构紊乱、变形、质地变硬，故称肝硬化。而肝腹水是肝硬化发展至晚期产生水肿，肝硬化和肝腹水中医称"臌胀""水臌"。

早期和中期肝硬化（相当于现代医学的代偿期肝硬化），临床表现为上腹部不适、恶心、纳呆、腹胀、厌油、腹泻等，肝瘀、脾亢进后使脾增大，面部有色素沉着，呈晦暗肝面容，胸、背、颈常有蜘蛛痣，以及掌面发红，呈肝掌阳性。晚期肝硬化（相当于现代医学所说失代偿期肝硬化），除有上述症状外尚有双下肢水肿、腹水、脐平或脐凸、齿衄、鼻衄、胃出血、便血及肝昏迷，男性常有乳房发育，女性常见停经或月经不调等一系列症状。

【病机】

中医认为本病主因情志郁结、肝失疏泄致肝郁脾虚、气滞血瘀、肝脉瘀阻成积；脾虚则不能输布津液，致水湿内停，使腹部积液形成水臌。早期多为肝郁脾虚和气滞血瘀，而晚期则涉及肾，致膀胱气化无权，水液不行而逐渐形成臌胀。其病机涉及肝、脾、肾三脏，气、血、水运化无能而形成肝硬化和肝硬化腹水。

【辨证论治】

中医将肝硬化行分期论治法，即早、中、晚三期，早期以肝郁脾虚为主，中期以气滞血瘀为主，晚期病变部位涉及肾，分为肾阳虚和肾阴虚两种类型。

早期用柴胡疏肝散合四君子汤化裁：柴胡 10 克、白芍 15 克、枳壳 15 克、甘草 10 克、陈皮 10 克、川芎 10 克、香附 10 克、川厚朴 10 克、炒白术 15 克、党参 30 克、茯苓 20 克、黄芪 30 克。

中期用化瘀汤加减：当归 15 克、赤芍 15 克、川芎 10 克、丹参 20 克、桃仁 10 克、红花 6 克、炮山甲 10 克、土鳖虫 6 克、郁金 15 克、水红花子 20 克、三七 10 克、文术 10 克、姜黄 10 克、黄芪 20 克、香附 10 克。

晚期偏脾肾阳虚用真武汤合五苓散加胃苓汤或济生肾气汤合五苓散；阴虚型用一贯煎合逍遥散、四苓散加减：生地黄 20 克、山茱萸 15 克、枸杞子 20 克、泽泻 10 克、茯苓 30 克、牡丹皮 10 克、白芍 15 克、西洋参 10 克、丹参 20 克、水红花子 20 克、大腹皮 20 克、车前子 15 克、茵陈 20 克、龟甲 10 克、鳖甲 10 克、冬瓜皮 20 克。

【方药分析】

从以上辨证论治肝硬化及肝腹水的治疗中不难发现所用的方剂都是围绕着益气健脾、活血化瘀、温阳利湿、养阴消水的治则进行组方的。益气疏肝健脾常选用柴胡疏肝散合六君子汤；活血化瘀常选用化瘀汤合逍遥散；清热利湿常选用茵陈五苓散；温阳利水常用真武汤合金匮肾气汤、五皮饮；养阴利水常用六味地黄合一贯煎等。

治疗肝硬化常用药分析：

健脾益气：黄芪、西洋参、党参、人参、山药。

活血化瘀：丹参、三七、桃仁、红花、赤芍、当归、文术、三棱、水红花子等。

清热利湿：茵陈、山栀、牡丹皮、生地黄。

宽胸除胀：木香、川厚朴、枳实、槟榔、川大黄。

消水利湿：猪苓、茯苓、大毛、泽泻、半边莲、桑白皮、冬瓜皮等。

软坚缩脾：炮山甲、鳖甲、牡蛎、三七、桃仁。

行气止痛：郁金、姜黄、川楝子、香附、延胡索等。

【系统论治法】

系统论治是从辨证论治的归纳和筛选中，从复杂的辨证论治中升华为简单实用的系统论治方药。系统论治中，用黄芪（人参）、白术、茯苓益气健脾，用茯苓、猪苓、泽泻、大毛、川大黄等导滞利水，生地黄、牡丹皮、山栀、茵陈、白芍清热养阴，于是产生了各型肝硬化治疗的系统论治方药。

（1）软肝强肝汤。

黄芪 30 克、炒白术 20 克、茯苓 30 克、猪苓 20 克、白芍 15 克、赤芍 20 克、生地黄 20 克、当归 15 克、牡丹皮 15 克、山栀 15 克、川大黄 10 克、茵陈 20 克、丹参 30 克、郁金 15 克、鳖甲 15 克。

功效：益气健脾、清热利湿。

适应证：各型早、中期肝硬化。

用法：煎汤口服，每日 2~3 次，每次 150~200ml，病情稳定后制丸口服。

（2）温阳利水汤。

人参 15 克、附子 10 克、干姜 10 克、炒白术 20 克、炙甘草 15 克、熟地黄 20 克、泽泻 20 克、猪苓 30 克、茯苓 30 克、桂枝 10 克、大毛 20 克、

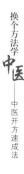
车前子 30 克、川牛膝 20 克。

功效：益气、温阳、行水。

适应证：晚期脾肾阳虚型水臌（肝硬化腹水）。

用法：煎汤口服，每日 2~3 次，每次 200ml。

（3）养阴消水汤。

生地黄 30 克、牡丹皮 20 克、茯苓 30 克、猪苓 20 克、泽泻 15 克、茵陈 20 克、白芍 20 克、枸杞子 20 克、麦冬 15 克、山栀 15 克、灵芝 10 克、西洋参 10 克、知母 15 克、鳖甲 15 克、白茅根 20 克、大毛 20 克。

功效：清热、养阴、利水。

适应证：晚期肝肾阴虚型肝硬化腹水。

用法：煎汤口服，每日 2~3 次，每次 200ml。

【评按】

中医内科学把肝硬化及肝硬化腹水在辨证中分为六类证型：气滞湿阻、气滞水停、湿热蕴结、肝脾瘀血、脾肾阳虚、肝肾阴虚，辨证虽然详细，但在临床中并不实用，而采用中医系统论则可使肝硬化辨证施治变得简单，临床已证实其疗效超越了《中医内科学》中的辨证方法。但学者必须根据患者的具体病情、脉象分清阴阳寒热。

笔者在退休后的 20 年中接触到数百例肝硬化及肝腹水患者，多数为反复住西医院治疗无效后来找中医，但肝腹水的患者由于病史不同，几乎没有一例完全相同的病人，凡酒精性肝硬化腹水呈阳虚者治愈率很高，酒精性肝腹水呈阴虚者较难治。肝炎转化为肝硬化的患者，按系统分类分清阴阳即可，按上面 3 个方剂加减论治即能高效率地治疗肝硬化及肝腹水。

病案

乔某某，男，工人，66 岁，家住大连千山路街道，2002 年 8 月初诊。主诉：患者嗜酒十几年，经市级医院证实为酒精中毒引起的肝硬化，住院 20 天，各项指标依旧如初，注射白蛋白和利尿剂也并没好转，出院后腹水增加，腿脚水肿偏重，腹部膨隆，不能多食，尿少，夜里不能平卧，只能侧卧，医院无能为力，嘱备后事。刻诊：面容憔悴、晦暗、消瘦，皮肤甲错，腹大如瓮，腹坚满，无静脉暴露，血压正常，无心衰体征，脐平，尺脉沉迟、舌质淡、舌体肥大，腹水阳性。辨证：本案属酒精中毒性肝硬化腹水，属西医诊断所谓失代偿期（相当于中医的晚期肝腹水），水湿内停，脾肾阳虚，使腹、腿、脚部出现凹陷性水肿。治则：温阳利水、益气健脾。方药用通治方温阳利水汤化裁：红参15克、炮附子20克、干姜10克、炒白术20克、炙甘草15克、熟地黄20克、泽泻20克、猪苓30克、茯苓30克、桂枝10克、大腹皮20克、车前子30克(包)、川牛膝30克、鳖甲15克。用法：每日一剂，水煎服，每日2~3次，每次200ml。疗效：计服药4周，腹部已松软，臌胀、水肿全消，面色红润，食欲大增，体重增加。一个月后患者已能上街散步。2008年回访，该人仍健在，体重已达80Kg，该患者肝硬化腹水已完全康复。

曹某，男，62岁，2013年3月就诊。患者体形丰腴，面色晦暗，体检时发现肝早期硬化兼直径2cm结节数枚，经CT证实为早期肝硬化兼多发性结节。刻诊：脐凹陷并无腹水，但肝区时有跳疼，食后有饱腹感，左关脉弦，尺脉沉。主诉无肝病史，A/G为1.2，西医诊断为早期肝硬化兼多发性肝结节。方药用系统化通治方软肝强肝汤化裁：黄芪30克、炒白术20克、茯苓20克、猪苓20克、白芍15克、柴胡10克、丹参30克、赤芍20克、牡丹皮15克、生地黄20克、郁金15克、山栀10克、茵陈15克、鳖甲20克、文术10克、炮山甲10克、土鳖虫10克、酒大黄10克、桃仁10克、红花6克。用法：每周6剂，休息一天，每天服两次，早晚各150ml。疗效：治疗8周后，CT影像证实最大直径2cm占位结节已消失，尚有几个豆粒大小的结节，后继续制颗粒剂口服至2015年3月，查A/G为1.5，大小结节全消除。

（三）急慢性肝炎

【概述】

现代医学把病毒性肝炎分为甲、乙、丙、丁、戊五种类型，其中甲型肝炎治愈率高，一般无慢性化倾向，乙、丙两型常发展为慢性肝炎，临床上以慢性乙肝为多见。急性肝炎还分为急性黄疸型肝炎、重症坏死性肝炎、瘀疸性肝炎等。临床上还根据生物检测又分为慢性迁延性肝炎（CPH）和慢性活动性肝炎（CAH）等。中医本病属胁痛、黄疸、癥瘕范围。

【病机】

现代医学对病毒性肝炎的病理尚不十分清楚，一般认为其与机体的免疫反应及免疫调节有关。中医认为，病毒性肝炎是湿热疫毒浸淫肝胆，因脾虚、正气不足、肝失疏泄，不能及时清除毒邪外出，致使疫毒滞留于肝体内，造成肝郁脾虚、肝内瘀阻。因此肝炎的主要病机是虚、毒、湿、瘀作怪，"虚"是指免疫功能低下，机体无能力将来犯的乙肝病毒（HBV）吞噬消灭；"毒"是指乙肝病毒（HBV）在免疫功能失调时，病毒在肝细胞内安营扎寨，肝功能低下，无法清除 HBV 的毒物；"湿"是指乙肝病毒（HBV）在肝细胞内产生郁热，湿热无法清除；"瘀"是指乙肝病毒（HBV）大量复制产生的代谢垃圾郁结于肝内，使肝络受到阻滞。急性黄疸虽分阳黄与阴黄，二者一急一缓，一热一寒，但其病理均为湿热和寒湿所为，其治法也大同小异，不外清热除湿、利胆退黄、温脾散寒等法。

【辨证论治】

目前中医对慢性乙肝的辨证分为 5~6 个证型：湿热未尽型，表现为黄疸不退、腹胀恶心、小便短少、舌苔黄腻、脉弦滑，常用茵陈蒿汤加味（茵陈 30 克、栀子 15 克、川大黄 10 克、黄柏 10 克、泽泻 10 克、枳壳 15 克、虎杖 15 克、茯苓 20 克、升麻 10 克、葛根 15 克、藿香 10 克、赤芍 30 克、牡丹皮 15 克）；肝郁脾虚型，常用逍遥散合六君子汤加减（柴胡 15 克、白芍 15 克、白术 15 克、当归 15 克、太子参 20 克、云苓 20 克、清半夏 15 克、木香 15 克、砂仁 15 克、炙甘草 15 克、丹参 15 克、白花蛇舌草 30 克）；肝肾阴虚型常用一贯煎合六味地黄丸化裁（生地黄 20 克、沙参 15 克、当归 15 克、白芍 15 克、枇杷果 20 克、麦冬 15 克、川楝子 10 克、郁金 15 克、旱莲草 15 克等）；气滞血瘀型常用鳖甲汤合血府逐瘀汤化裁（柴胡 15 克、当归 15 克、白芍 15 克、枳壳 15 克、川芎 10 克、丹参 20 克、赤芍 30 克、鳖甲 15 克、川大黄 10 克、半枝莲 30 克、白花蛇舌草 30 克）；脾肾阳虚型以补中益气汤和金匮肾气汤化裁（黄芪 30 克、党参 20 克、炒白术 20 克、干姜 10 克、菟丝子 30 克、枸杞子 15 克、补骨脂 10 克、淫羊藿 10 克、巴戟天 15 克、桑寄生 15 克等）随症加减，还有分气阴两虚等，证型十分烦琐。

【方药分析】

从辨证论治慢性乙肝可以看出治乙肝主要是围绕清热解毒、疏肝解郁、健脾利湿、利胆退黄等治则进行组方选方。清热利湿常选用茵陈、虎杖、金钱草、猪苓、茯苓、泽泻、生薏苡仁；疏肝解郁用柴胡、青皮、白芍、枳壳、生麦芽、郁金、绿萼梅；清热解毒药常用白花蛇舌草、半枝莲、板蓝根、紫草、鸡骨草、黄芩、虎杖、熊胆、合成牛黄；利胆退黄用垂盆草、五味子、土茯苓、灵芝、茵陈、赤芍、泽泻、川大黄、田基黄等；益气养阴药常用枸杞子、山茱萸、鳖甲、西洋参、太子参、女贞子。

（1）乙肝丸（选自陈沫金《医话医案》）。

黑蚂蚁 300 克、黄芪 200 克、丹参 100 克、三七 150 克、芦荟 100 克、柴胡 100 克、珍珠草 150 克、蜈蚣 50 克、白花蛇舌草 200 克。方解：黑蚂蚁色黑入肾，味酸入肝，黑蚂蚁有抗乙肝病毒及调节免疫之功，为抗乙肝病毒之君药；见肝之病，当先实脾，黄芪益气补脾为臣药；丹参、三七活血化瘀不伤正，芦荟可滋养肝细胞；柴胡疏肝；蜈蚣、白花蛇舌草、珍珠草抗乙肝病毒。

功效：扶正祛邪。

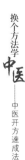

适应证：乙肝病毒携带者、乙肝三阳者可运用。

用法：每次 6~10 克，每日 2~3 次。

疗效：本方服 3~6 个月检验指标即可转阴。

（2）名医李阳波治乙肝方。

西洋参 100 克、三七 80 克、西红花 20 克、熊胆 15 克、黄连 60 克、琥珀 80 克。方解：西洋参调节免疫扶正祛邪为君；三七、红花活血化瘀为之臣药；熊胆、黄连抗乙肝病毒；琥珀安神利尿排毒，合于乙肝病机，用之效佳。

功效：扶正祛邪、活血化瘀、利湿排毒。

适应证：慢性乙肝及病毒携带者。

用法：研粉服，每次 3~6 克，每日两次或寅、午、戌时各一次。

疗效：不少于 3~6 个月，临证应用效果斐然。

（3）清肝泄毒汤（自拟）。

茵陈 50 克、西洋参 10 克、白芍 20 克、丹参 30 克、郁金 15 克、五味子 10 克、紫草 10 克、牡丹皮 15 克、水牛角丝 20 克、薏苡仁 30 克、黑大豆 30 克、泽泻 10 克、猪苓 20 克、树舌灵芝 15 克、山栀 15 克。方解：本方以茵陈清热利湿为君；牡丹皮、山栀、紫草、水牛角丝清热解毒凉血为臣；丹参、郁金活血止痛；薏苡仁、猪苓、黑大豆、泽泻清肝泄毒、排毒；灵芝、五味子、西洋参调节免疫、降酶、扶正，全方位清肝、利湿、泄毒。

功效：清热凉血、化瘀解毒。

适应证：乙肝稳定期或活动期均可。

用法：每剂两天，每次 150ml，每日两次，三个月为一疗程。

（4）抗乙肝颗粒（超微粉颗粒）（自拟）。

西洋参 30 克、白芍 20 克、丹参 15 克、郁金 15 克、三七 15 克、五味子 10 克、树舌灵芝 15 克、水牛角丝 15 克、鳖甲 30 克、生麦芽 15 克、蜈蚣 10 克。制法：上药磨粉（微米级破壁粉，细度 1000~1500 目），用茵陈 200 克、赶黄草 150 克，煎汤浓缩，按汤粉比（1：1）压粒。

功效：扶正祛邪。

适应证：各期乙型肝炎及乙肝病毒携带者。

用法：每次 5 克，每日两次。

疗效：不少于 3 个月，检验指标要使转阴不少于 6 个月。注：无赶黄草可用 300 克黑豆替代。上方剂量为半月，若制两个月用量要将上方用量乘以 4。

【系统论治法】

系统论治是在辨证论治的基础上，根据乙肝和急性黄疸型肝炎的病机，筛选有效古方化裁而成，使治慢性乙肝、急黄从复杂与分型论治中解脱出来，通过归纳上升为系统论治专方。实际上各类型病毒性肝炎临床表现大同小异，均有纳呆、厌油、腹胀、便溏、胁疼、乏力、肝郁、脾虚、脾大等一系列症状，分证治疗虽然也能获得一定的疗效，但十分烦琐，各型只是乙肝发展中的几个阶段，如正因湿热未尽才有肝郁脾虚，病毒滞留肝内才能造成气滞血瘀，慢性肝炎迁延日久才能使肝肾阳虚或脾肾阳虚，因此系统论治慢性乙肝主要是以扶正、泄毒、利湿为大法。

（一）慢性乙型肝炎（HBV）的系统论治：

慢肝清降汤：西洋参 10 克、炒白术 15 克、白芍 20 克、当归 15 克、柴胡 20 克、炙甘草 15 克、灵芝 10 克、郁金 15 克、生地黄 20 克、牡丹皮 20 克、丹参 30 克、茯苓 30 克、猪苓 20 克、水牛角丝 30 克、山栀 15 克、茵陈 20 克、生薏苡仁 30 克。方解：西洋参、生地、鳖甲扶正护肝养阴；柴胡、郁金、丹参、白芍疏肝开郁；猪苓、灵芝、甘草促肝细胞再生；茵陈、薏苡仁清热利湿排毒；水牛角、牡丹皮凉血解毒，全方位清热、利湿、泄毒，所以适宜各期慢性乙肝化裁运用。

谷丙转氨酶偏高加垂盆草 30 克、五味子 10 克、鸡骨草 20 克。黄疸指数超标加茵陈 20 克、赤芍 30 克、败酱草 20 克、田基黄 20 克、泽泻 15 克。尿赤湿热偏重加藿香 10 克、砂仁 10 克、车前子 20 克。DNA病毒载量超标加土茯苓 20 克、紫草 10 克、虎杖 15 克、熊胆 5 克（冲）。肝肾不足体倦乏力加淫羊藿 10 克、山茱萸 15 克、女贞子 15 克、枸杞子 20 克、何首乌 10 克、黄精 20 克、巴戟天 15 克。

功效：清热、利湿、排毒、益气、补肾。

适应证：各型病毒性肝炎及慢性迁延性活动性乙肝、乙肝两对半阳性、大小三阳均可加减应用。

用法：煎汤，每日一剂，6~8周为一疗程。指标正常后可改为水丸续服一个阶段，以巩固疗效。

（二）急性黄疸型肝炎的系统论治：

解毒退黄汤：茵陈80克、金钱草50克、山栀30克、川大黄25克、赤芍30克、水牛角丝30克、虎杖20克、板蓝根30克、郁金20克、泽泻20克、车前子30克（包）、茯苓50克、猪苓20克、生薏苡仁50克、生地黄30克、滑石粉30克（包）。方解：茵陈清热、利湿、退黄为君；金钱草、虎杖助茵陈解毒、清肝退黄为臣；山栀、板蓝根、生地黄、水牛角清热凉血、泻火解毒；大黄、赤芍攻积通下、活血化瘀；猪苓、茯苓、车前子、滑石粉、生薏苡仁利尿排毒，促病毒外泄，全方位利湿、清热、解毒、退黄，不管阴黄、阳黄，均可加减化裁应用，因此称为系统退黄汤。

功效：清热解毒、活血化瘀、利湿退黄。

适应证：不分阴黄、阳黄，凡急性黄疸型肝炎均可应用。

用法：体重60kg以上者，每日一剂，分4次服用，每次150~200ml，待黄疸下降后改为每剂2天，服药不少于3周。

【评按】

慢性乙肝的治疗虽然发现了不少抗乙肝病毒的药物，如西药拉米夫定，尽管能抑制肝炎病毒（HBV）的复制，使乙肝检验指标暂时转阴，但终不能从肝细胞DNA的内部彻底消灭乙肝病毒，药一停马上三阳也将重现，所以乙型肝炎的治疗是世界性的难题。不管中医还是西医对慢性乙肝的治愈率、转阴率都很低，在对付乙肝病毒上，人类已走过一段弯路，回头来还得从免疫调节上下功夫，一味想从肝细胞内部彻底消灭乙肝病毒，目前的技术还有差距。急黄、疫黄的抢救上现代医学因为没有特效利胆退黄的注射药而常常乏效。中医在古代就把黄疸分为"阳黄""阴黄"，十分科学，现代也不落后，在急性黄疸型肝炎的抢救上若能中西配合将大大降低死亡率。

病案

张某，男，27 岁，2002 年初诊。患者两年前体检时发现乙肝表面抗原阳性。近日出现口苦口干、两胁隐痛、小便黄赤、疲劳倦怠、食纳减少。查脉弦细，舌质淡红，舌苔薄，有细裂纹。上述诸症是湿热病毒（中医则称为疫毒）入侵，致肝郁脾虚，所以本证应以疏肝开郁、清热利湿、泄毒为大法。方用慢肝清降汤化裁：西洋参 10 克、炒白术 15 克、白芍 20 克、当归 15 克、柴胡 20 克、炙甘草 15 克、生地黄 20 克、郁金 15 克、牡丹皮 20 克、丹参 20 克、茯苓 30 克、猪苓 20 克、山栀 15 克、鳖甲 15 克、树舌灵芝 10 克、生薏苡仁 30 克、茵陈 20 克、炒麦芽 15 克。用法：水煎服，每剂服两天，每天两次，每次 150ml。功效：清热利湿、疏肝开郁。疗效：上方服 6 周后，查乙肝表面抗原已转阴，诸症皆消，一切正常。

宋某，男，22 岁，2003 年 4 月 5 日就诊。自诉：春节后就发现厌油、食欲减退，多吃一点即腹胀，右胁痛，大便干燥，小溲短赤。查脉象弦数、舌苔白腻。乙肝表面抗原阳性，谷丙转氨酶 65U，谷草转氨酶 72U，HBV 病毒量 > 106，本证按慢性乙肝活动期治疗，曾用乙肝转阴汤加减治疗 4 周，后用李阳波专方，3 个月后查验乙肝表面抗原已转阴，第二年春又查肝功五项均在正常范围以内，除表面抗体阳性，其余均为（-），转氨酶已正常。方药用西洋参 10 克、炒白术 20 克、柴胡 15 克、白芍 20 克、枳壳 10 克、炙甘草 15 克、法半夏 20 克、陈皮 15 克、茯苓 20 克、茵陈 20 克、山栀 15 克、丹参 20 克、五味子 10 克、生地黄 30 克、郁金 20 克、猪苓 20 克、树舌灵芝 10 克、垂盆草 20 克。用法：每剂两天，每日两次，每次 150ml。本方计服 4 周后，改为下方：西洋参 100 克、景天三七 80 克、西红花 20 克、真熊胆 15 克、川黄连 50 克、琥珀 80 克、平盖灵芝 100 克。制法：上药烘干制超微粉。用法：每次 6 克，寅、午、戌时各服一次。

马某，28 岁，男，2001 年 4 月 10 日就诊。患者过去一直身体不错，因某次朋友聚会时饮酒过度呕吐，3 天后发现食欲不振、恶心呕吐、腹胀、厌油、全身乏力，昨天发现眼球发黄。西医检查显示：谷丙转氨酶 350U，麝香草酚浊度 150U，溴抗（＋），巩膜黄染、皮肤色黄，确诊为急性黄疸型肝炎。本证为湿热疫毒入侵，治宜以清热利湿、解毒化瘀为大法。方用解毒退黄汤化裁：茵陈 80 克、金钱草 60 克、山栀 30 克、川大黄 20 克、赤芍 20 克、水牛角丝 30 克、虎杖 20 克、郁金 20 克、泽泻 20 克、猪苓 20 克、车前子 30 克（包）、生薏苡仁 50 克、生地黄 30 克、牡丹皮 20 克、滑石粉 30 克（包）。用法：每剂两天，每日 3~4 次，每次 150~200ml。疗效：上方服 3 天后巩膜已不黄，恶心、腹胀皆消失，共服 12 剂，恢复正常。

四　脾胃、肠道病的系统论治

【概述】

本文讨论的是消化科的诸病，包括慢性胃炎、消化性溃疡、食管炎、反流性胃炎、胃下垂、胃黏膜脱垂、溃疡性结肠炎、急慢性胰腺炎及呃逆、便秘等症。

慢性胃炎包括现代医学所谓的浅表性胃炎（相当于中医的肝胃气郁）、萎缩性胃炎（相当于中医的脾胃阴虚）、肥厚性胃炎（相当于中医的脾胃虚寒）。慢性胃炎是由于多种不同的原因引起的胃黏膜病变，临床表现为上腹隐痛、食后饱胀、纳减、反酸、嗳气、消瘦、腹泻等症状，中医属胃脘痛范畴。

【病机】

慢性胃炎及胃溃疡，西医认为是因为一种微生物——幽门螺杆菌作祟（HP），该菌在胃酸的作用下可破坏胃黏膜，因此西医采取杀灭的办法。中医认为脾主升，胃主降，胃肠以通为顺，肝胆疏泄不利、气机郁滞、胃失和降，则易发生胃脘疼痛。脾与胃相表里，一升一降，脾的运化功能失调，势必影响胃之通降，胃气上逆则易出现反酸、饱胀、嗳气、隐疼等消化道异常症状。食管炎是指食管黏膜充血、水肿，食管下有黏膜病变，贲门痉挛。反流性食管炎是食管下端括约肌功能失调，中医认为是气机不利、胃失和降所为，属中医"噎膈"范畴；胃下垂及胃黏膜脱垂均为胃肠功能紊乱、中气下陷而为；溃疡性慢性结肠炎，结肠黏膜水肿溃烂、出血等，中医认为是脾虚湿盛，多有外感湿邪或过食生冷，损伤脾胃，脾失健运，传导失司，升降失调，水谷清浊不分而成泄泻。急性胰腺炎是由于胰酶消化腺自身组织引起的急性炎症，与胆道感染、暴饮暴食、酗酒有关，胰腺炎发病急骤，分水肿和坏死两型，水肿型预后良好，而坏死型若救治不利可危及生命。中医认为胰腺炎是由于嗜食肥甘醇酒损伤脾胃，致肝气郁滞、湿热蕴结而形成胰腺炎。

【辨证论治】

慢性胃炎中医分为脾胃虚寒、肝气犯胃、脾胃阴虚、胃络瘀阻等证型。

脾胃虚寒：表现为胃脘冷痛、怕冷喜暖、得食痛减、口吐清水、食少、乏力、四肢不温、大便溏薄、舌质淡、脉细。治法以温中健脾、散寒止痛为主，方用黄芪建中汤化裁：黄芪 20 克、酒白芍 20 克、生姜 10 克、大枣 15 克、桂枝 10 克、甘草 6 克、香附 10 克、吴茱萸 5 克。

肝气犯胃：表现为胃脘胀满、两胁隐痛、嗳气、反酸、脉沉弦、苔白。治疗原则以疏肝理气、和胃止疼为主，方用柴胡疏肝散化裁：柴胡 10 克、川芎 6 克、枳壳 10 克、香附 10 克、炒白芍 15 克、陈皮 10 克、郁金 15 克、佛手 10 克、香橼 10 克、木香 10 克、川楝子 10 克、炙甘草 10 克。

脾胃阴虚：表现为胃脘隐痛绵绵、烦热似饥、口舌咽干、舌红少津、无苔或少苔、脉细数。治宜养阴益胃法。方用养胃汤合芍药甘草汤加减：沙参 20 克、麦冬 15 克、玉竹 15 克、百合 15 克、酒白芍 15 克、石斛 10 克、炒麦芽 15 克、鸡内金 10 克、炙甘草 10 克。

胃溃疡、胃窦炎与嗜酒、多胃酸有关，治法以疏肝和胃、降逆止酸、清胃热为主，常用胃疼散加味治之；食管炎、反流性胃炎的治法以理气和胃、降逆止呕、清热化痰为主，常以橘皮竹茹汤化裁：陈皮 20 克、竹茹 20 克、党参 20 克、清半夏 15 克、黄连 6 克、生姜 15 克、大枣 6 枚。

湿热蕴结：表现为发热、腹痛、大便有黏液血便、里急后重、舌苔黄、脉滑数，多为急性发作。治以清热利湿、凉血止血，多用白头翁汤合槐花散化裁：白头翁 15 克、秦皮 10 克、酒白芍 15 克、黄柏 10 克、槐花

10克、车前草15克、炒地榆20克、黄连10克、木香10克、苍术15克、炒薏苡仁30克、藿香10克、马齿苋30克。

气滞血瘀：表现为腹痛肠鸣且有黏液血便，大便次数增多、心烦易怒、面色晦暗、舌质紫且有瘀斑、脉弦涩，反复慢发作。治以行气活血、疏肝健脾，方用少腹逐瘀汤合四逆散化裁：当归10克、桃仁10克、赤芍15克、柴胡10克、酒白芍20克、陈皮10克、炒白术20克、木香10克、川厚朴10克、党参15克、延胡索30克、甘草10克。

脾肾阳虚：病程迁延日久，表现为久泻不止、身寒肢冷、肠鸣腹泻、纳呆、舌质淡、脉沉细。治以补肾健脾、固涩止泻法。方用附子理中汤合四神丸化裁：附子10克、白术10克、干姜10克、甘草6克、肉豆蔻10克、补骨脂10克、吴茱萸10克、党参15克、赤石脂30克、石榴皮10克。本型若偏于脾虚，也可用六君子汤合萸连丸化裁。

中医对便秘划分为热秘、冷秘、气秘、虚秘等类型，因便秘虚实夹杂，辨证施治并非容易。张景岳认为便秘一证有两种，一为阳结，一为阴结。阳结者，邪有余，宜用攻法，泻之；阴结者为正气不足，宜滋宜补，热秘用增液汤（生地黄、麦冬、玄参）；冷秘阴结用济川煎（肉苁蓉15克、当归20克、升麻10克、牛膝15克）；气秘者用六磨汤（木香10克、乌药10克、沉香10克、槟榔片10克、枳实10克、川大黄10克）；虚秘者气虚用黄芪汤（黄芪20克、陈皮10克、升麻10克），血虚用润肠丸（当归20克、生地黄20克、麻仁15克、枳实15克、黑芝麻20克），辨证准确并不容易。

【方药分析】

脾胃虚弱者，补气健脾宜用六君子汤、参苓白术散；中气下陷者，益气升陷宜用举元煎、补中益气汤；脾胃虚寒者，温中散寒宜用理中汤、建中汤；脾胃阴虚者，清胃养阴宜用养胃汤、百合汤；肝气犯胃者，调气疏肝宜用柴胡疏肝散、柴胡桂枝汤；脘腹饱胀者，消积导滞宜用枳实消痞汤、保和丸、健脾丸；胃火炽盛者，清胃泻火宜用清胃散；心下痞满者，升清降浊宜用半夏泻心汤；湿阻中焦者，运脾除湿宜用平胃散、二陈汤；

肠燥便秘者，润肠通便宜用润肠丸、麻仁丸、五仁丸；降逆止呃、调中降逆宜用旋覆花代赭石汤、丁香柿蒂汤；肝胆郁热者，疏胆通腑宜用清胰汤；脾气虚寒者（便血），温中健脾宜用黄土汤；虚寒下利者（便血），涩肠止泻宜用桃花汤、诃子散；湿热疫毒者，凉血止痢宜用白头翁汤、芍药汤；胃脘胀痛者，行气止痛宜用金铃子散、良附丸。

胃肠病常用方：

（1）胃痛散（自拟）。

蒲公英30克、炒白术20克、酒白芍30克、百合15克、黄连10克、木香15克、甘草10克、甘松10克、白及20克、高良姜10克、香附15克、丹参20克、砂仁10克、延胡索30克、枳壳15克、浙贝母20克。

功效：疏肝和胃、行气止痛。

适应证：各型胃炎、胃溃疡、十二指肠溃疡、胃窦炎等。

用法：上药制粉，每次6~10克，每日2~3次，用蜂蜜调服。

（2）固本益肠汤（自拟）。

党参30克、炒白术20克、苍术15克、炒山药15克、炒薏苡仁30克、藿香10克、黄连10克、木香10克、赤石脂30克、炮姜10克、肉桂6克。腹痛甚加炒白芍30克、甘草15克、罂粟壳5克。大便脓血加炒地榆20克、白头翁10克。

功效：温肾健脾、化湿止泻。

适应证：各型溃疡性结肠炎、痢疾等。

（3）综合通便汤（自拟）。

生地黄30克、玄参20克、麦冬15克、生白术30克、生何首乌20克、肉苁蓉15克、当归30克、火麻仁15克、枳实15克、厚朴15克、知母15克、黄芩15克、槟榔片10克、决明子15克、乌药10克。热结重加大黄10~20克或番泻叶3~5克；虚秘加黄芪20克、升麻6克、柴胡6克、灵芝10克。

功效：行气、润肠、通便。

适应证：各种类型便秘。

上述药物分析中，胃肠病常用古方30多个，使用频率最高的是六君子汤、柴胡疏肝散、柴胡桂枝汤、半夏泻心汤、补中益气汤、平胃散、理中汤、建中汤、枳实消痞汤及保和丸等。单味药使用频率最多的是柴胡、白芍、白术、桂枝、半夏、黄芩、大枣、生姜、甘草、厚朴、枳壳等。

【系统论治法】

胃肠病通治方和胃通降汤：党参30克、炒白术20克、法半夏15克、黄芩15克、黄连10克、干姜10克、炙甘草10克、大枣15克、柴胡10克、酒白芍20克、枳壳15克、桂枝10克、丹参20克、香附15克。

和胃通降汤由半夏泻心汤、柴胡疏肝散、柴胡桂枝汤等化裁而来。其中柴胡、白芍、枳壳、香附、甘草组成柴胡疏肝散，能疏肝和胃、行气止痛；党参、半夏、黄连、黄芩、干姜、甘草组成半夏泻心汤，能散寒除湿、消痞散结；丹参功同四物，协助香附行气止痛，党参、白术健脾益气，桂枝温阳，大枣和胃，寒热并用，全方位升清降浊，故能适宜各型胃肠病，通过加减可治各种消化道疾患。

功效：益气健脾、消痞散结、疏肝和胃、行气止痛。

适应证：各型胃炎、结肠炎、胃溃疡、便秘等。

萎缩性胃炎党参易太子参，加麦冬15克、石斛10克、百合15克；胃及十二指肠溃疡加大贝母15克、蒲公英30克、黄芪20克；胃酸过多加海螵蛸10克、茯苓20克、瓦楞子10克；食谷不化加焦三仙各15克、炒鸡内金10克；腹胀、气滞偏重者枳壳改枳实15克；食管炎加陈皮10克、苏叶10克、竹茹10克；大便溏泻去枳壳、丹参、香附，加炒白术20克、炒扁豆15克、炒山药15克、炒薏苡仁20克、茯苓20克；胃下垂者加黄芪30克、炒白术15克、升麻6克、陈皮10克、枳实15克；气滞胃疼加川楝子10克、延胡索20克、佛手10克、木香15克；大便带血加赤石脂30克、灶心土15克；恶心呕吐加苏梗10克、砂仁10克（后下）、陈皮10克、白蔻仁10克；胃痛兼少寐加酸枣仁20克、知母10克、茯苓20克、灵芝10克；大便艰涩加肉苁蓉15克、当归15克、火麻仁15克、生白术20克、生何首乌15克、川大黄10克；呃逆加旋覆花10克、陈皮10克、代赭石30克；胰腺炎加大黄20克、木香15克、芒硝10克（冲）、苍术

15克；各种结肠炎去丹参、枳壳、香附、桂枝，加苍术15克、白术15克、藿香10克、肉桂10克、炒地榆20克、炒薏苡仁30克。

【评按】

胃肠病是消化科的常见病，门诊接诊的胃痛患者多为中青年人，患者大多有浅表性胃炎或胃溃疡、十二指肠溃疡等。现代医学利用胃镜把胃黏膜拍成彩图，把各种胃炎分得很清楚，但治疗效果一般。治疗胃病的中西成药不下百余种，目前还没有一种治愈胃炎的特效药！为什么许多人吃胃药只能暂时缓解症状而并无根治之功，是因为现代医学把胃病孤立化。消化道病单治胃不行，必须兼顾胃与脾、胰，胃与肝、胆的关系，中医治胃肠病总不忘脾与胰，胃气不降可能是肝火制约，所以笔者所拟的和胃通降汤，其中的柴胡、白芍、枳壳、香附都是在疏肝行气、和胃降逆，这一点要比单一看重胃黏膜上的幽门螺杆菌高明得多。和胃通降汤并没有杀灭幽门螺杆菌之药，也一样能治好各种类型的胃炎。笔者在治疗胃肠病时使用汤剂一般不会超过6周，只要病情缓解，即加工成散剂口服，因为胃病治疗最佳剂型为散剂而非汤方。如古方参苓白术散是散剂而不是汤剂，现代有中药材破壁技术，可把饮片加工成分子级（μm级），细度可达1000~2000目，每次3~5克，就等于一碗汤药，疗效绝不亚于汤剂。俗话说得好："治疗胃病是三分治七分养。"胃肠病是吃出来的，消化道病的饮食调整，忌生冷、酸辣食品十分必要，不论患者还是医生都应当明确，胃病确实是养好的，而不是治好的。所以至今为止，治胃肠病还没有一种特效药。

病案

刘某，男，55岁，2000年4月28日就诊。主诉：患胃病20余年，早年做胃镜查验诊断为浅表性胃炎，近10年又做了2~3次胃镜，确定为萎缩性胃炎。近几年每到春秋时节经常犯病，胃脘部隐隐作痛、口干、右胁部亦疼、大便溏薄、消瘦、怕冷、胃总感觉不舒服。查舌质淡红、舌面中后部有细碎裂纹、少苔、脉弦。中医诊为慢性胃炎（胃痞）。辨证为脾胃阴虚、胃失和降，治宜和胃降逆、行气止痛，用通治方和胃通降汤化裁：党参30克、炒白术15克、法半夏15克、黄芩15克、黄连6克、干姜10克、炙甘草15克、大枣15克、柴胡10克、酒白芍15克、枳壳10克、木香10克、香附15克、丹参15克、茯苓20克。用法：水煎服，每日一剂，早晚服。二诊：5月6日来诊时主诉胃胁痛已停，但便溏、口干仍在，按前方略加改动，口干加石斛、麦冬；便溏加炒山药20克、炒薏苡仁30克，继续治疗。5月28日，患者已服汤剂3周，病情大有好转，患者要求用散剂治疗。嘱注意忌口生冷饮食，禁食酸辣，至夏来门诊时，该患者体重增3千克，至此患者已停服中药。

张某，男，31岁，2002年5月10日来诊，家住白云新村。主诉：近日胃常常隐痛，夜间时有痛醒经历，吃点东西有时能缓解恶心、上泛酸水，遂去医院做胃镜，诊断为胃及十二指肠溃疡病。检查结果显示胃幽门螺杆菌（HP）阳性。同时医生还开了些胃药，其中有奥美拉唑、果胶铋，服1周后虽然疼痛减轻，但打嗝、胃酸仍然不减，夜间也能痛醒，最近称体重，2个月下降2.5千克，为了能进一步治疗才想到中医。查脉弦滑、舌质淡、苔薄白、面色不荣、体态消瘦，属中医胃脘痛范围。治宜健脾和胃、行气止痛，遂用通治方和胃通降汤化裁治之：党参30克、炒白术20克、法半夏15克、黄芩15克、黄连6克、柴胡10克、酒白芍20克、枳壳15克、木香15克、丹参15克、香附15克、炙甘草10克、延胡索20克、海螵蛸10克、蒲公英30克、砂仁5克、大枣15克、生姜10克。5月20日来诊时自诉：恶心、反酸已停，夜间1周内没疼过，本应继续巩固治疗以防再犯，同时胃及十二指肠溃疡面也非一两周能愈合，但患者强烈要求停汤药。没办法，为该患加工了20天的散剂继续治疗。其方剂为和胃通降汤与胃疼散化裁：党参30克、炒白术20克、蒲公英50克、炒白芍30克、柴胡20克、姜半夏30克、陈皮15克、砂仁5克、浙贝母20克、海螵蛸30克、甘草 15 克、香附 20 克、延胡索 20 克、木香 15 克、丹参 15 克、枳壳 20 克、烤大枣 30 克、甘松 15 克。上药磨 100 目细粉，每次 10 克，加蜂蜜一勺，早晚用白开水冲服，嘱忌酒、辛辣、冷食，至夏季 7 月份，来门诊时主诉胃病已愈，再未痛过。

谢某，女，36 岁，2002 年 8 月 7 日来诊，家住白云新村。主诉：近几个月体重逐渐下降，食后有饱胀感，有时恶心，左小腹常有隐痛，每天排便数次，但是总排不尽，便不成形。到医院门诊，因害怕插管做肠镜而未下结论。但近 1 周来大便前时有腹痛，不敢吃冷食，凡食海鲜、肉食即加重。查面色萎黄、消瘦、神疲倦怠、舌质淡、苔白、脉沉细。分析该患者是以脾虚湿盛为主，多为感染外邪及过食生冷，损伤脾胃，使脾失健运，大肠传导失司、升降失调、水谷清浊不分而成泄泻。应按中医肠风、痢疾、泄泻治之，亦采用和胃通降汤化裁治疗：党参 30 克、炒白术 20 克、炒山药 15 克、黄芩 15 克、黄连 6 克、木香 5 克、柴胡 10 克、酒白芍 30 克、枳壳 10 克、丹参 20 克、香附 15 克、藿香 10 克、苍术 10 克、炒薏苡仁 30 克、炙甘草 15 克。功效：健脾除湿、行气止痛。用法：每日一剂，分 2 次口服。疗效：仅服 1 周后腹疼即止，大便已有形，大便次数由 3 次减为 1~2 次，嘱应少食生冷、鱼虾类食物，服药 6 周后，患者食欲增加，诸症皆无，体重增加，面色光润。

附：急慢性阑尾炎与肠粘连

【概述】

胃肠道急腹症中，临床以急慢性阑尾炎、肠粘连和肠梗阻最为常见。现代医学把阑尾炎分为许多证型，如体温不高的单纯性阑尾炎、高烧化脓性阑尾炎及严重腹膜感染和阑尾穿孔、阑尾脓肿等。主要症状都有不同程度的腹痛，轻型并不发烧，重症常高烧40℃，慢性阑尾炎体温一般正常，个别有恶心、呕吐、乏力等不同症状。中医称阑尾炎为"肠痈"。肠梗阻和肠粘连属中医"肠结"范畴，现代医学把肠梗阻分为单纯机械性肠梗阻、肠粘连性梗阻、蛔虫性梗阻及肠狭窄性梗阻等。肠梗阻主要表现为腹痛纳停、恶心呕吐、大便不通、停止排气等。本文讲系统方论治只包括急慢性阑尾炎和肠粘连这部分，而肠梗阻则用专方论治。

【病机】

本病发生主要是饮食不节，如过食生冷、膏粱厚味，致使胃肠运化失司，糟粕停滞，积湿化热，浊气壅滞肠道，进而气血不和、湿热蕴结而发为"肠痈"。急性者往往是在饱食后剧烈运动、跌扑损伤等导致胃肠受损，浊气壅滞肠道形成"痈肿"，产生一系列外科急腹症症状。

肠粘连多为手术后腹膜感染，如化脓性腹膜炎、结核性腹膜炎及手术后遗症、腹部外伤均可造成肠曲之间粘连或肠与大网膜之间粘连等。也有的是由于饮食不节、运动或劳作过度而诱发粘连性肠梗阻。

【辨证论治】

阑尾炎发病之初，多在上腹中脘至脐部之间周围阵发性腹痛，很快将转至右下腹天枢穴外侧，痛无休止，拒按，临床检测是忍痛以手按麦氏点，突然松手，疼痛加重者，可作为阑尾炎诊断依据。单纯性阑尾炎一般不发烧，只是轻微恶心、纳呆、大小便减少，此为初起症状。临床常选用大黄牡丹皮汤加红藤、连翘、地丁，即可减轻症状；若1周不愈，可产生发热、舌苔黄腻、脉弦数，可用大黄牡丹汤合薏苡附子败酱汤化裁能迅速好转。阑尾炎一证唯使大小便畅通，肠中浊气外泄，多可转危为安，治疗时常在方中加用金银花、连翘、桃仁、皂角刺、冬瓜子等，若痛甚可加川楝子、木香，后期若化脓，主要应清热排毒，使浊毒外出，不至于造成阑尾穿孔。化脓后可采用如意金黄散外敷，以促使脓液吸收，阑尾初期、中期可行针刺疗法，选穴为阑尾穴、上巨虚、天枢、中脘、足三里等。

肠粘连的治法与阑尾炎相似，肠粘连大多有外科手术病史，有的反复发作，治疗不外乎清热解毒、化瘀利湿、行气止痛等方法。

【方药分析】

1.阑尾炎方药分析

对于阑尾炎的治疗，笔者在临床中常使用以下三方化裁治疗：

（1）阑尾炎1号。

金银花50克、连翘30克、蒲公英50克、牡丹皮20克、川大黄10克、川楝子15克、木香15克、桃仁10克。

功效：清热解毒、活血化瘀。

适应证：阑尾炎初期见体温不高、腹疼阵阵、痛无定处、大便干燥、脉弦等体征者。

（2）阑尾炎2号。

白花蛇舌草30克、红藤50克、败酱草20克、蒲公英30克、连翘20克、黄柏10克、生薏苡仁50克、赤芍30克、桃仁15克、木香15克、延胡索 15 克、川楝子 15 克、芒硝 10 克（冲）。

功效：清热解毒、化瘀通下。

适应证：急性阑尾炎、化脓性阑尾炎、阑尾周围略肿，证属湿热蕴结重者，痛有定处，伴有发热、口渴、尿赤、脉弦、舌苔黄者。

（3）阑尾炎 3 号。

白花蛇舌草 50 克、蒲公英 30 克、连翘 20 克、紫花地丁 20 克、川楝子 15 克、延胡索 20 克、木香 15 克、冬瓜子 30 克、赤芍 30 克、桃仁 15 克、牡丹皮 20 克、大黄 15 克、生薏苡仁 50 克。

功效：清热解毒、化瘀通下、行气止痛。

适应证：急慢性阑尾炎重症见发烧、恶心、脉弦数、大便不通者。

2. 肠粘连方药分析

对于肠粘连的治疗，可用粘连松解汤（自拟验方），可用于各型肠粘连及腹膜感染等症。

白花蛇舌草 30 克、败酱草 20 克、川楝子 15 克、延胡索 20 克、木香 15 克、香附 15 克、生薏苡仁 50 克、苍术 15 克、清半夏 20 克、皂角刺 30 克、乌药 10 克、当归 15 克、桃仁 15 克、红花 10 克。

功效：清热、利湿、化瘀、止痛。

适应证：各型肠粘连。

非手术治疗肠梗阻适宜单纯机械性肠梗阻、单纯性粘连性肠梗阻，也适宜麻痹性、蛔虫性肠梗阻等。脉象平和，脉搏 90 次 / 分内，体温平稳，只有低热，体温不超过 38℃，仍能排便、排气者均可施非手术疗法等。

（1）甘遂消黄散：制甘遂 0.9 克、生大黄 0.6 克、芒硝 0.3 克。

适应证：重症急性肠梗阻，不用胃肠减压，能直接口服。

用法：每次 1.8 克，每日 1~2 次（两次应间隔 4 小时以上）。

（2）承气汤 1 号：厚朴 15 克、木香 15 克、乌药 10 克、炒莱菔子 20 克、赤芍 15 克、桃仁 10 克、番泻叶 6 克、芒硝 10 克（冲服）。

适应证：轻型肠梗阻或梗阻初起，体温不高者。

用法：水煎服，每日 3~4 次，每次 150ml。

（3）承气汤 2 号：炒莱菔子 30 克、赤芍 30 克、桃仁 15 克、厚朴 20 克、枳实 20 克、生大黄 15 克（后下）、芒硝 10 克（冲服）。

适应证：重型粘连性肠梗阻。

用法：水煎服（浓煎），每次 100~150ml，根据体质大黄用量可在 10~30 克之间浮动。

（4）消胀散：厚朴 30 克、炒白术 20 克、茯苓 20 克、姜半夏 20 克、枳壳 20 克、炒山楂 15 克、陈皮 15 克、神曲 15 克、炒莱菔子 20 克、炒鸡内金 15 克、砂仁 10 克。

适应证：肠梗阻已经解除、便已通、气已排，但进食后有饱胀感。

用法：上药研粉（100 目），每次 3~6 克，用热水冲服，每日 2~3 次。

外科急腹症用药规律：清热解毒用大黄、牡丹皮、红藤、连翘、金银花、紫花地丁、败酱草、蒲公英。活血化瘀用桃仁、赤芍、皂角刺、炮穿山甲。行气止痛有延胡索、川楝子、香附、乌药、枳实、川厚朴、木香。通便攻下用大黄、芒硝、番泻叶、甘遂。温阳利湿用附子、生薏苡仁、冬瓜子。

通治方大黄薏米阑尾汤：白花蛇舌草 50 克、败酱草 20 克、蒲公英 30 克、生薏苡仁 50 克、大黄 10~20 克、牡丹皮 20 克、赤芍 30 克、桃仁 20 克、冬瓜子 20 克、木香 15 克、川楝子 10 克。本方由薏苡仁附子败酱汤合大黄牡丹汤化裁而来，其中白花蛇舌草、败酱草、蒲公英清热解毒；牡丹皮、赤芍凉血散瘀；大黄配桃仁通里攻下；冬瓜子、生薏苡仁利湿排脓；木香、川楝子行气止痛。全方共奏清热解毒、化瘀利湿通下之功，使肠痈除之。

功效：清热解毒、活血化瘀、利湿攻下。

适应证：急慢性阑尾炎、肠粘连均可化裁应用。

用法：水煎服，每日 1 剂，分 3 次口服，1 周为 1 疗程，剂量应根据病情、体质灵活选择。阑尾炎重症可加芒硝 10 克（冲服），大黄可用至 30 克。肠粘连者可加皂角刺 30 克、延胡索 30 克、乌药 10 克、红花 10 克等。

【评按】

本文所探讨的阑尾炎、肠粘连及肠梗阻，皆属外科急腹症范围，病情凶险、腹疼明显、高烧，病情危急，多数是奔向西医门诊急救。殊不知此类急腹症，西医除了输液或灌肠外，无效者多行外科手术疗法。但阑尾并不是一切了之，阑尾也并非多余之物，现代医学也发现阑尾应该是有益细菌的加工厂，对生命体用处不小，肠道菌群相当于人体一个重要"器官"的说法并不夸张。

外科急腹症，应当采用中西医结合的疗法，尽量减低手术的频率，对于慢性、无高烧、无狭窄性肠梗阻及阑尾粘连非手术疗法十分优越。肠梗阻重症口服甘遂消黄散，不用插管减压可直接口服，一般可在 24 小时内消除梗阻，使 80% 的梗阻患者免于手术，但一定要严守体征，对高烧不退者、腹痛剧烈者，仍应该考虑手术治疗。

病案

王某，女，个体商贩。2000 年 6 月 15 日初诊。主诉：近期熬夜，劳累过度，饮食不定时，于 6 月 12 日午后开始脐部疼痛、口干、恶心，自认为是午餐吃海鲜引起的肠道感染，曾服藿香正气丸未果。次日午后疼痛渐重，遂去门诊，医生诊为急性阑尾炎，但患者不想手术，求中医保守治疗。刻诊：脉弦数，舌质中部微有黄苔，中医诊为慢性肠痈。辨证：湿热蕴结、气滞血瘀，遂用大黄薏米阑尾汤化裁，清热解毒、通里攻下，1 周而愈。

李某，男，29 岁，2016 年 6 月 11 日初诊。该患者于 3 月份曾患化脓性阑尾炎，曾手术切除阑尾，住院半月，耗资八千多元。本次于 6 月 8 日夜间，术后阑尾部隐痛，并未去医院检查，6 月 10 日夜间疼痛逐渐加重，其母携儿子前来就诊。查脉弦数、舌质偏红、苔黄，阑尾痂处色红，压痛明显，诊断为粘连性阑尾炎，属湿热蕴结型，应该清热解毒、化湿祛瘀为大法。用通治方大黄薏米阑尾汤，加味后先服 3 剂，以观后效，嘱若无效再去原手术医院复查，3 剂后体温正常，脉由数变缓，腹痛锐减，又续服 1 周告愈。

五　肺系疾病的系统论治

【概述】

肺系疾病，有外感咳嗽、内伤咳嗽，相当于现代医学的急慢性支气管炎、支气管扩张和支气管肺炎等；哮喘证则相当于现代医学的支气管喘息、支气管哮喘；水饮、痰饮则相当于现代医学慢性支气管炎、支气管哮喘、渗出性胸膜炎、肺源性心脏病等；肺痈相当于现代医学的肺脓疡、化脓性肺炎等；肺胀和肺痿相当于现代医学的慢性阻塞性肺疾病（简称"慢阻肺"），肺不张、肺气肿、肺源性心脏病相似；肺痨则相当于现代医学的肺结核。

【病机】

咳嗽一证是呼吸科的常见病，西医的病因是由于病毒、细菌、物理或化学物质、过敏等因素作用于气管引起支气管黏膜充血、水肿、纤毛上皮损伤或增生变性，形成急慢性支气管炎。中医认为"肺如钟，撞则鸣"。咳嗽是由于肺失宣降、气机不利、肺气上逆，咳嗽乃作。但咳嗽一证也与肺、脾、肾有关，古人云："五脏六腑皆令人咳，非独肺也。"一般痰多咳嗽，其根在脾，古人云："脾为生痰之源，肺为贮痰之器。"因此治痰咳必先温脾才能止咳。久咳必穷极肾，肾气亏损，咳不止但补其肾，不治咳而咳自愈。

支气管哮喘,现代医学认为是过敏或感染所致,病理机制不十分明确,中医在古代哮与喘是分而治之的，喘以呼吸急迫张口抬肩、不能平卧为主症；哮表现为痰气交阻，呼吸偶有哮鸣音（水鸡声），哮证必兼喘，而喘证不一定兼哮，二者虽然病理不同，但在临床治疗上并没有严格界限，哮者多在少年时形成，喘证后天形成为多；哮喘病根源在肾阳虚，与先天禀赋不足有关。慢性阻塞性肺疾病（肺气肿）是由于原有慢性支气管炎、支气管哮喘、硅肺病等引起呼吸性细支气管、肺泡囊管、肺泡远端的气腔的弹性减低而过度膨胀，充气量增大，呼气延长形成肺气肿。中医认为本病长年有慢性咳嗽、哮喘反复发作伤及肺、肾，肺主气的能力降低，肺气该升不升、该降不降，肺、肾之气不能及时交换贯通，致清气难入、浊气难出，逆于胸中，壅塞于肺而形成肺胀（肺气肿）。

支气管扩张是由于支气管及其周围肺组织的慢性炎症和支气管阻塞使支气管壁损坏、管壁扩张引起的疾病。中医认为该病与正气不足，幼年肺部如麻疹、猩红热等邪毒入侵有关，咳嗽、脓痰、咯血是本病的特征，病情缠绵，经久不愈。

肺炎，现代医学认为是各种病原体感染所致，如细菌、病毒、支原体等，其中以肺炎球菌为最多见，其次还有溶血性链球菌、葡萄球菌及支原体病毒性肺炎等。现代医学还根据病理分为大叶性肺炎、小叶性肺炎、间质性肺炎等。

肺脓疡中医认为是风热邪气自口鼻入肺，肺内郁热、肺失肃降而起病。肺热蕴结，炼津为痰，痰热壅滞，脉阻血瘀，瘀热化毒，肉腐而成"肺痈"。

肺结核与胸膜炎是由结核菌引起的肺病。中医认为痨病不外内外两个因素形成，一为痨虫入侵肺部，二为正气虚损、劳倦过度、七情内伤，日久耗伤肺津，肺失滋养而渐成"痨"。

【辨证施治】

中医对急慢性支气管炎（咳嗽）的辨证分为外感与内伤两大类，外感又分为寒、热二型，而内伤则分为痰湿型、痰热型、阳虚与阴虚型，证型不同而选方各异。外感风寒型常用杏苏饮化裁，风热咳嗽则用桑菊饮；痰湿咳嗽用二陈汤化裁，痰热咳嗽用清金化痰汤化裁；阳虚用真武汤化裁，阴虚用二冬二母散化裁。支气管哮喘分冷、热二型，冷哮用小青龙与射干麻黄汤化裁；热哮用麻杏石甘汤与定喘汤化裁。慢性阻塞性肺疾病，也分四种证型，寒饮射肺，也是用小青龙汤化裁；痰热壅肺，则用清金化痰汤化裁；虚证肺肾两虚、肾不纳气分别用保元汤和右归丸化裁。支气管扩张，过去中医临床分型复杂，诸如痰热壅肺、肝火犯肺、阴虚火旺、燥邪犯肺、肺胃实热、瘀热阻肺，笔者临床只辨为两型，一为痰热内蕴，用二陈汤、桔梗汤、苇茎汤化裁，二为火热灼伤咯血型，用百合固金汤化裁完全实用。肺炎按早期、感染期、迁延不愈期论治，早期用银翘散化裁；中期高烧、胸痛、咳嗽用千金苇茎汤化裁；肺炎迁延期阴虚瘀热、干咳少痰、舌红少苔、脉细数，用沙参麦冬饮化裁。胸膜炎分干、湿二型：湿性渗出型胸膜炎用葶苈子大枣泻肺汤，重症可加控涎丹；干性胸膜炎，用小陷胸汤合瓜蒌薤白汤化裁。肺结核以阴虚肺燥型居多，用月华丸化裁；阴虚脾虚，用保真汤化裁；肺肾两虚用百合固金汤合六味地黄丸化裁；肺肾阳虚则用拯阳理痨汤合人参养荣汤化裁。

【方药分析】

风热咳嗽：桑菊饮加味。桑叶 10 克、菊花 10 克、杏仁 15 克、连翘 15 克、薄荷 10 克、桔梗 10 克、甘草 10 克、芦根 10 克，加大贝母 15 克、黄芩 10 克、知母 10 克、石膏 20 克等。

风寒咳嗽：杏苏饮。苏叶 10 克、半夏 10 克、前胡 10 克、枳壳 10 克、陈皮 10 克、杏仁 10 克、生姜 10 克、甘草 10 克。

痰湿咳嗽：二陈汤加减。茯苓 20 克、法半夏 15 克、陈皮 15 克、甘草 10 克、杏仁 15 克、白术 15 克、厚朴 10 克、苏子 10 克、紫菀 15 克。

痰热咳嗽：清金化痰汤。黄芩 15 克、山栀 10 克、桔梗 10 克、麦冬 10 克、桑白皮 15 克、象贝母 10 克、知母 15 克、瓜蒌仁 15 克、橘红 10 克、茯苓 20 克、甘草 10 克。

燥火咳嗽：桑杏汤。冬桑叶 10 克、杏仁 10 克、沙参 15 克、象贝母

10 克、香豉 15 克、栀子 10 克。

寒性哮喘：小青龙汤合射干麻黄汤化裁。射干 10 克、炙麻黄 6 克、细辛 6 克、法半夏 15 克、五味子 10 克、紫菀 15 克、款冬花 15 克、地龙 10 克、补骨脂 15 克、淫羊藿 10 克、甘草 10 克。

热性哮喘：麻杏石甘汤与定喘汤化裁。炙麻黄 6 克、杏仁 15 克、石膏 20 克、甘草 10 克、前胡 15 克、射干 10 克、黄芩 15 克、五味子 10 克、地龙 10 克、桑白皮 15 克、知母 10 克、全瓜蒌 15 克。

阳虚饮停：苓桂术甘汤加减。桂枝 10 克、茯苓 15 克、白术 15 克、甘草 10 克。

阴虚肺燥：月华丸与百合固金汤化裁。沙参 20 克、麦冬 15 克、天冬 15 克、生地黄 15 克、熟地黄 15 克、百部 10 克、茯苓 20 克、川贝母 10 克、阿胶 10 克、桑白皮 15 克、百合 15 克、桔梗 15 克、甘草 10 克。

肺肾两虚：拯阳理痨汤合人参养荣汤化裁。党参 30 克、黄芪 20 克、白术 20 克、甘草 10 克、枸杞 20 克、熟地黄 20 克、当归 15 克、白芍 20 克、五味子 10 克、陈皮 10 克、阿胶 10 克 (烊化)、鹿角胶 10 克、鹿盘粉 6 (冲)、肉桂 3 克。

慢性阻塞性肺疾病 (肺胀)：热痰壅肺用清金化痰汤化裁。黄芩 15 克、山栀子 15 克、桔梗 15 克、麦冬 15 克、桑白皮 20 克、贝母 15 克、知母 10 克、瓜蒌 15 克、橘红 10 克、甘草 10 克。

慢性阻塞性肺疾病 (肺胀)：寒饮射肺用小青龙汤化裁。炙麻黄 10 克、芍药 15 克、法半夏 15 克、细辛 6 克、五味子 10 克、干姜 10 克、甘草 10 克、桂枝 10 克、苏子 10 克、杏仁 15 克。

慢性阻塞性肺疾病 (肺胀)：肾不纳气、肺肾两虚，用右归丸加减。熟地黄 30 克、山药 15 克、山茱萸 15 克、枸杞子 20 克、菟丝子 20 克、炒杜仲 10 克、鹿角胶 10 克、肉桂 10 克、甘草 10 克、附子 10 克。

慢性阻塞性肺疾病属肺肾气虚，用保元汤化裁：人参 10 克、黄芪 15 克、肉桂 6 克、甘草 6 克、补骨脂 10 克、五味子 10 克、白术 10 克、泽泻 10 克、胡桃肉 10 克。

支气管扩张：痰热内蕴、咳嗽脓痰，用二陈汤、苇茎汤、桔梗汤化裁。

桂枝 20 克、全瓜蒌 20 克、桑白皮 20 克、黄芩 15 克、橘红 15 克、法半夏 15 克、茯苓 20 克、杏仁 15 克、大贝母 15 克、紫菀 15 克、薏苡仁 30 克、苇茎 15 克、冬瓜子 20 克、甘草 10 克、鱼腥草 30 克。

支气管扩张：反复咯血或痰中带血，用百合固金汤、清燥救肺汤、黛蛤散加减：太子参 30 克、麦冬 20 克、瓜蒌 15 克、百合 15 克、生地黄 15 克、海蛤粉 15 克、白及 10 克、黄芩 20 克、川贝母 10 克、百部 10 克、桑白皮 10 克、茜草 10 克、青黛 10 克。

肺炎中期：高热、胸疼、咳嗽用千金苇茎汤化裁。苇茎 30 克、薏苡仁 50 克、冬瓜子 20 克、杏仁 15 克、桃仁 15 克、黄芩 15 克、鱼腥草 50 克、郁金 15 克、连翘 20 克、石膏 20 克、炙麻黄 3 克、甘草 10 克。

肺炎迁延不愈、阴虚期：潮热、干咳、少痰、脉数用沙参麦冬汤化裁。太子参 20 克、沙参 20 克、麦冬 15 克、天冬 15 克、玉竹 15 克、百合 20 克、天花粉 15 克、地骨皮 15 克、桑白皮 15 克、甘草 10 克。

肺结核、阴虚肺燥：干咳少痰、痰中带血、潮热盗汗用月华丸化裁。天冬 15 克、麦冬 15 克、黄精 15 克、百部 15 克、山药 20 克、生地黄 20 克、沙参 20 克、贝母 10 克、地骨皮 15 克、云苓 20 克、桑叶 10 克、阿胶 10 克。

肺系疾病常用方：

（1）小柴胡汤加味治上呼吸道感染。

柴胡 15 克、苏叶 6 克、黄芩 15 克、半夏 15 克、生姜 10 克、甘草 10 克、大枣 15 克、葛根 15 克、川芎 10 克、荆芥 10 克、防风 10 克、神曲 10 克、炒麦芽 15 克、桔梗 10 克、杏仁 10 克。

功效：祛风散寒、宣肺止咳。

适应证：风寒感冒、发烧、头疼、咳嗽、纳呆等症。

（2）荆防败毒散合九味羌活汤化裁（自拟）治流行性感冒。

荆芥 10 克、防风 10 克、苍术 10 克、川芎 10 克、白芷 10 克、黄芩 10 克、生地黄 15 克、金银花 20 克、连翘 20 克、板蓝根 30 克、甘草 10 克、薄荷 10 克（后下）。

功效：散风、清热、解毒。

适应证：流行性感冒、四时感冒、风热感冒等。

（3）自拟方治急慢性支气管炎。

沙参 20 克、麦冬 15 克、桑白皮 20 克、防风 10 克、蝉蜕 6 克、前胡 15 克、五味子 10 克、炙麻黄 5 克、杏仁 15 克、甘草 15 克、桔梗 15 克、百部 10 克、紫菀 15 克、黄芩 15 克、瓜蒌 20 克、陈皮 10 克。

功效：清肺止咳。

适应证：外感咳嗽已过 3 周不愈，寒热均可。

（4）小青龙汤加味治寒包火咳（自拟）。

炙麻黄 6 克、桂枝 10 克、白芍 15 克、干姜 10 克、细辛 3 克、法半夏 10 克、五味子 10 克、甘草 10 克、大枣 10 克、杏仁 15 克、石膏 20 克、蜂房 6 克、紫菀 15 克、桑白皮 15 克。

功效：宣肺、降气、止咳。

适应证：寒热交结、寒包火咳嗽。

（5）咯血散治支气管扩张症、咳血（自拟）。

海浮石 20 克，青黛 10 克，川贝母 10 克，桔梗 15 克，三七 10 克，百部 15 克，白及 15 克，蒲黄 10 克，大黄 20 克。

功效：清热、化痰、止血。

适应证：支气管扩张咳血及肺结核咯血等。

（6）肺炎合剂（自拟）治肺炎。

金银花 30 克、连翘 20 克、黄芩 15 克、桔梗 20 克、蜂房 10 克、炙麻黄 6 克、石膏 30 克、杏仁 15 克、甘草 10 克、桑白皮 20 克、鱼腥草 30 克、沙参 30 克、玄参 15 克、麦冬 20 克、芦根 15 克、蝉蜕 6 克、象贝母 15 克。

功效：清热解毒、宣肺止咳、降气化痰。

适应证：各型肺炎感染期、高烧、咳嗽、咳痰。

（7）三子截喘汤治咳喘。

太子参 20 克、五味子 10 克、苏子 10 克、补骨脂 10 克、姜半夏 15 克、乌梅 10 克、前胡 15 克、杏仁 15 克、象贝母 15 克、旋覆花 10 克、麻黄 3 克、灵芝 10 克、地龙 10 克、全瓜蒌 20 克、罂粟壳 5 克。

功效：止咳、化痰、平喘。

适应证：支气管哮喘、慢性咳喘。

（8）奇效润肺膏治支气管炎、哮喘。

胡桃仁100克、炒杏仁100克、炒白果仁50克、川贝母20克、炙五味子30克、冰糖200克、蜂蜜100克、香油100克。

制备：将上药磨成粗粉，将蜂蜜烧开与香油混合，离火后加入冰糖粉至熔化后，加入药粉搅匀即可。

用法：每次一匙，每天口服两次。

适应证：劳伤咳嗽、支气管炎、哮喘等症。

（9）通络益肺汤（丸）治间质性肺炎（肺纤维化）。

人参10克、西洋参10克、麦冬15克、五味子10克、当归10克、地龙15克、川芎10克、丹参20克、三七10克、瓜蒌20克、黄芩15克、红景天10克、蛤蚧1对、杏仁15克、紫菀15克。

功效：养阴润肺、化痰通络、扶正培本。

适应证：肺间质纤维化、胸闷气短。

注：上方未注明用法者均为煎汤口服，每次150~200ml，每日2~3次。

【系统论治法】

寒性肺系疾病，用通治方温肺化痰汤：炙麻黄6克、法半夏15克、细辛6克、五味子10克、干姜10克、紫菀15克、款冬花20克、白前10克、射干10克、陈皮10克、云茯苓20克、杏仁15克、桔梗15克、桂枝10克、甘草10克。功效：温肺化饮、止咳、化痰、平喘。适应证：各种风寒咳嗽（急慢性支气管炎）、支气管哮喘、慢性阻塞性肺疾病（肺气肿）。方解：本方由小青龙汤、杏苏散、射干麻黄汤、二陈汤变化而来。其中麻黄、杏仁、桔梗、射干宣肺止咳平喘；半夏、云苓、陈皮行气化痰；细辛、半夏、干姜、桂枝、云苓温肺化饮；紫菀、款冬花温肺散结。全方止咳、平喘、温肺化痰。哮喘重者加白芥子10克、苏子10克、炒莱菔子10克、地龙10克、白果10克；哮喘稳定期加熟地黄20克、山茱萸15克、补骨脂15克、淫羊藿10克、紫河车10克、灵芝10克、蛤蚧1对；慢阻肺稳定期加黄芪20克、人参10克、补骨脂10克、炒白术15克、肉桂6克、鹿角胶10克、熟地黄20克、沉香10克。

热性肺系疾病，用通治方清肺化痰饮：沙参 20 克、麦冬 15 克、玄参 15 克、大贝母 15 克、桔梗 15 克、黄芩 20 克、知母 15 克、瓜蒌 20 克、桑白皮 20 克、杏仁 15 克、前胡 15 克、紫菀 15 克、地龙 10 克、甘草 10 克。功效：清热润肺、化痰止咳。适应证：热痰咳喘、支气管炎、支气管扩张、慢性阻塞性肺疾病、肺炎、肺系感染及肺脓疡等肺系疾患。方解：本方是由清金化痰汤、定喘汤、沙参麦冬汤等化裁而来，沙参、麦冬、玄参养阴润肺；前胡、杏仁、紫菀、瓜蒌、桔梗清热宣肺化痰、止咳平喘；黄芩入肺经清热泻火，与桑白皮、知母、贝母为伍泻肺化痰止咳；知母、贝母为二母散，配地龙清热化痰止喘；甘草调和诸药。全方清肺、润肺、化痰、止咳、平喘，凡热性痰咳、哮喘均可运用。加减：肺结核加生地黄 15 克、山药 15 克、百部 15 克、天冬 15 克、地骨皮 10 克；渗出性胸膜炎加法半夏 15 克、黄连 10 克、生薏苡仁 30 克、白芥子 10 克、旋覆花 10 克、茯苓 20 克、葶苈子 15 克；支气管扩张（咯血）加生地黄 20 克、蛤粉 15 克、白及 15 克、三七 10 克、大黄 10 克、侧柏叶 15 克；支气管扩张、热痰咳嗽加法半夏 15 克、芦根 15 克、土贝母 15 克、生薏苡仁 30 克、鱼腥草 20 克；支饮、水饮加葶苈子 15 克、茯苓 20 克、炒白术 15 克；肺炎感染期高烧加芦根 20 克、金银花 20 克、连翘 15 克、鱼腥草 20 克、麻黄 10 克、生石膏 30~50 克；肺炎中期咳嗽痰盛发烧加苇茎 40 克、冬瓜子 20 克、生薏苡仁 30 克、鱼腥草 20 克、石膏 30 克；肺炎迁延不愈、阴虚、干咳加百合 15 克、天冬 15 克、地骨皮 20 克；肺痈（肺脓疡）加苇茎 60 克、冬瓜子 30 克、生薏苡仁 30 克、桃仁 10 克、鱼腥草 30 克；间质性肺炎（肺纤维化）加丹参 30 克、西洋参 10 克、三七 10 克、五味子 10 克、麻黄 6 克、石膏 30 克。

注：系统二方，均为汤剂，一般口服每日服 150~200ml，每日 2~3 次。病程长者可按系统方制丸口服。

【评按】

中医认为，肺位于五脏之高位，称为"华盖"，肺走气道，上开窍于鼻，合称为肺系。肺主一身之气，司呼吸，通天气，这与现代医学的见解相差无几。但中医还认为肺朝百脉、肺通调水道、肺合皮毛、肺与大肠相表里，这些则与现代医学截然不同。肺系疾病无不与心、肝、脾、肾息息相关，如干咳、久咳少痰常与木火刑金有关；痰湿咳喘无不与脾有关，因脾为生痰之源；哮喘多年，久咳穷极肾，中医称之为肾不纳气，肺与肾关系密切。因此说肺系病并非是一个独立的疾病，必须系统论治才能事半功倍。

肺系疾病经常使用的汤方，古方有 50 个左右，选药在 50~60 味之间周旋，无论如何加减化裁都跑不出这个范围，笔者经过数十年临床实践发现肺系病遣方用药有一个普遍的规律，完全可以用两个方子，即一寒一热、一阴一阳可通治所有的肺系疾病，疗效绝不亚于复杂的辨证分型论治。

病案

周某，女，60 岁，退休工人，2002 年 10 月初诊。主诉：患者在 35 岁时因一次外感咳嗽数月未除，曾服过不少中西药，当时只是症状减轻，但始终未愈。后来每至冬春气温变化时则犯咳嗽，随着年龄的增长逐年加重，今年秋天夜间也有频咳、吐白沫痰，影响睡眠，夜间喘促时，用点气雾剂一喷就可缓解。刻诊：面色不华、气促、舌质淡、苔稍白，脉弦滑。西医诊断：过敏性哮喘病。中医诊断：冷哮。辨证：寒痰阻肺、肾不纳气。处方用系统化通用方温肺化痰汤化裁：炙麻黄 6 克、法半夏 15 克、细辛 6 克、五味子 10 克、干姜 10 克、紫菀 15 克、款冬花 20 克、白前 10 克、射干 10 克、陈皮 10 克、云茯苓 20 克、杏仁 15 克、桂枝 10 克、甘草 10 克、地龙 10 克、补骨脂 10 克、蛤蚧 1 对。用法：每日 1 剂，分 3 次口服，每次 150ml。疗效：患者服完 7 剂后，哮喘明显减轻，咳痰也少了，继续服 3 周后夜间也停用激素喷雾。入冬后按上方曾制蜜丸继续口服，至 2003 年春节后再未犯哮喘。

李某，男，20 岁，2014 年 4 月 12 日初诊。1 周前患者曾在某门诊输液，注射阿奇霉素，体温仍在38℃。刻诊：脉浮数，舌质稍红、少苔、纳呆、轻咳、喘促、发烧、少痰。西医诊断：细菌性肺炎。中医诊断：外感风温。辨证：温邪犯肺。治法：清瘟解毒。方药用通方清肺化痰饮化裁：沙参20克、麦冬15克、玄参15克、浙贝母15克、桔梗15克、黄芩20克、知母15克、瓜蒌20克、桑白皮15克、前胡15克、杏仁15克、紫菀15克、地龙10克、甘草10克、芦根30克、连翘20克、鱼腥草30克、麻黄6克、石膏30克。用法：每日1剂，分3~4次服，每次150ml。疗效：计服1周而愈，诸症全无。

六　肾系疾病的系统论治

【概述】

现代医学的泌尿科疾病主要有急慢性肾炎、肾病综合征、尿石症及肾功能衰竭、尿毒症等。本文讨论的内容包括慢性肾小球肾炎、慢性肾盂肾炎、肾功能衰竭及泌尿系结石症，中医则分别属于水肿、癃闭和淋证范畴。

现代医学把肾炎分为急性肾炎、慢性肾炎，慢性肾炎中又分为慢性肾盂肾炎和慢性肾小球肾炎，中医没有肾盂、肾小球的概念，只是把肾病水肿划分为阴水和阳水两类型，急性肾炎属阳水部分，而阴水是指现代医学所谓的慢性肾盂肾炎和慢性肾小球肾炎。肾病综合征是肾病后期的一组全身综合症状，也归属于中医水肿部分。泌尿系结石属中医的"石淋"和"沙淋"，尿少、尿闭、肾衰、氮质血症则应属中医"癃闭"范畴。本文重点讨论慢性肾炎、肾病综合征、肾衰竭及尿石症的系统论治。

【病机】

现代医学认为肾盂肾炎是由于细菌入侵尿路引起的，病菌从尿道上行经膀胱、输尿管至肾脏，或是经过呼吸道血行淋巴系统传播蔓延至肾，开始多为急性尿路感染，数月不愈，最终发展为慢性肾盂肾炎。肾小球肾炎的发病机理尚不太明确，多数学者认为机体免疫反应引起肾小球毛细血管内凝血是发病的重要因素。慢性肾功能衰竭则是肾脏病变持续发展，肾实质遭到进行性损害，病情没有好转，健存的肾单位越来越少，最终致使肾脏失去代偿功能，逐渐发展为肾衰竭而危及生命。

中医认为慢性肾炎不管是肾盂肾炎还是肾小球肾炎，都以肾虚亏损为本。外感风寒、风热、湿热是急慢性肾炎的诱因，肾盂肾炎是外感风热日久不退，湿热蕴结于肾，或气郁化火、郁结下焦，使膀胱气化功能减退，产生尿频、尿急、尿痛等尿路刺激征，而肾小球肾炎是肺、脾、肾三脏开阖不利，三焦决渎失司，膀胱气化功能失常形成水肿，日久不消，脾肾受损，逐渐失去肾脏分清降浊的功能而产生膏淋（蛋白尿），发展成慢性肾病；肾病综合征是多种原因引起肾功能衰退产生以水肿为主的全身症状；肾功能衰竭多由慢性肾衰、心衰日久不愈，正气衰微，脾肾阳虚，阳不化水，浊邪壅滞，三焦不行，水道受阻而成癃闭。

尿石症的发生，现代医学认为泌尿系局部狭窄、梗阻尿淤积或感染异物，均可致结石的形成，其中以家族遗传因素、地理、水土和饮食有关。中医认为，尿石症是肾虚为本，下焦气化不利，湿热蕴结下焦而致"沙淋"和"石淋"。尿石症者多嗜食肥甘酒食，与尿中沉浊互结，日积月累逐渐聚集成石，大者为石，小者为沙，中医采取边排石边溶石的方法，配合针刺疗法，不用手术也一样能排石。

【辨证论治】

中医把肾炎分为阴水和阳水两类，阳水多为急性肾炎，包括急性肾盂肾炎和急性肾小球肾炎，中医治疗比较简单，若及时论治，一般 1~2 周均可治愈。肾炎一旦数月不愈则变为慢性肾盂肾炎和慢性肾小球肾炎及最终发展为肾病综合征，均属中医阴水范畴。

慢性肾盂肾炎辨证分为两型，一为肝肾阴虚、腰酸乏力、心烦口干、手心热、舌红、脉细数，常用知柏地黄汤化裁：生地黄 30 克、山药 20 克、山茱萸 15 克、知母 10 克、黄柏 10 克、车前子 30 克、牡丹皮 10 克、茯苓 20 克、益母草 20 克、丹参 15 克、女贞子 15 克、旱莲草 20 克、土茯苓 30 克、肉桂 5 克；二为脾肾阳虚性：尿频、面目浮肿、腰酸、头昏乏力、畏寒、肢冷、舌淡苔白、脉沉细，用桂附地黄汤合八味地黄汤加减治之：熟地黄 30 克、山药 20 克、山茱萸 15 克、茯苓 20 克、牡丹皮 10 克、泽泻 10 克、黄芪 20 克、益母草 20 克、车前子 30 克、生薏苡仁 30 克、附子 10 克、肉桂 5 克、冬葵子 15 克。

慢性肾小球肾炎或肾病肾炎按中医阴水论治。一为普通型，表现为腰酸乏力、纳呆、头晕贫血、水肿、蛋白尿、血尿、血压上升、肾功能异常，用参苓白术散化裁：党参 30 克、炒白术 20 克、茯苓 15 克、山药 20 克、莲子肉 20 克、炒扁豆 15 克、芡实 30 克、薏苡仁 30 克、泽泻 10 克、桔梗 15 克、砂仁 6 克、桑白皮 20 克、炙甘草 10 克；二为肾病型，表现为全身水肿且按之凹陷没指、小便短少、纳少、腹胀、畏寒肢冷、舌淡苔白、脉沉细、大量蛋白尿、血尿、胆固醇增高、血压上升，此型以脾肾阳虚为主，方用实脾饮化裁：黄芪 30 克、党参 20 克、炒白术 20 克、茯苓 50 克、泽泻 15 克、附子 10 克、肉桂 6 克、川厚朴 10 克、木香 10 克、大腹皮 15 克、生姜皮 10 克、茯苓皮 20 克。

肾病综合征可见双下肢或全身水肿且按之没指、腰酸乏力、小便短少、血尿、腹水，尿检有大量蛋白尿，常有三高一低，即高尿蛋白、高血脂、高度水肿，一低为低蛋白血。肾病综合征也和慢性肾病性肾炎一样主要需解决蛋白尿、水肿，临床辨证一为脾肾阳虚型：表现为双下肢或全身浮肿且按之凹陷、面色㿠白、手足不温、腹胀纳少、脉沉细、舌质淡、苔白腻。方用真武汤合五皮饮化裁：附子 15 克、炒白术 20 克、茯苓 30 克、白芍 20 克、生姜 20 克、大腹皮 15 克、生姜皮 10 克、桂枝 10 克、泽泻 15 克、陈皮 15 克、茯苓皮 20 克、槟榔片 10 克；二为阴虚火旺型：表现为口干舌燥、失眠多梦、盗汗、满月脸、舌质偏红或舌有裂纹，苔少，脉弦数，方用知柏地黄汤化裁：生地黄 30 克、山药 20 克、山茱萸 15 克、泽泻 15 克、云苓 30 克、牡丹皮 15 克、女贞子 15 克、旱莲草 20 克、薏苡仁 30 克、益母草 30 克、土茯苓 30 克。

肾功能衰竭中医治疗以温补脾肾、降浊排毒为大法，早期肾功能尚有代偿能力时以温补脾肾扶正为主，兼以祛邪；晚期邪毒壅滞重在排毒祛邪为主，临床常选用温脾汤合真武汤化裁治疗慢性肾衰：附子 10~15 克、白术 20 克、大黄 15 克、党参 15 克、云苓 20 克、干姜 10 克、车前子 15 克、清半夏 20 克、萆薢 15 克。尿石症（尿路结石）中医用口服排石汤：金钱草60克、海金沙30克、生鸡内金10克、车前子30克、滑石30克、瞿麦20克、白茅根20克、甘草10克、冬葵子15克、白芍30克、石韦15克、萹蓄20克、蒲公英30克。

【方药分析】

肾病水肿之阴水、阳水、尿石症常用汤头：风水泛滥者宜宣肺行水，用越婢加术汤（麻黄10克、白术15克、石膏30克、甘草10克、大枣10克、生姜10克）。补脾实卫、行气利水用防己黄芪汤（防己10克、白术15克、黄芪20克、甘草10克、大枣15克、生姜10克）。燥湿健脾、化气行水用胃苓汤（苍术10克、厚朴10克、陈皮10克、甘草10克、白术15克、云苓20克、猪苓15克、桂枝10克）。运脾理肺、利水消肿用五皮饮（生姜皮10克、茯苓皮20克、桑白皮15克、大腹皮15克）。开郁散结、行气逐水用疏凿饮子（商陆10克、木通10克、泽泻10克、茯苓皮15克、大腹皮15克、槟榔片15克、大秦艽10克、羌活10克、生姜10克、红小豆30克）。泻肺行水、下气平喘用葶苈大枣泻肺汤（葶苈子20克、大枣10枚）。温肾助阳、化气行水用真武汤（附子10克、生姜15克、茯苓20克、白术20克、白芍15克）。温阳实脾、行气利水用实脾饮（附子10克、干姜10克、白术15克、厚朴10克、草果10克、茯苓15克、木香10克、大腹皮15克、木瓜15克、生姜10克、大枣15克）。温肾助阳、化气行水用金匮肾气丸（熟地黄20克、山药20克、山茱萸15克、泽泻15克、茯苓20克、牡丹皮15克、桂枝10克、附子10克）。温阳泻浊利水用温脾汤（人参10克、附子15克、干姜15克、甘草10克、大黄10克、芒硝10克）。清热利水、行气消胀，用中满分消丸（厚朴15克、枳实15克、黄连10克、黄芩15克、知母15克、半夏15克、陈皮15克、茯苓15克、猪苓15克、泽泻15克、砂仁10克、干姜10克、姜黄6克、人参10克、白术15克、甘草10克）。降逆逐饮用己椒苈黄汤（防己15克、椒目10克、葶苈子15克、大黄10克）。运脾利水用五苓散（猪苓20克、茯苓30克、泽泻20克、白术20克、桂枝10克）。疏肝行水、清热润肺用清肺饮（茯苓30克、黄芩15克、桑白皮 20 克、麦冬 15 克、山栀 10 克、木通 10 克、车前子 15 克）。清热利湿、通淋利水用八正散（车前子 30 克、木通 10 克、瞿麦 20 克、萹蓄 20 克、滑石 30 克、栀子 15 克、大黄 10 克、甘草 10 克）。运脾利湿、分清导浊用萆薢分清饮（萆薢 20 克、黄柏 10 克、石菖蒲 10 克、茯苓 15 克、白术 10 克、莲子心 6 克、丹参 20 克、车前子 15 克）。调补脾胃、升清降浊用加味补中益气汤（黄芪 30 克、白术 15 克、党参 30 克、炙甘草 10 克、陈皮 10 克、升麻 6 克、柴胡 6 克、当归 15 克、肉桂 6 克、泽泻 10 克、通草 10 克）。清热导滞、通淋排石用石韦散加味（石韦 15 克、木通 10 克、车前子 20 克、瞿麦 20 克、滑石 30 克、冬葵子 15 克、金钱草 30 克、海金沙 20 克、牛膝 15 克、乌药 10 克、琥珀 10 克）。

急慢性肾炎、慢性肾衰、尿石症常用方：

（1）八正散、龙胆泻肝化裁治急性肾盂肾炎。

金银花 20 克、连翘 20 克、黄柏 15 克、瞿麦 20 克、萹蓄 20 克、白蔻仁 6 克、石韦 15 克、山栀 15 克、车前子 30 克（包）、滑石粉 30 克、益母草 30 克、木通 10 克、萆薢 20 克、白茅根 20 克、甘草 10 克。

功效：清热、解毒、利湿。

适应证：急性肾盂肾炎、尿频尿急、尿痛及少量血尿者。

（2）消白汤治蛋白尿日久不消。

黄芪 30 克、党参 20 克、炒白术 15 克、山药 20 克、山茱萸 15 克、苏叶 10 克、蝉蜕 10 克、芡实 50 克、菟丝子 30 克、桑螵蛸 10 克、金樱子 15 克、萆薢 15 克、龙骨 50 克、牡蛎 50 克。

功效：补肾益气、固涩精微。

适应证：慢性肾炎、蛋白尿久治不消。

（3）血尿专方治血尿。

黄芪 25 克、党参 25 克、升麻 10 克、生地黄 15 克、炒白术 15 克、炙甘草 10 克、炒地榆 20 克、小蓟 20 克、白茅根 20 克、藕节 20 克、侧柏叶 10 克、石韦 15 克、旱莲草 20 克、豆豉 30 克、牡丹皮 20 克、仙鹤草 20 克、茜草 10 克。

功效：益气、升阳、止血。

适应证：尿路出血。

（4）尿石症兼肾盂积水专方治肾结石积水。

黄芪 50 克、炒白术 20 克、防己 20 克、茯苓皮 20 克、车前子 20 克、猪苓 20 克、茯苓 30 克、泽泻 10 克、石韦 15 克、蒲公英 30 克、桂枝 10 克、金钱草 50 克、补骨脂 15 克、滑石粉 30 克、川续断 15 克、炒杜仲 10 克、川牛膝 15 克。

功效：温阳补肾、排石利水。

适应证：肾结石积水。

【系统论治法】

慢性肾炎以脾肾阳虚为本，水肿、蛋白尿、血尿、高血压为标，古今治法繁多，但其中心没有脱离温阳利水，系统疗法是在辨证论治的基础上归纳、加工、升华，疗效绝不亚于分型辨证论治，只要分清阴阳、虚实、寒热，拿来即用，用之即效。

（1）通治肾炎汤。

黄芪 60 克、炒白术 30 克、茯苓 50 克、泽泻 30 克、山药 30 克、山茱萸 20 克、熟地黄 50 克、丹参 30 克、益母草 60 克、白茅根 30 克、车前子 15 克、炮附子 10 克、生姜 10 克、怀牛膝 15 克、肉桂 6 克。

方解：慢性肾炎及肾病综合征以脾肾阳虚为本，水肿、蛋白尿、血尿、高血压为标，古今治法方剂繁杂，但中心都没有脱离温阳、益气、健脾、活血、利水等方法。通治肾炎汤是在辨证论治的基础上归纳加工升华的，其疗效决不亚于辨证分型论治，但使用时必须分清寒热、虚实才能得心应手。本方以金匮肾气丸、五苓散、真武汤等化裁而来。

方中黄芪、白术、山药、茯苓益气健脾利水；附子、肉桂、生姜温阳；熟地黄、茅根、丹参、益母草、车前子活血化瘀、清热利水；慢性肾炎、肾病综合征其根为脾肾阳虚，本方集益气、温阳、化瘀、利水为一体，所以可用来通治所有类型的慢性肾病及肾病综合征。

蛋白尿日久不消者可加芡实 30 克、巴戟天 15 克、菟丝子 30 克、蝉蜕 10 克、苏叶 10 克等；血尿明显者加小蓟 15 克、侧柏叶 20 克、仙鹤草 15 克、茜草 10 克、藕节 15 克；水肿重者加大腹皮 20 克、茯苓皮 20 克、桑白皮 20 克、生姜皮 10 克；心功能不全加太子参 20 克、五加皮 10 克、缬草 10 克、五味子 10 克；血压偏高者加钩藤 15 克、夏枯草 20 克、罗布麻 10 克；外感风热可重加土茯苓 30 克、萆薢 15 克、金银花 15 克、苍术 10 克、生薏苡仁 30 克等。

功效：益气健脾、温阳化瘀、利尿消肿。

适应证：各型慢性肾炎、肾病综合征等。

（2）清肾降浊汤 1 号。

黄芪 30 克、炒白术 20 克、茯苓 30 克、清半夏 15 克、甘草 10 克、泽泻 15 克、山药 20 克、赤芍 20 克、白芍 15 克、丹参 20 克、益母草 30 克、川大黄 15 克、土茯苓 30 克、白茅根 20 克、车前子 20 克（包）。

功效：益气、降浊、排毒。

适应证：慢性肾衰中期，尚有一定代偿能力者，血肌酐 200mmol/L、尿素氮 14mmol/L 以下者，相宜。

（3）清肾降浊汤 2 号。

附子 10~15 克、干姜 10~20 克、生白术 20 克、党参 20 克、茯苓 50 克、川大黄 15~30 克、车前子 15~30 克（包）。

功效：排毒、降浊、益气。

适应证：慢性肾衰晚期，血肌酐超过 300mmol/L，尿素氮 16mmol/L 以上者，尿少、恶心、纳呆。

方解：慢性肾功能衰竭是一个渐进的过程，早期肾功能代偿能力尚少时，应该以温补脾肾扶正为主，兼以祛邪；晚期代偿功能极差，应以清浊排毒为主，温阳和清浊要根据实际证候有所侧重，本方虽然按照现代医学化验的指标划分为两期，但清肾降浊两方并无明显界限。一切按临床的症状灵活应用。本方重用黄芪、白术益气健脾行水；半夏燥湿、降逆止呕；泽泻、云苓降浊利湿；附子配伍干姜温阳固肾；大黄祛五脏之污浊，通腑排浊毒；益母草、车前子、白茅根、土茯苓清热利湿、利尿消肿；赤芍、山药、丹参活血化瘀。全方益气、降浊、排毒、利尿、消肿，因此能适应各期尿毒症、肾衰之治疗。

（4）三金排石汤。

金钱草 60~100 克、海金沙 20 克、生鸡内金 10 克、琥珀 10 克、滑石粉 30 克（包）、车前子（包）30 克、川牛膝 20 克、地龙 15 克、泽泻 20 克、三棱 15 克、莪术 15 克、桃仁 15 克、红花 10 克、赤芍 20 克、王不留行子 30 克、瞿麦 20 克、萹蓄 20 克。

功效：清热利湿、活血化瘀、排石溶石。

适应证：各种肾结石、膀胱或输尿管结石。

方解：本方重用金钱草、海金沙、生鸡内金清热利尿，消结石之根；三棱、莪术、赤芍、王不留行子、桃仁、红花活血化瘀、溶石散结；滑石、车前子、瞿麦、萹蓄、地龙利尿通淋；川牛膝引药下行，直达病所。全方清热利湿、活血化瘀、排石溶石，能使结石下行排出。

【评按】

现代医学将肾病按病理、病位、病势分为肾炎、肾衰竭，实际不管肾盂肾炎、肾小球肾炎还是慢性肾衰竭，只是肾病发展的不同阶段而已，水肿和蛋白尿贯彻始终。对急性肾炎的治疗，西医疗效不错，但对迁延日久的慢性肾炎，西医由于没有针对性的药物而疗效不及中医。中医目前分型论治过于混乱烦琐，慢性肾炎、肾衰竭分十几个证型，对中医治疗不利，临床上也没那么多的标准证型，而中医系统论治，只用 3 个方剂就可以包治各型肾炎和肾衰竭，笔者应用数十年证明效果不错。但有一个用方原则：慢性肾炎水肿和蛋白尿同时存在时治疗以消水肿为主，水肿消退后则应以消蛋白为主，兼以利水，蛋白尿是脾肾双亏、精气不固，治疗应以益气健脾、固肾涩精为主，蛋白尿日久不消，应考虑湿热未尽，慢性肾炎多是本虚标实，系统化处方基本不变，要随证变化加减论治。肾衰竭是慢性肾炎发展的结果，治肾功能衰竭主要是前期治疗，不要单看化验水肿、蛋白的指标，主要应分析肾功能是否在继续恶化，肾衰竭前期是治疗的关键，到了肾衰竭尿毒症期无论中医还是西医都无回天之力。

病案

夏某，女，40 岁，2005 年 11 月 7 日初诊。自诉：患者 10 年前患过肾炎，当时在某医院确诊为肾小球肾炎，由于治疗及时，中西医配合治疗已10年未发，2005年国庆节后发现双下肢水肿且按之凹陷，伴有疲倦乏力、腹胀纳少、手足不温，因过去几年曾服过一段时间激素药（强的松），现体态已发胖，10月5日去医院化验，蛋白尿（+++），血压150/95mmHg，西医诊为慢性肾小球肾炎。查双小腿至踝骨水肿，舌质肥大，色淡苔白，脉沉迟，辨证属脾肾阳虚型慢性肾炎，治宜温阳、化瘀、利水，以通治肾炎汤化裁治之：黄芪60克、炒白术30克、茯苓30克、泽泻20克、山药20克、牡丹皮15克、丹参30克、山茱萸15克、益母草50克、炮附子10克、白芍15克、生姜10克、川牛膝15克、生地黄20克、熟地黄20克。用法：每日1剂，分3次服。二诊：11月15日，水肿已消大半，血压140/85mmHg，蛋白尿（++），自觉身上轻松，走路轻快。随证又调整方药：黄芪60克、炒白术20克、茯苓30克、泽泻20克、生地黄30克、山药20克、山茱萸15克、丹参30克、益母草50克、桂枝10克、菟丝子30克、巴戟天15克、芡实30克、川牛膝20克。连服2周，12月15日查水肿已消，蛋白尿检查结果为阴性。

王某，男，32岁，2000年8月5日初诊。患者25岁时得过急性肾炎，一直没有根治，用西药后化验指标即正常，药一停，几个月后又有水肿、蛋白尿、管型尿。7月24日，生化检测结果为：蛋白尿（+++），尿素氮25.6mmol/L，血肌酐400mmol/L，诊断为肾病综合征兼有肾衰。查双下肢水肿且按之没指，面色㿠白、腹胀、舌质淡、苔白腻、脉沉细。中医诊为阳水，按阳虚水泛治之，用通治肾炎汤化裁：黄芪60克、白术30克、茯苓30克、泽泻20克、川牛膝15克、山药30克、山茱萸20克、丹参30克、白茅根30克、炮附子10克、干姜10克、大腹皮15克、炒白芍15克、茯苓皮20克、菟丝子30克、淫羊藿15克。用法：每周6剂，上午九点、午后三点、晚上九点各服1次。上方加减治疗8周后，水肿全消，蛋白尿转阴，血清肌酐、尿素氮一切正常，2001年5月10日来诊时已痊愈，水肿没再复发。

张某，女，60岁，2006年10月8日初诊。主诉：慢性肾炎10余年病史，2004年被诊为慢性肾功能不全，2006年10月5日又被西医诊为肾炎氮质血症期，为肾衰竭晚期。10月5日生化查验数据：血清尿素氮16.37mmol/L，血清肌酐414mmol/L，尿潜血（＋＋），尿蛋白（＋＋），空腹血糖4.82mmol/L，血红蛋白848g/L。查面色萎黄、恶心纳少、腿微肿、尿少、手足心热盛、心悸、舌质淡且有明显齿痕，脉弦数。辨证为肾衰晚期、脾肾衰竭、浊邪壅滞。治宜降浊排毒、温补脾肾，方用清肾降浊汤化裁：黄芪30克、炒白术20克、党参20克、茯苓20克、泽泻20克、益母草50克、土茯苓30克、白茅根20克、清半夏20克、车前子30克（包）、川大黄10克、丹参20克、赤芍15克、川牛膝15克、生薏苡仁30克。按上方加减计服6周后，到2006年11月28日生化检验数据显示：尿素氮11.2mmol/L，尿隐血（＋），血肌酐350mmol/L。诸症均有所改善，其后拟丸、散续服有2年左右，血清肌酐控制在250mmol/L以下，尿素氮为11.0mmol/L。

张某，男，67岁，1996年10月7日初诊。患者因腰疼去医院检查，做B超证实，肾盂中有一个0.6cm×1.0cm大小的结石。查血压150/90mmHg，平时夜尿多、嗜酒，既往有前列腺肥大。舌质淡、苔薄白、脉沉弦，属湿热蕴结形成尿石症，治宜清热利湿、活血化瘀。方用通治方三金排石汤化裁：金钱草80克、海金沙20克（包）、生鸡内金10克、琥珀10克、滑石粉30克（包）、车前子(包)30克、川牛膝20克、地龙15克、泽泻20克、三棱15克、莪术15克、桃仁10克、红花10克、赤芍20克、王不留行子30克、瞿麦20克、萹蓄20克。用法：煎汤，每日1剂，共服12剂。于10月18日早晨排尿时，在尿中发现一粒有黄豆粒大小的灰色硬块，质硬，后经B超证实，结石已经消除。

七　妇科疾病的系统化论治

【概述】

妇科疾病，涉及经、带、胎、产，种类繁杂，但临床常见较多者为月经病、产后病及不孕症。本文将详细讨论古今对妇科病的理、法、方、药的运用，从中筛选临床有效的方药，并找出妇科疾病遣方用药的规律，使学者能执简驭繁。

【病机】

月经失调是指月经在期、色、量、质上的改变而发生的病理变化，包括月经先期、后期、先后不定期、月经过多或月经过少等，是妇科主要病种，女子有病以调经为主。

月经先期的病机以血热为主，即血热妄行或者是气虚不能固摄所致；月经后期以血寒为主，或者是气血运行受阻；月经先后不定期以冲任失调为主，以肝郁、肾虚为多；月经过多的发病机理是血热、气虚所致；而月经过少多由血虚、肾虚、血滞、饮食不节伤脾，气血生化不足致血海不充，或多产、房劳、冲任亏损致月经过少，也有胞宫虚寒、经脉阻滞也可造成经行不畅而少；痛经以寒湿凝滞为多，因过食生冷、寒湿客于胞宫，经行不畅而产生痛经，其次为气滞血瘀、肝失疏调、气机不畅、血行受阻而生痛经，现代医学所称的子宫内膜异位症，属膜性痛经，也为气血瘀滞引起的痛经；闭经的病机分为虚实两类，虚者为阴血亏损、血海空虚、无血可下或肝肾精血不足。实者多因气滞血瘀，肥胖者闭经多因痰湿、脾阳失运、痰湿壅滞、经络受阻、胞脉不通而闭经。

崩漏则为冲任亏损，不能固摄所致，现代医学则认为其是与卵巢的功能紊乱有关。

带下症主要是脾肾功能失调，任脉不固，带脉失约，带下非湿即虚，白带者病因以脾为主，黄赤带则为湿热；而阴痒多与带下有关，湿热下注则发生阴痒。

子宫肌瘤的病机为脏腑功能失常、气机不利、气滞血凝、痰湿蕴结、壅阻胞宫而形成"癥瘕"，现代医学则认为子宫肌瘤的发生与卵巢功能及雌激素分泌过多有关。

卵巢囊肿多为良性，多与痰湿、气滞、血瘀有关。

不孕症，有男女两方面因素，在女方主因是肝肾不足、肝郁气滞或寒凝痰湿、宫寒不孕，热性不孕偏少。

流产滑胎（小产）为肾虚、血热或因胎元不固、脾胃虚弱、化源不足、胎失所养或因精神因素肝失条达，抑郁化热，也有因孕后房事不节、损伤冲任等均可致流产。

产后发热、产后腹痛、产后恶露不绝多与血瘀有关。

总之，妇科疾病的病机、病因，不外内伤与外感两类，外感以寒、热、湿为主，内伤以精神情志、饮食不节、劳逸失常、多产房劳为多，总的病机为气血失和、冲任损伤、脏腑功能失调，妇科疾病表面上十分复杂，种类繁多，但都没有跑出气、血、痰、湿、郁这个范围，妇科疾病的虚、实、寒、热也没有跑出精神情志的制约。纵观妇科疾病是虚寒多于湿热，而妇科恶性包块则常为寒湿、湿热并见。

【辨证论治】

1. 月经先期

月经先期分为实热、虚热、肝郁化热、气虚几种类型。

（1）实热型，可见经量多、色红质淡、烦躁不安、舌质红、苔黄、脉滑数有力。治宜清热凉血，常选《景岳全书》的清化饮化裁：生地黄

15 克、赤芍 10 克、牡丹皮 10 克、黄芩 10 克、茯苓 10 克、石斛 10 克、麦冬 10 克。方中生地黄、牡丹皮、黄芩凉血清热；石斛、麦冬养阴生津；茯苓健脾宁心。

（2）肝郁化热型，可见口苦口干、胸闷、乳房胀、脉弦数。证为肝郁化热改用加味逍遥散化裁：牡丹皮 10 克、山栀 10 克、当归 10 克、白芍 15 克、柴胡 10 克、炒白术 10 克、茯苓 15 克、甘草 6 克、薄荷 10 克。方中牡丹皮、山栀清热泻火；当归、白芍养心柔肝；白术、茯苓、甘草健脾和中；柴胡疏肝；薄荷助柴胡疏肝之力。

（3）虚热型，可见手足心热、两颧潮红、舌红质干、苔少、脉细数。治宜选《傅青主女科》的两地汤化裁：生地黄 20 克、地骨皮 15 克、玄参 15 克、麦冬 10 克、白芍 15 克、阿胶 10 克。其中地骨皮清虚热，生地黄、玄参、麦冬养阴，白芍、阿胶养血。

（4）气虚型月经先期，量不少，但色红质淡、疲倦乏力、面色㿠白、脉象弱而无力。应补气摄血，常选用补中益气汤化裁：黄芪 20 克、党参 15 克、炒白术 15 克、陈皮 10 克、炙甘草 10 克、柴胡 10 克、当归 10 克、升麻 6 克。黄芪、党参、白术、甘草益气健脾，当归补血调经，陈皮行气，柴胡、升麻有升提作用。

2.月经后期（愆期）

月经后期分血寒、血虚、血滞等类型。

（1）血寒型，月经后期，经血量少、色暗，伴有小腹疼痛且得热则减、畏寒肢冷、面色苍白、舌质淡、苔薄白、脉沉紧。治宜温经散寒，常选用温经汤化裁：吴茱萸 10 克、当归 10 克、川芎 10 克、白芍 15 克、党参 20 克、桂枝 10 克、阿胶 10 克、牡丹皮 10 克、半夏 10 克、生姜 10 克、麦冬 10 克、炙甘草 6 克。方中吴茱萸、桂枝、生姜温经散寒，当归、白芍、川芎和血调经，阿胶滋阴养血，牡丹皮活血通经，党参、半夏、炙甘草补气和胃，麦冬滋阴润燥，以制生姜、桂枝、吴茱萸之辛燥，助其生化之源。

（2）血虚型，月经后期，经血量少色淡，伴有面色萎黄、头晕心悸、舌质淡少苔、脉虚细。治宜益气补血，常选用人参养荣汤治之：人参 10

克或党参 20 克、黄芪 20 克、当归 15 克、白芍 15 克、熟地黄 20 克、肉桂 6 克、陈皮 10 克、茯苓 20 克、白术 15 克、远志 10 克、甘草 10 克、五味子 6 克、生姜 10 克、大枣 15 克。方中以当归、白芍、熟地黄补血养心，人（党）参、黄芪、白术、茯苓、甘草健脾益气，陈皮、生姜、大枣健脾和胃，五味子、远志交通心肾，肉桂温中助阳。

（3）气滞型，月经后期，表现为量少、色暗红、小腹胀痛、胸闷不舒、乳胀胁痛、舌质暗红、脉弦涩。常选用加味乌药散：乌药 15 克、延胡索 15 克、香附 15 克、木香 10 克、砂仁 6 克、槟榔 6 克、甘草 6 克。方中砂仁、乌药、木香、延胡索、槟榔温中疏肝行气；甘草调和诸药。气血畅通月经自能恢复正常。

3. 月经先后无定期

月经先后无定期临床分为肝郁、肾虚两型。

（1）肝郁型，经期不准，或先或后，行血不畅，伴有胸闷、乳胀、两胁及少腹胀痛、舌质黯红、脉弦。治宜调经和血、疏肝解郁，常选用逍遥散或疏肝解郁汤化裁：当归 10 克、炒白芍 15 克、柴胡 10 克、茯苓 15 克、白术 10 克、生姜 10 克、薄荷 6 克、甘草 6 克。或香附 10 克、青皮 10 克、柴胡 10 克、郁金 15 克、川芎 10 克、泽兰 10 克、延胡索 10 克、枳壳 10 克、川楝子 10 克。其中当归、白芍养血调经，白术、茯苓、甘草健脾和胃，柴胡、青皮、郁金、枳壳、香附疏肝理气解郁，泽兰、川芎、延胡索、川楝子化瘀止痛。

（2）肾虚型，经来先后不定期、经量少、色淡红，伴有头晕、耳鸣、腰酸、少腹空坠感、舌淡苔薄、脉沉弱。常选《景岳全书》的固阴煎：党参 20 克、熟地黄 30 克、山药 20 克、山茱萸 15 克、菟丝子 20 克、远志 10 克、五味子 6 克、炙甘草 6 克。方中党参、炙甘草补气；熟地黄、山茱萸滋肾阴；菟丝子补肾阳、益精气；五味子滋肾敛阴；山药固肾健脾；远志交通心肾；阴阳平衡了月经自能按期到来。

4. 月经过多

月经过多分为血热、气虚两型。

（1）血热型，月经过多或持续时间长，经色深红、质黏稠、腰腹胀痛、面赤口干、尿黄便结、舌质红、苔微黄、脉滑数有力。治宜清热、凉血、止血，常选用《傅青主女科》的清经散化裁：生地黄 20 克、牡丹皮 15 克、白芍 15 克、黄柏 10 克、山栀 10 克、地骨皮 10 克、茯苓 15 克。方中生地黄、丹皮、黄柏、地骨皮清热凉血；白芍养血敛阴；山栀子凉血止血；茯苓健脾。

（2）气虚型，月经量多、色淡红、质稀薄、神疲乏力、面色不华、心悸怔忡、舌质淡红、苔薄白、脉缓弱乏力。治宜补气摄血、健脾宁心，常用人参归脾汤化裁：党参 30 克、黄芪 20 克、炒白术 15 克、茯神 20 克、木香 10 克、炙甘草 15 克、远志 10 克、酸枣仁 20 克、龙眼肉 15 克、生姜 10 克、大枣 15 克。其中党参、黄芪、白术、甘草补脾益气；当归、龙眼肉、大枣补血养血；茯神、远志、酸枣仁宁心安神；木香、生姜醒脾和胃。月经淋漓不尽者可加棕榈炭、血余炭、牡蛎、仙鹤草等固涩止血。

5. 月经过少

月经过少临床分为血虚、肾虚、血滞三种。

（1）血虚型，月经量少或点滴而下、色淡红、面色萎黄、头昏心悸、舌淡、苔薄白、脉细弱。治宜补血养血，常用四物汤加味治之：熟地黄 20 克、当归 15 克、炒白芍 15 克、川芎 10 克、何首乌 10 克、枸杞子 20 克、阿胶 10 克、太子参 15 克、龙眼肉 15 克。方中四物汤补血养血调经，何首乌、枸杞、阿胶、太子参、龙眼肉滋养心肾、补益冲任，使气血冲和而月经自调。

（2）肾虚型，月经量少、色淡红、腰酸、耳鸣、时有头晕、舌质暗红、脉沉细。治宜滋肾、养血、通经，常用当归地黄饮：当归 15 克、熟地黄 30 克、山药 20 克、山茱萸 15 克、炒杜仲 10 克、怀牛膝 15 克、炙甘草 10 克。方中熟地黄、杜仲、山茱萸滋肾、补肝、益髓；当归、熟地黄补血调经；牛膝壮腰通络；山药、甘草健脾和中。

（3）血滞型，月经过少、色深紫或有血块、小腹胀痛、舌质黯红、脉沉弦。治宜活血行滞，常用桃红四物汤：当归 15 克、酒白芍 15 克、熟地黄 20 克、川芎 10 克、桃仁 10 克、红花 10 克、鸡血藤 15 克、乌药 10 克、香附 10 克。方中鸡血藤、桃仁、红花活血通络；乌药、香附行气止痛。气血畅通月经自能调和。

6. 痛经

痛经分为宫寒凝滞、气滞血瘀、气血虚弱及膜性痛经等，临床以前两种及膜性痛经多见。

（1）寒湿凝滞型，表现为经前或行经期少腹疼痛，经量不多、色黯红、手足不温、舌苔淡白、脉沉紧。治宜散寒利湿、温通血脉，常选用艾附暖宫丸或少腹逐瘀汤、加味乌药散等化裁治之：当归15克、川芎10克、赤芍15克、延胡索15克、没药10克、蒲黄10克、五灵脂10克、小茴香6克、炮姜10克、肉桂10克、艾叶10克、香附15克、葫芦巴15克、乌药10克。方中当归、川芎、赤芍、蒲黄、五灵脂活血止痛，香附、乌药、小茴香、延胡索行气止痛，肉桂、葫芦巴、炮姜、艾叶温阳祛湿。气血畅通、冲任调达而痛经自愈。

（2）气滞血瘀型，经前或行经期小腹胀痛，经少而经行不畅，经色黯或有血块，舌质暗紫、脉沉弦。治宜活血行气、化瘀止痛，常用八物汤加味治之：当归15克、赤芍20克、川芎10克、熟地黄20克、川楝子10克、木香10克、延胡索10克、槟榔10克、桃仁10克、红花10克。方中四物汤养血活血；川楝子、延胡索、木香行气止痛；槟榔行滞；桃仁活血祛瘀。

（3）膜性痛经（子宫内膜异位症），病机与气滞血瘀型相似，故可用乌药散加味治之：乌药15克、香附15克、木香10克、砂仁6克、延胡索15克、赤芍15克、文术10克、三棱10克、官桂10克、黄芪20克、甘草6克。方中乌药、木香、香附、延胡索行气止痛；赤芍、文术、三棱活血化瘀；官桂温阳暖腹；甘草调和脾胃。

（4）气血虚弱型，经量少而经色淡、质稀薄、经后小腹隐痛、神疲乏力、面色苍白、舌质淡、脉虚细。治宜益气养血、调补肝肾，常用参芪四物汤或《傅青主女科》的调肝汤治之：党参30克、黄芪20克、当归15克、川芎10克、酒白芍15克、熟地黄25克、巴戟天10克、山药20克、山茱萸15克、阿胶10克、甘草10克。方中的四物汤里阿胶补血养血调经，山药、山茱萸、巴戟天滋阴补肾、温肾固冲，甘草、白芍缓急止痛。

7. 闭经

闭经分为气血虚弱、气滞血瘀、肝肾不足、痰湿阻滞四型。

（1）气血虚弱，月经渐渐减少，渐至闭经，面色不华，神疲乏力，头晕心悸气短，唇舌淡白，脉细无力。治宜益气扶脾、养血通经。方选八珍汤加味治之：党参20克、炒白术15克、茯苓20克、甘草10克、当归15克、酒白芍15克、熟地黄20克、川芎10克、益母草15克、泽兰10克、怀牛膝15克。方中四君子补益；四物汤养血；益母草、泽兰活血；牛膝通经。气血充盈，月经自通。

（2）气滞血瘀，月经数月不行，伴有小腹胀痛、精神抑郁、胸胁胀满、舌质黯紫、脉沉或弦。治宜活血祛瘀、理气通经，常用血府逐瘀汤：当归15克、川芎10克、赤芍20克、生地黄20克、红花10克、柴胡10克、牛膝10克、枳壳10克、甘草10克、桃仁10克、桔梗10克。方中桃红四物汤活血祛瘀；柴胡、枳壳、甘草疏肝理气；桔梗开胸散结；牛膝引药下行。

（3）肝肾不足，月经初潮来迟，经血不定或30岁以后出现闭经多为肝肾亏损太过，可伴见腰膝酸软、头晕耳鸣、神疲乏力、手足不温、舌质黯紫、脉沉细等症候。治宜补益肝肾、养血调经，方用归肾汤加减治之：熟地黄30克、山药20克、山茱萸15克、炒杜仲10克、菟丝子20克、枸杞20克、茯苓20克、当归15克、怀牛膝15克。方中熟地黄、山茱萸、枸杞滋养肝肾；杜仲、菟丝子补益肝肾；当归调经养血；山药、茯苓健脾，以助生化之源；牛膝强腰肾、通经。

（4）痰湿阻滞型，月经停闭，数月不行，形体肥胖，胸闷恶心，神疲倦怠，带下量大，舌苔白腻，脉滑。治宜健脾燥湿、行气化痰或温阳利湿，用苍附导痰汤加味治之：茯苓20克、法半夏15克、陈皮15克、甘草10克、香附10克、苍术10克、胆南星10克、枳壳10克、生姜10克、炮附子10克、肉桂10克、淫羊藿15克、益母草20克、生薏苡仁30克。方中半夏、胆南星、苍术、茯苓化痰湿；陈皮、香附、枳壳行气解郁；肉桂、附子、淫羊藿温阳补肾；生姜、甘草和中止呕；益母草、薏苡仁化瘀利湿。

8. 崩漏

崩漏分为血热、血瘀、脾虚、肾虚四型。

（1）血热型，出血量大，色深红，伴有面赤口干、烦躁少寐、舌质红、少苔、脉洪数或滑数。治宜清热养阴、凉血止血，方用清热固冲汤化裁：生地黄 20 克、沙参 15 克、麦冬 10 克、地骨皮 15 克、黄芩 10 克、栀子 10 克、煅牡蛎 30 克、阿胶 10 克、龟甲 15 克、炒地榆 20 克、藕节 20 克、棕榈炭 15 克、甘草 10 克、仙鹤草 20 克。方中生地黄、沙参、麦冬、地骨皮滋阴清热、凉血生津；黄芩清热凉血；地榆、藕节、棕榈炭、山栀、仙鹤草清热凉血、止血；阿胶养血；牡蛎、龟甲育阴潜阳固涩。

（2）血瘀型，出血淋漓不断或突然下血量大夹有瘀块，小腹隐痛拒按，瘀块排出后痛减，舌质黯红或舌边有瘀点，脉沉弦紧。治宜祛瘀止血，方用四物汤合失笑散加味：当归 10 克、熟地黄 20 克、川芎 6 克、酒白芍 15 克、蒲黄 10 克、五灵脂 15 克、茜草 15 克、阿胶 10 克、三七 10 克。方中四物和血养血；失笑散加三七祛瘀止血；茜草根凉血化瘀止血；阿胶滋阴养血。

（3）脾虚型，崩中下血或淋漓不尽，经血色淡质薄，伴有面色苍白、四肢不温、疲劳乏力、纳少脘闷、大便溏薄、舌质淡、苔白，或舌体胖嫩有齿痕，脉细弱无力。治宜益气补脾、养血止血，方用固本止崩汤化裁：熟地黄 25 克、炒白芍 15 克、炮姜 10 克、党参 20 克、黄芪 20 克、何首乌 15 克、海螵蛸 10 克（乌贼骨）。方中熟地黄、何首乌滋阴养血；党参、白术、黄芪益气补脾；炮姜温中止血；乌贼骨收敛止血。

（4）肾虚型，分为两种，一为肾阴虚，一为肾阳虚，二者均为出血量不大，但淋漓不净。阴虚者，手足心热盛，经血色深红，伴有失眠、盗汗、腰酸、舌质红、少苔、脉细数；而阳虚者，表现为畏寒肢冷、经血色淡红、头目虚眩、面色晦暗、尿清长、舌质淡、苔白、脉沉细。阴虚者宜用左归饮滋肾养阴止血，阳虚者宜用右归饮温阳补肾止血。

（5）阴虚型，治疗用生地黄 20 克、山药 15 克、山茱萸 15 克、枸杞 20 克、龟甲胶 10 克、鹿角胶 10 克、黄精 15 克、菟丝子 20 克、女贞子 15 克、旱莲草 20 克。方中生地黄、龟甲胶、旱莲草养阴除虚热；枸杞子、山茱萸、菟丝子补益肝肾；黄精补阴填精。

（6）阳虚型，治疗用熟地黄25克、山药20克、山茱萸15克、枸杞20克、炒杜仲15克、菟丝子20克、鹿角胶10克、炮附子10克、何首乌15克、黄芪20克、川续断15克、炮姜炭10克。方中熟地黄、何首乌补肾养血；黄芪、山药健脾益气；附子、枸杞、杜仲、菟丝子、鹿角胶（或鹿角霜）、川续断温肾补阳；炮姜炭温经止血。

9. 带下症

带下症分为脾虚、湿热、肾虚三型论治。

（1）脾虚型，带下色白如涕，无臭，伴见面色无华、四肢不温、神疲乏力、下肢微浮、舌质淡、苔薄白、脉缓弱。治宜健脾益气、除湿止带，方用《傅青主女科》中的完带汤：党参30克、炒白术15克、苍术10克、山药20克、陈皮10克、黑荆芥10克、炒白芍15克、柴胡6克、车前子15克、甘草6克。方中党参补脾，也可用人参10克，白术、苍术、山药健脾燥湿；白芍、柴胡、陈皮疏肝解郁、理气升阳；车前子利水除湿；黑荆芥入血分祛风胜湿；甘草调和诸药。上方还可加生薏苡仁30克、芡实米20克、牡蛎30克等收敛止带。

（2）湿热型，带下量多，色黄如脓或赤白相兼、黏稠、秽臭或浑浊如米泔，呈泡沫状。阴部瘙痒或有灼热感，伴有小便短赤、口苦咽干、舌质偏红、苔浊腻、脉滑数。治宜清热、利湿、止带，方用止带方加味：猪苓15克、茯苓30克、泽泻15克、车前子15克、茵陈15克、赤芍20克、土茯苓30克、牡丹皮15克、黄柏10克、山栀15克、牛膝15克。本方用猪苓、茯苓、泽泻、车前子利水除湿；山栀、茵陈、土茯苓清利湿热；黄柏、牡丹皮、赤芍凉血解毒；牛膝引药下行。凡阴痒者可再加蛇床子15克、苦参10克。

（3）肾虚型，分阳虚与阴虚两种情况，和上节肾虚型崩漏的治法一样。

10. 滑胎（习惯性流产）

滑胎分为气血虚弱、肾气不足、血热阴亏三型论治：

（1）气血虚弱型，见于妊娠早期，阴道有少量流血，色淡红，伴有少腹坠胀、精神不振、面色不荣、舌质淡、苔薄白、脉虚滑。治宜补气养血安胎，方用举元煎化裁：党参30克、黄芪20克、炒白术15克、升麻10克、阿胶10克、制何首乌10克、桑寄生10克，阿胶10克。方中党参、黄芪、白术、炙甘草补中益气；何首乌、桑寄生、阿胶养血安胎；升麻举阳。

（2）血热阴亏型滑胎，见于妊娠早期，出血量不多，色红质稠，伴有心烦口渴、喜饮、尿少而黄、舌质红、苔薄黄、脉细滑数。治宜清热养阴安胎，方用保阴煎（《景岳全书》）：生地黄15克、熟地黄20克、黄芩10克、黄柏10克、白芍15克、川续断10克、山药15克、甘草10克、苎麻根20克。方中二地滋阴养血；白芍养血收敛；黄柏、黄芩清热；川续断补肾；山药补脾；苎麻根凉血止血安胎。

（3）肾气不足型，也是出现在妊娠早期，表现为出血量少、少腹坠胀感、腰腿酸软、头昏耳鸣、小便频数、舌淡苔白、脉沉弱。治宜固肾安胎、养血止血，用张锡纯的寿胎丸加味调治：桑寄生10克、川续断10克、菟丝子20克、阿胶10克、炒白术15克、党参20克、炒杜仲10克、艾叶炭10克。方中杜仲、桑寄生、川续断、菟丝子补肾固胎；党参、白术补中益气；阿胶、艾叶炭养血止血、暖宫安胎。

11. 不孕症

不孕症常辨证分为肝肾不足、肝郁气滞和痰湿阻滞之型。

（1）肝肾不足型，表现为月事拖后，量少而色淡质薄，伴有精神疲倦、腰膝酸软、小腹冷盛、性欲冷淡、小便清长、舌淡、苔白、脉沉细或沉迟。治宜温肾养肝、调补冲任，方用归肾汤加味调治：熟地黄30克、山药20克、山茱萸15克、炒杜仲10克、菟丝子20克、枸杞20克、茯苓15克、当归15克、酒白芍15克、淫羊藿10克、鹿角胶10克、紫河车15克、仙茅10克。方中熟地黄、山药、山茱萸、枸杞滋养肝肾；杜仲、菟丝子补肝益肾；当归、白芍调经养血；山药、茯苓健脾，以助生化之源；淫羊藿、仙茅、鹿角胶补肾阳；紫河车为血肉之品能助长卵泡发育。偏寒者应加韭菜子15克、紫石英30克、肉桂10克、炮姜10克、小茴香6克。

（2）肝郁气滞型，表现为月经先后不定期，量少色淡质薄，或有痛经史，月经色紫暗或有小血块，伴有经前乳房胀痛、胸闷、精神抑郁、易怒、舌质正常，苔白脉弦。治宜疏肝理气、养血理脾，方用逍遥散加味调治：柴胡10克、当归15克、白芍15克、郁金15克、炒白术15克、茯苓20克、桃仁10克、红花10克、牡丹皮15克、玫瑰花10克。方中逍遥散加郁金、玫瑰花疏肝解郁行气，牡丹皮清肝，桃仁、红花化瘀；当归、白芍调经和血。心情舒畅、月经调和、冲任旺盛自然怀孕。

（3）痰湿阻滞型，表现为经期延后或闭经，经色淡、量少、质薄，伴有形体丰腴、白带增多、胸闷腹满、舌质淡、苔白腻、脉沉滑。治宜燥湿化痰、行气理脾，用苍附导痰汤化裁。方见闭经部分，此处从略。

12. 子宫肌瘤与卵巢囊肿

子宫肌瘤与卵巢囊肿中医统称癥瘕。临床也分为寒、湿、蕴热、瘀毒等型。

子宫肌瘤多发生在35岁以后，子宫壁或浆膜下生长包块，或有崩漏、腹痛、带下等症，面色不华，或有黄褐斑、经期乳胀、精神抑郁、月经后期，舌质暗红、脉多沉迟。治疗则应使用理气化瘀、活血化瘀、软坚消积、清热利湿、行气破血等方法。常用桂枝茯苓丸、温经汤等化裁论治：桂枝10克、茯苓20克、赤芍20克、牡丹皮10克、桃仁10克、三棱10克、文术10克、香附20克、王不留行子20克、大贝母15克、鳖甲20克、牡蛎30克、炮穿山甲20克。方中前五味为桂枝茯苓丸，赤芍、桃仁、三棱、文术、王不留行子活血化瘀；鳖甲、炮穿山甲、大贝母、牡蛎软坚、散结、化痰；香附行气止痛；桂枝、茯苓温阳通脉利湿。

若寒大于热者可用温经汤化裁，瘀血重包块大者也可用少腹逐瘀汤化裁治之，盆腔囊肿、积液可用当归芍药散合桂枝茯苓丸化裁。

卵巢囊肿，症见月经先后无定期、面色不荣、手足不温、怕冷、少腹冷凉、舌质淡、有痕、苔白、脉沉迟。治宜温阳散寒、化痰散结、活血化瘀等方法。当归15克、赤芍20克、川芎10克、桃仁10克、红花10克、茯苓20克、泽泻15克、猪苓15克、炒白术15克、桂枝10克、生薏苡仁30克、黄芪20克、炮附子10克、炮姜10克、炮穿山甲10克、牡蛎30克、川牛膝15克。方中当归、赤芍、川芎、桃仁化瘀活血；桂枝、附子、炮姜温阳散寒；云苓、猪苓、白术、泽泻利湿；炮穿山甲、牡蛎软坚散结。

13. 产后诸病（月子病）

（1）产后发热，症见产后数日发热或寒热时作，恶露不畅，色暗紫有血块、少腹疼痛拒按、舌有瘀点、脉数。方用生化汤加味治之。当归15克、川芎10克、桃仁10克、炮姜10克、炙甘草10克、牡丹皮10克、益母草15克。方中当归补血活血；川芎行气活血；桃仁、牡丹皮、益母草活血化瘀；炮姜温经行血；甘草和中。

（2）产后腹痛，症见产后小腹冷痛拒按，得热则减，恶露不下或量少，四肢不温、舌苔白滑、脉沉迟或细涩。方用生化汤加吴茱萸、肉桂。当归15克、川芎10克、桃仁10克、炮姜10克、甘草6克、吴茱萸6克、肉桂6克。方中吴茱萸、肉桂、炮姜温经散寒，若气滞可加木香、乌药、香附、小茴香，瘀血偏重者加蒲黄、五灵脂、益母草行气化瘀止痛。

（3）产后恶露不绝，产期阴道排出的血性恶露，一般应在2~3周完全排净，若淋漓不尽者称为"恶露不绝"，因宫腔滞留瘀血或胎盘残留不净，少腹常疼痛拒按，下血有血块，舌质黯紫，舌边有瘀点，脉弦实有力。治宜活血化瘀，也用生化汤加味治之：当归15克、川芎10克、桃仁10克、炮姜10克、甘草6克、益母草20克、五灵脂10克、蒲黄10克。方中用生化汤活血化瘀，蒲黄、五灵脂化瘀止痛，益母草祛瘀止血。

以上看出《傅青主女科》的生化汤是产后诸病的灵丹妙药。

【方药分析】

妇科疾病常用方剂：

（1）八珍益母汤（丸）：当归15克、川芎10克、白芍15克、熟地黄20克、党参20克、茯苓15克、白术10克、甘草6克。

功效：气血双补。

适应证：气血不足、体虚乏力。

（2）逍遥散：柴胡10克、当归10克、酒白芍20克、茯苓15克、白术10克、甘草6克、生姜10克、薄荷6克。

133

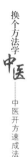

功效：疏肝解郁。

适应证：肝脾郁结、月经不调、乳胀胁痛、寒热往来、脉弦大。

（3）疏肝解郁汤：香附 10 克、青皮 10 克、柴胡 10 克、郁金 10 克、川芎 10 克、泽兰 15 克、延胡索 10 克、川楝子 10 克。

功效：疏肝解郁、活血祛瘀。

适应证：经行不畅、气滞血瘀、胸胁胀痛。

（4）加味乌药散：乌药 15 克、香附 15 克、木香 10 克、砂仁 6 克、延胡索 15 克、甘草 6 克。

功效：疏肝行气。

适应证：经行不畅、肝郁气滞。

（5）少腹逐瘀汤：当归 15 克、川芎 10 克、赤芍 15 克、延胡索 15 克、没药 10 克、蒲黄 10 克、五灵脂 10 克、小茴香 10 克、炮姜 10 克、肉桂 10 克。

功效：温经散寒、行气活血。

适应证：寒凝气滞所致的少腹疼痛、痛经。

（6）桂枝茯苓丸：桂枝、茯苓、赤芍、牡丹皮、桃仁各等分。

功效：活血化瘀、消癥散结。

适应证：血瘀经闭、行经腹痛。

（7）生化汤：当归 10 克、川芎 10 克、桃仁 10 克、炮姜 10 克、炙甘草 6 克。

功效：温经逐瘀。

适应证：恶露不行、少腹冷痛。

（8）温经汤：吴茱萸 10 克、桂枝 10 克、当归 15 克、酒白芍 20 克、川芎 10 克、牡丹皮 10 克、党参 15 克、甘草 10 克、麦冬 10 克、半夏 15 克、阿胶珠 15 克、生姜 10 克。

功效：温经补虚、活血行瘀。

适应证：冲任虚寒、瘀血阻滞、月经不调、腹冷不孕等。

（9）完带汤：人参 10 克、山药 20 克、炒白术 15 克、苍术 10 克、陈皮 6 克、荆芥穗 3 克、柴胡 5 克、车前子 15 克、甘草 6 克。

功效：除湿止带。

适应证：妇女白带过多。

（10）易黄汤：黄柏10克、山药30克、炒白果仁10克、车前子15克、芡实30克。

功效：健脾清利、固涩止带。

适应证：带下色黄、湿热下注。

（11）归肾汤：熟地黄30克、山药20克、山茱萸15克、炒杜仲10克、菟丝子20克、枸杞20克、茯苓15克、当归15克。

功效：补益肝肾、养血调经。

适应证：闭经等症。

（12）加味寿胎丸：桑寄生15克、川续断15克、阿胶15克、菟丝子20克、白术15克、炒杜仲10克、党参20克、艾叶炭10克。

功效：养血、固肾、安胎。

适应证：各型滑胎、先兆性流产。

（13）加味固本止崩汤：黄芪25克、山药20克、炒白术15克、牡蛎30克、仙鹤草20克、旱莲草15克、女贞子10克、海螵蛸10克、升麻10克、川续断15克、杜仲炭10克、棕榈炭10克、阿胶15克、茜草10克、鹿角霜10克。

功效：益气、健脾、升阳、止血。

适应证：各种崩漏下血。

（14）加味当归芍药散：当归10克、赤芍20克、川芎10克、熟地黄20克、白术15克、茯苓20克、泽泻15克、猪苓15克、桂枝10克、薏苡仁30克、黄芪20克、附子10克、炮姜10克、牡蛎30克、川牛膝15克。

功效：温阳利湿。

适应证：各型卵巢囊肿、盆腔积液。

（15）排卵助孕汤（验方）：熟地黄30克、当归15克、酒白芍15克、炒杜仲10克、巴戟天15克、茯苓20克、炮姜10克、小茴香5克、菟丝子30克、覆盆子15克、补骨脂10克、淫羊藿10克、紫石英30克、

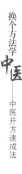
仙茅 10 克、韭菜子 10 克、桑椹子 20 克、肉桂 10 克、紫河车 10 克、鹿角霜 10 克。

功效：助孕、促卵泡成熟。

适应证：排卵前后服用，用于不孕症。

（16）通管汤（验方）：柴胡 10 克、当归 10 克、酒白芍 15 克、红藤 20 克、路路通 10 克、赤芍 15 克、桃仁 10 克、红花 10 克、王不留行子 20 克、炮穿山甲 10 克、皂角刺 15 克、川牛膝 15 克、生薏苡仁 30 克、牡丹皮 15 克、益母草 20 克、石叶 10 克。

功效：清热解毒、化瘀利湿。

适应证：输卵管堵塞不通、炎性不孕症。

（17）苍附导痰汤（加味）：黄芪 50 克、生白术 30 克、苍术 10 克、胆南星 10 克、陈皮 10 克、黄精 20 克、荷叶 10 克、甘草 10 克、益母草 20 克、泽泻 20 克、防己 15 克、补骨脂 15 克、淫羊藿 15 克、决明子 15 克、枳壳 15 克、肉桂 10 克。

功效：化痰利湿、轻身减肥。

适应证：痰湿肥胖型不孕症。

（18）归脾汤：党参 30 克、炒白术 15 克、茯神 20 克、龙眼肉 15 克、木香 10 克、炙甘草 10 克、酸枣仁 20 克、炙远志 10 克、大枣 15 克、生姜 10 克。

功效：补益心脾。

适应证：气不摄血、冲任不固、月经过多等。

（19）人参养荣汤：黄芪 20 克、人参 10 克、当归 15 克、白芍 15 克、熟地黄 20 克、川芎 10 克、白术 15 克、肉桂 6 克、陈皮 10 克、五味子 6 克、大枣 15 克、生姜 10 克。

功效：补益气血。

适应证：血虚、头晕、心悸。

（20）桃红四物汤：当归 15 克、酒白芍 15 克、熟地黄 20 克、川芎 10 克、桃仁 10 克、红花 10 克、鸡血藤 15 克、乌药 10 克、香附 10 克。

功效：补血活血化瘀。

适应证：月事过少、血瘀气滞闭经等。

（21）通用乳癖丸（验方）：大贝母 100 克、土贝母 80 克、山慈菇 30 克、路路通 30 克、夏枯草 30 克、漏芦 20 克、蒲公英 60 克、连翘 50 克、青皮 50 克、郁金 50 克、瓜蒌 50 克、莪术 50 克、三棱 50 克、香附 50 克、甘草 30 克。

功效：行气解郁、化瘀散结。

适应证：各型乳腺囊性增生、良性乳房结块。

（22）乌陈汤：乌药 10 克、香附 10 克、当归 10 克、川芎 10 克、白芍 15 克、陈皮 10 克、炙甘草 6 克。

功效：理气和血、调经止痛。

适应证：月经不调、痛经、闭经、不孕症等妇科杂症。

（23）加味十子散（自拟）：菟丝子 80 克、枸杞子 80 克、车前子 20 克、覆盆子 40 克、五味子 10 克、韭菜子 30 克、沙苑子 20 克、补骨脂 15 克、桑椹子 20 克、女贞子 15 克、肉桂 30 克、紫河车 100 克。

功效：暖宫益肾、助孕种子。

适应证：各型不孕症。

用法：月经干净后，排卵期用之最佳。每月至少用 10 天，每次 6~10 克，黄酒（温）冲服。

（24）多囊卵巢综合汤（自拟）：黄连 10 克、黄芩 10 克、苦参 10 克、土茯苓 20 克、生薏苡仁 30 克、益母草 20 克、肉苁蓉 10 克、桑椹子 15 克、覆盆子 15 克、巴戟天 15 克、仙茅 10 克、淫羊藿 10 克、补骨脂 10 克、韭菜子 10 克、锁阳 10 克、肉桂 10 克、炮姜 10 克。

功效：清热化湿、暖宫助孕。

适应证：多囊卵巢综合征（PCOS）。

从以上方药分析中可以窥见妇科常用汤头应在 20~30 个，选择药物在 60~80 味之间周旋，其中应用最多的汤头是逍遥散、温经汤、生化汤、桃红四物汤、八珍汤、乌陈汤及桂枝茯苓丸，归脾汤为妇科最常使用的经典方，整个妇科在选择方药上始终围绕疏肝行气、调经和血、温经散寒、滋补肝肾、健脾和胃及渗湿利水这几个方面，从中可以找到妇科病使用方药的规律，从归纳分析中将产生妇科的系统化方药。

【系统论治法】

妇科疾病的系统论治方如下。

（1）加味乌陈汤（乌陈汤合生化汤化裁）：香附 15 克、乌药 10 克、陈皮 10 克、当归 10 克、川芎 10 克、炒白芍 15 克、桃仁 10 克、益母草 20 克、炮姜 10 克、甘草 10 克。

方解：乌陈汤载于宋代《太医院·增补医方捷径·女人类》一书，原方以治产后诸病见长，实际乌陈汤加减得当，可用于各种妇科杂症，如月经不调、痛经、闭经、不孕症等。《串雅内编》中言，香附、乌药二味称为青囊丸，民间中医以青囊丸为组方，治女科百病。香附与乌药是妇科疾病之要药也。

乌药、陈皮理气，川芎、当归、白芍和血，香附行气止疼。乌药辛温，入脾、肾二经；陈皮辛温入脾；桃仁、益母草活血化瘀；炮姜温经散寒，甘草和中。诸药配合具有理气和血、调理冲任之功。

功效：理气和血、活血化瘀、调经止痛。

适应证：月经不调、痛经、闭经、产后腹痛、不孕等妇科杂症。

月经先期或过多加生地黄 20 克、黄芩 15 克、麦冬 15 克、牡丹皮 15 克；月经过少、闭经加党参 30 克、熟地黄 20 克、补骨脂 10 克、红花 10 克；月经往来不定加青皮 10 克、柴胡 10 克、白术 15 克；痛经久治不愈加蒲黄 10 克、五灵脂 10 克、小茴香 10 克、艾叶 10 克、官桂 10 克；白带增多加党参 30 克、白术 15 克、牡蛎 20 克、芡实 30 克、生薏苡仁 30 克；肝气郁结、情志不悦加柴胡 10 克、枳壳 10 克、郁金 15 克、玫瑰花 10 克；乳癖包块加柴胡 10 克、青皮 10 克、三棱 10 克、文术 10 克、王不留行子 20 克、浙贝母 15 克；湿热黄带加黄柏 10 克、白果仁 10 克、车前子 15 克、凤眼花 15 克；癥瘕包块加桂枝 10 克、茯苓 20 克、牡丹皮 15 克、赤芍 20 克；卵巢囊肿加茯苓 30 克、泽兰 20 克、附子 10 克；宫寒不孕加紫石英 30 克、肉桂 10 克、仙茅 10 克、淫羊藿 15 克、沉香 10 克；痰湿不孕加苍术 10 克、半夏 15 克；热性不孕加柴胡 15 克、红花 10 克、郁金 15 克、路路通 10 克、红藤 30 克；更年期潮热加生地黄 20 克、石斛 10 克、麦冬 15 克、黄柏 10 克、知母 10 克。

（2）滋肾八珍益母汤：当归 10 克、川芎 10 克、白芍 15 克、熟地黄 20 克、黄芪 20 克、人参 10 克、炒白术 10 克、茯苓 20 克、炙甘草 10 克、肉桂 6 克、菟丝子 20 克、枸杞子 20 克、补骨脂 10 克、淫羊藿 10 克、巴戟天 15 克、五味子 10 克、山药 15 克、山茱萸 15 克、龙骨 20 克、牡蛎 20 克。

方解：当归、白芍、熟地黄、川芎四物养血；黄芪、人参（或党参）、炙甘草、白术、茯苓、肉桂益气健脾养心；肾四味菟丝子、枸杞子、补骨脂、淫羊藿加巴戟天补肾调冲任、补益肾精；龙骨、牡蛎敛阴镇静止汗。全方气血双补、冲任双调、延年防衰，能延缓更年期到来。

适应证：女子年老气血衰退、更年期综合征、肾亏腰酸、月事减少、崩漏、冲任不固者均可加减用之。

便秘者加酒大黄 10 克、川厚朴 10 克、枳实 10 克；月事不行者加紫河车 10 克、鹿角胶 10 克、肉苁蓉 15 克、益母草 15 克；月经淋漓不尽者加升麻 6 克、川续断 15 克、仙鹤草 20 克；汗出过多者加浮小麦 30 克、麻黄根 20 克；少眠不寐加酸枣仁 20 克、合欢皮 15 克、夜交藤 20 克、茯神 20 克；精神忧郁者加远志 10 克、石菖蒲 10 克、合欢花 10 克、郁金 15 克；胸胁胀满者加苏梗 10 克、瓜蒌 20 克、薤白 15 克、黄连 6 克、半夏 15 克。

注：本方用一段时间后感觉效果不错，但不愿服汤药者可制成水丸或膏方续服一段时间以巩固疗效。

【评按】

妇科，古人称为女科，如清代妇科专家傅山，著有《傅青主女科》其中所述方药皆方简效宏。但临床妇科疾病种类繁多，经、带、胎、产病机十分复杂，能熟练应用数十个妇科经典名方并不容易。笔者根据 30 年的实践发现，实际妇科病主要以调经和血、疏肝行气、调理冲任为大法。妇人之病在遣方用药中一定要重视调节情志，几乎所有的妇科病都与精神情志有关。现代医学也认为，精神因素或下丘脑及垂体前叶及甲状腺等功能改变都可能影响卵巢功能而产生妇科病变。月经不调、子宫肌瘤、乳腺增生、不孕症等都应当重视调情志，所以用柴胡、青皮、香附、郁金、玫瑰花之类疏调气机至关重要。临床中发现，由于社会的变革、环境的改变，现代年轻人的生殖力下降，女性患不孕症的比50年前明显增多，其中多囊卵巢综合征引起的不孕占不孕症中的15%，与现代饮食习惯、环境有关，由于嗜食冰冷食品，造成子宫寒凉性不孕比热性盆腔炎性不孕为多。寒性不孕症治疗较容易，用加味乌陈汤合十子散一般3~6个月即可怀孕，而热性者则较难治。妇人年过四十以气血双亏为主，崩漏、更年期综合征应以滋肾八珍汤化裁最宜。台湾名医肖圣杨曾讲过："女人的最佳补品是八珍益母丸和四物汤，月经不佳可用八珍汤加益母草即有效，若再加乌鸡白凤丸，那更好。"笔者化裁的滋肾八珍益母汤就是为虚证妇女开的一张调补气血的通用方剂。

病案

王某，女，24岁，2014年4月来诊，自成人后月事尚准，但行经期少腹痛甚，常用西药去痛片、芬必得等服后方能缓解，至少每次痛2~3天，经行血色黑紫，有血块。刻诊：面色晦暗、脉沉迟、舌质淡。辨证：寒凝气滞型痛经。治法：温经散寒、行气止痛。方药：用通治方加味乌陈汤合少腹逐瘀汤化裁。香附15克、乌药10克、川芎10克、当归20克、酒白芍30克、甘草15克、五灵脂15克、蒲黄10克、肉桂10克、炮姜10克、小茴香10克。使用通用方加味乌陈汤化裁后，经过三个月经周期的调整，月经行经前服汤剂1周，至8月后痛经已愈。在服汤剂时同时于脐敷"暖宫膏药"，2016年其母来诊病时，主诉女儿痛经已治好。

桑某，女，26岁，未婚，2014年9月来诊。主诉自15岁来潮一直正常，自今年6月份由于工作变动，环境改变，工作压力大，常常不能按时入睡，7月至8月，已停经两个月。刻诊：脉虚数，舌质淡红，伴有面色不华、纳呆、少寐、乳胀感。诊断：情志性闭经。辨证：女性月经来潮必须是冲任调和，情志畅通，该患者因精神压力增大、环境改变而闭经。治法：应以畅情志、通经脉为大法。方药：按通治方加味乌陈汤合疏肝解郁汤化裁。当归15克、川芎10克、酒白芍20克、炙甘草15克、香附10克、乌药10克、柴胡15克、郁金15克、砂仁6克、木香10克、枳壳15克。用法：煎汤，每天1剂，分两次口服，每次150ml。上方患者只服6剂后于9月末即来潮。

赵某，女，32岁，婚后5年从未怀孕过。主诉：月事尚满意，但每次来潮时，少腹隐痛，经行血色黯紫，第1至3天痛重，3天后渐轻。刻诊：面色不华，手足不温，甲印少，脉沉迟，舌质淡紫。诊断：宫寒性不孕。辨证：该患者过去曾喜食冷饮，结婚后发现少腹不温、背冷、手足不温，虽已忌冷食，但因督脉不足、子宫寒冷，经行不畅，月经每次都痛，而致宫寒不孕。治法：温经散寒，用通治方加味乌陈汤化裁治之。一诊：当归15克、川芎10克、酒白芍20克、乌药10克、香附15克、炙甘草10克、肉桂10克、紫石英30克、炮姜10克、补骨脂10克、仙茅10克、淫羊藿10克。用法：每日1剂，经后即服，共服6剂。二诊：主诉：手足已温，背冷已除，至排卵期则用下方又进6剂：当归15克、川芎10克、炒白芍20克、乌药10克、香附10克、陈皮10克、肉桂10克、紫石英30克、菟丝子30克、枸杞子20克、覆盆子15克、韭菜子15克、紫河车30克、鹿角胶15克（烊化）、仙茅10克、淫羊藿10克。三诊：脉由沉迟变得滑数，二诊药毕已过月，月经未至，近日嗜睡，乳晕变深紫色，时有恶心感，经妇科查验证实已有孕在身，患者大喜。

赵某，女，28岁，2005年初诊。主诉：双下肢隐痛，带下色黄，腰酸乏力，月经期不准。患者结婚已满3年，1999年曾怀孕过一次，人工引产后再未受孕，经妇科查验为盆腔炎引起的不孕症。刻诊：脉弦数，舌红，苔微黄，属中医湿热带下症，病机为下焦蕴热、湿热瘀阻。治法：清热解毒、化瘀利湿、行气止痛，方用系统方加味乌陈汤化裁。香附15克、乌药10克、酒白芍20克、川芎10克、赤芍20克、桃仁10克、红花10克、五灵脂10克、蒲黄10克、生薏苡仁30克、牡丹皮15克、土茯苓30克、红藤20克。用法：按上方加减化裁，每次月经结束服，每日1剂，每日2次，每次150ml。疗效：连用3个月经周期，于2005年6月来诊时已有孕。

梁某，女，45岁，于2016年6月初诊。自诉：近期夜寐不安，时有心悸，手足心热，白天多汗，以颈部、头、额、后背阵阵热感烦躁，月经尚有，但比过去少。刻诊：脉弦细数，舌质偏红，手心热。辨证：更年期肾虚气血亏损，从现代医学观点认为与卵巢功能变化、内分泌减少有关。治宜益肾养阴、清热敛汗为主，系统论治可选用滋肾八珍汤化裁治之。当归15克、川芎10克、炒白芍15克、生地黄20克、太子参20克、炒白术15克、茯苓20克、炙甘草15克、菟丝子20克、枸杞20克、补骨脂10克、淫羊藿10克、龙骨30克、牡蛎30克、山茱萸20克、女贞子10克、旱莲草20克、石斛10克、麦冬15克、五味子6克、夜交藤20克。用法：每日1剂，分两次口服，每次150ml。疗效：该患者连服3周18剂诸症皆无，月事也接近正常。

王某，女，32岁，2005年6月初诊。自诉：月事已过10天仍经血不断，头晕乏力，畏寒肢冷，口服成药断血流5天仍经血不止，量时多时少，有时出汗，手心热，脉弦细，唇色淡，舌质偏红，苔薄白。西医诊断：功能性子宫出血，相当于中医的崩漏。辨证：脾肾两虚、气不摄血。治法：益气养血，固肾止崩，用通治方滋肾八珍汤加减化裁。生地黄15克、黄芪25克、炒白术20克、山药20克、山茱萸15克、牡蛎30克、龙骨30克、茯苓20克、当

归 10 克、白芍 15 克、川芎 10 克、炙甘草 15 克、升麻 6 克、柴胡
6 克、仙鹤草 30 克、旱莲草 15 克、女贞子 10 克、阿胶珠 10 克。

用法：水煎，每日 1 剂，分 2~3 次口服，7 剂后血已止。

八　糖尿病（消渴症）的中医系统论治

【概述】

糖尿病是一种糖代谢紊乱性疾病，现代医学认为糖尿病是胰腺功能减退，B 细胞减少，胰岛素分泌不足所产生的一种慢性消耗性疾病。所谓 2 型糖尿病是指非胰岛素依赖型，与先天性的 1 型糖尿病有别。本文所探讨的糖尿病与中医的消渴症十分相似，但中医的消渴症分类复杂，《黄帝内经》中有消渴、消瘅、肺消、膈消、消中等名称，所以"消渴病"并不完全等于糖尿病。消渴是以多饮、多餐、多尿、形体消瘦、饮一溲二、尿有甜味为特征的一种慢性病。中医认为消渴症并不只是一种疾病，涉及五脏六腑，这与现代医学单就胰腺治疗大相径庭，糖尿病之所以难治是因为现代医学病理不清楚，如今"糖尿病"的治疗已成为世界性难题，至今为止，还没有一种药能彻底治愈糖尿病。注射胰岛素维持代谢，只能算缓兵之计，是为治标，而形成糖尿病的根本原因没治。糖尿病及其并发症多为五脏俱损，单治胰腺一脏当然是杯水车薪。本章所探讨的中医的"消渴"一证，只是相当于现代医学的"糖尿病"。

【病机】

消渴症的病机主要是肺燥、胃热、肾虚、热伤气阴，是因为饮食不节、情志失调、劳伤肾精而渐致消渴。

饮食不节，素日多食肥甘厚味，尤其是嗜酒、喜食辛辣，使脾胃运化失常、内热蕴结、津液灼伤，故胃热甚而发消渴。消渴伊始，均有一个发胖的过程，一旦发现消渴无度，消谷善饥时，就已开始消瘦，消渴症已经形成。肥甘厚味对人体最大的影响是引起脾胃疲劳，脾胃升降失职，中洲运化不足，胃气不降产生郁热，致消渴病产生，伴有舌红、少苔、口渴无度。《素问·奇病论》对消渴一证的论证十分明确："帝曰：'有病口甘者，病名为何？何以得之？'岐伯曰：'此五气之溢也，名曰脾瘅。夫五味入口藏于胃。脾为之行其精气，津液在脾，故令人口甘也，此肥美之所发，此人必数食甘美而多肥也。肥者令人内热，甘者令人中满，其气上溢，转为消渴。'"

《黄帝内经》所谓之"脾瘅"乃消渴的一种，中医的脾实际应包括脾与胰，过食肥甘伤了脾、胰使胰腺受损，胰岛素分泌不足正和现代医学的认识同步，所以"脾胰劳损说"是产生高血糖代谢紊乱的主因。

情志失调，主要是暴怒伤肝，火热炽盛，耗伤胃津，怒火太过则气血逆流，血脉不行转而为热，热则清肌肤，形体消瘦故为消瘅。这个"消瘅"也应该是糖尿病的一种，所以糖尿病的根源在肝郁化火、火热炽盛，怒火也应该是形成消渴的主因，是怒火伤肝导致肝代谢紊乱，三羧循环异常，胰腺受损，胰岛素分泌不足而渐渐形成糖尿病。

劳伤肾精，房劳纵欲，生活失摄，耗伤肾精，致阴虚火亢，虚火上蒸于肺胃，致肾虚、肺燥而发为消渴。现代医学则认为糖尿病是由于体内胰岛素分泌过少及靶向细胞对胰岛素的敏感性降低引起的全身性疾病。然而中医认为糖尿病的形成应该是五脏俱损，绝非脾胰一脏。

【辨证论治】

中医对消渴症分为三个层次，即所谓的"三消学说"，《医学心悟》中曾言："渴而多饮为上消，消谷善饥为中消，口渴小溲如膏脂者为下消。"这种分法只为学习上方便，实际在临床中上、中、下三消并无明显的界限，三消常常是相互交结，很难分清，人体呈一个整体，要分只分寒热即可，笔者认为在临床应用"三消学说"应当是分而不分，三焦本为一焦。《医宗金鉴·杂病心法》中曾言："试观年老多夜尿，休言三消尽热干，饮多尿少、浑、赤、热，饮少尿多、清、白、寒。"意为上消属肺，饮水多而小便如常；中消属胃，饮水多而小便短赤；下消属肾而小便浑浊，三消皆燥热病也。然试观老年好饮茶者，夜必多尿，则休言三消皆热，而也有寒者矣。大医李可则认为糖尿病病在三阴，但统于太阴，消渴症的燥热为标，阳虚为本。所以糖尿病在辨证时不能一味应用苦寒之药，糖尿病中的肥人、胖子多为脾肾阳虚，在辨证时一定要分清阴阳，不可一味滋阴，应考虑益气生津、补阳气以消阴翳，其中引火归原可使血糖下降。临证虽然可分三消论治，但三消症状往往同时存在，只是程度不同，按三消论治多以脾胃燥热、气阴两虚、阴阳两虚三型，以下分别讨论。

脾胃燥热型（上消），症见烦渴多饮、多餐善饥、口干舌燥、舌体红、少苔或裂纹，脉滑数有力，治宜养阴、清热泻火为主，临床多用人参白虎汤化裁治之：生地黄 30 克、知母 15 克、石膏 30 克、天花粉 30 克、山药 30 克、人参 15 克、麦冬 15 克、玉竹 20 克。

气阴两虚（中消），本型临床最为多见，老年患者大都属于本型，症见神疲乏力、头昏目眩、气短懒言、腹胀纳呆、口干舌燥，方用玉女煎合玉泉丸加味治之：人参 15 克、麦冬 20 克、黄芪 30 克、茯苓 20 克、天花粉 30 克、葛根 20 克、乌梅 10 克、甘草 10 克、石膏 30 克、知母 20 克、生地黄 30 克。

阴阳两虚型（下消），多见于老年人，病程较长，多有糖尿病并发症，糖尿病肾病、心脏病、冠心病等并见。症见面色不华、腰膝酸软、形寒肢冷、阳事不举、小便频多、小腿水肿、舌淡苔白、脉沉细无力，常用桂附地黄丸与金匮肾气丸，偏阴虚者也常用六味地黄汤加减：附子 10 克、肉桂 10 克、熟地黄 30 克、山药 20 克、山茱萸 15 克、茯苓 30 克、牡丹皮 15 克、泽泻 10 克、车前子 15 克、川牛膝 20 克、金樱子 20 克、桑螵蛸 10 克、覆盆子 10 克。

【方药分析】

消渴一证，古今名方不少。

（1）《丹溪心法》中有消渴方：黄连、天花粉、生地黄汁、藕汁、人乳汁、生姜、蜂蜜。功效：清热、润肺、养阴、生津。本方现代中医已不用，只用前三味，加黄芪、麦冬、天冬、五味子等化裁，而生地黄汁则可改用30克生地黄。

（2）《景岳全书》有玉女煎：生地黄30克、麦冬15克、石膏30克、知母15克、牛膝15克。功效：清胃泻热、养阴凉血。主要用于风火牙疼、头疼而治消渴则须加减。

（3）玉泉丸：也是《景岳全书》方剂，主治消渴、夜尿频多。人参15克、麦冬20克、黄芪30克、茯苓20克、乌梅10克、天花粉15克、葛根20克、甘草10克。功效：益气养阴、清热生津。玉泉丸是近代治消渴症的基础良方。

（4）玉液汤或"加味玉液汤"（张锡纯良方）：黄芪30克、山药30克、知母15克、葛根15克、五味子10克、天花粉20克、玉竹20克。功效：益气生津、润燥止渴。主治：气阴两虚型消渴症。

（5）加味梅花三黄汤（来源不明）：乌梅10克、天花粉20克、黄芪30克、黄精20克、黄连10克、生地黄30克、山茱萸15克、苍术10克、山药20克、知母15克。功效：益气养阴、清热生津。主治：各型糖尿病、消渴症。

（6）三消降糖饮（自拟）：黄芪50克，太子参20克、山药20克、生地黄30克、天花粉20克、丹参30克、山茱萸15克、黄连10克、天花粉20克、川大黄6克、麦冬15克、苍术10克、玄参15克、知母15克、葛根20克、肉桂10克。功效：益气、生津、化瘀、止渴。主治：各型糖尿病。

（7）京州降糖丸（自拟）：黄芪60克、西洋参50克、山药60克、生地黄50克、天花粉60克、丹参50克、水蛭30克、知母60克、玄参50克、苍术50克、麦冬60克、山茱萸50克、黄连100克、川大黄30克。功效：益气养阴、清火降糖。主治：三消症。治法：制粉后炼蜜为丸，每丸重9克，每日两次。

（8）加味黎明肾气汤：熟地黄30克、山药20克、山茱萸15克、泽泻15克、茯苓20克、白术15克、附子15克、桂枝10克、黄芪50克、车前子 15 克、泽兰 20 克、大腹皮 20 克、丹参 20 克、淫羊藿 10 克、巴戟天 20 克。功效：益气温阳、利水消肿。主治：慢性肾炎、糖尿病水肿、蛋白尿等。

糖尿病并发症选药可参考以下经验。

高血压：夏枯草 20 克、龙骨 30 克、牡蛎 30 克。

冠心病：葛根 20 克、薤白 15 克、丹参 30 克、石斛 10 克、桂枝 10 克。

眼底病变：决明子 15 克、三七 10 克、菊花 10 克、木贼草 10 克、枸杞 20 克、蒺藜 15 克、石决明 20 克。

周围神经病变：豨莶草 30 克、鸡血藤 15 克、桑枝 10 克、姜黄 10 克、威灵仙 20 克、乌梢蛇 15 克、细辛 10 克。

脂肪肝：泽泻 15 克、黄精 20 克、制何首乌 15 克、生山楂片 30 克、柴胡 10 克、郁金 15 克。

胆固醇增高：决明子 15 克、生山楂片 30 克、泽泻 15 克、丹参 20 克。

糖肾病水肿：黄芪 50 克、附子 10 克、生白术 30 克、防己 15 克、泽泻 15 克、车前子 30 克。

上消多清热润肺：常选用麦冬 15 克、天冬 15 克、沙参 20 克、天花粉 20 克、知母 20 克、石膏 30 克、玉竹 15 克、地骨皮 15 克。

中消多益气补脾：常选用太子参 20 克、西洋参 10 克、白术 15 克、苍术 10 克、茯苓 20 克、山药 15 克、葛根 15 克、鸡内金 10 克、甘草 6 克。

下消多补肾：常选用山茱萸 20 克、覆盆子 10 克、金樱子 15 克、山药 20 克、生地黄 15 克、菟丝子 20 克、巴戟天 15 克、五味子 10 克等。

从上面的方药分析中发现，糖尿病中药应用范围在 60 味以内，其中以生地黄、天花粉、黄芪、山药、葛根、知母、苍术、乌梅、玉竹、山茱萸、玄参、黄连、五味子、黄精、石膏、丹参、枸杞子、人参这 18 味药使用频率最高。古今治消渴症方剂数百个，但无论如何辨证加减也跑不出这个范围，据此发现了中医治糖尿病的遣方用药规律，如是产生了下面的系统疗法方剂。

【系统论治法】

（1）通治消渴汤：人参 15 克、麦冬 20 克、五味子 10 克、生地黄 30 克、山药 20 克、山茱萸 15 克、茯苓 20 克、黄芪 30 克、葛根 20 克、知母 15 克、天花粉 20 克、乌梅 10 克、肉桂 10 克、黄连 10 克、炙甘草 10 克。

方解：本方由玉泉丸、引火汤、六味地黄丸等化裁而来，其中人参、葛根、黄芪益气升阳，生地黄、知母、天花粉清热生津、泻火，山茱萸、五味子、乌梅味酸涩可敛阴生津、止渴，山药补脾、益肺、固肾，肉桂、黄连交通心肾、引火归原，甘草调和诸药。全方可五脏同调而治消渴。其中人参可根据病情需要改用西洋参、太子参或党参。黄连剂量大时应加生姜、大枣以护胃。

适应证：2 型糖尿病、三消症及用作各种并发症的基础方剂。

功效：益气养阴、清热消渴、引火归原。

加减：上消口渴重时饮一溲二，加生石膏 30~50 克；尿糖不高者可去乌梅、五味子；阳虚火衰者加附子 10~20 克、巴戟天 15 克；高血压者人参易西洋参 15 克或太子参 20 克，加杜仲 10 克、罗布麻 10 克；便燥不爽加川大黄 10 克、枳实 10 克、川厚朴 10 克、火麻仁 10 克、玄参 15 克；高血脂者加泽泻 15 克、生山楂片 30 克、决明子 15 克；舌苔腻浊者加苍术 15 克、砂仁 6 克、半夏 15 克；眼底病变视力减退者加菟丝子 20 克、车前子 15 克、熟地黄 30 克；冠心病胸闷者加前胡 15 克、瓜蒌 20 克、薤白 15 克、丹参 30 克；周围神经病变脚底有踩棉感加细辛 10 克、乌梢蛇 15 克、炙马钱子 2 克、怀牛膝 15 克；不寐少眠加酸枣仁 20 克、合欢皮 15 克、夜交藤 20 克、龟甲 15 克。

注：通治方也是在辨证的基础上选用，应用时须按证加减，待有效后可加工成水丸、颗粒或微米粉（μm 级或 1000 目），口服十分方便，每次 5~6 克，每日两次即可。

（2）通治下消汤：黄芪 100 克、生白术 50 克、茯苓 50 克、泽泻 20 克、大腹皮 20 克、干姜 10 克、附子 10 克、桂枝 10 克、川牛膝 15 克、益母草 60 克、猪苓 20 克、川大黄 10 克。

功效：益气、温阳、健脾、利水。

适应证：糖尿病肾病、水肿。

用法：早、中、晚各一次，每次不少于 200ml。

水肿退后加山药 30 克、芡实 30 克、金樱子 30 克、山茱萸 30 克、黑大豆 30 克等消除蛋白尿。

注：本方是笔者临床应用的经验方，凡是糖尿病肾病水肿者 1 周可消除，继而再治疗蛋白尿，水肿消除后可参考加味黎明肾气汤继续治疗。

方解：糖尿病之下消，主要病理是脾肾阳虚、水肿、面浮、蛋白尿，须大剂量益气补阳利水才能见功。所以本方用大剂黄芪、桂枝、生白术、茯苓、泽泻、猪苓，五苓散运脾除湿、化气行水，附子、干姜温阳，川牛膝引药下行，益母草化瘀行水，川大黄通降阳明之热，全方益气温阳、健脾利水。其中温阳首药附子的剂量可根据病情定夺，重症需用炮附子 30 克方能见效。

【评按】

糖尿病为人体代谢失常性疾病，为什么糖代谢紊乱，原因很复杂，绝非只是胰岛素分泌不足一个原因。其中已确认原发性糖尿病和家族遗传因素有关，但也有没有遗传基因而因自身饮食不节引起的糖尿病，多数患者发病年龄均在 40 岁左右，患者曾有一个发胖的过程，这个时期与脾、胰劳损过度有关，接着由于肺胃火盛而逐渐形成糖尿病。中医的理论认为三消症与心、肝、脾、肾皆相关，把病因全推到胰腺上有失公允。现代医学对糖尿病病机尚有争论，病理不十分清楚，因此糖尿病也没有一种药能彻底治愈，注射胰岛素也只是治标，其本没动。

糖尿病治疗和代谢机能紊乱与饮食关系密切，上消应以调整饮食为主，配合药物和导引、运动等疗法，初期完全可以治愈，到口渴消瘦、饮一溲二时为时已晚。中西医治疗都有困难。注射胰岛素并不能改善整体状态，只是在指标上缓解一下。糖尿病是一种多脏器受损的慢性病，本身并不可怕，但一旦患上糖尿病，必须终身服药，对身心均有伤害，糖尿病晚期患者易患脑血管病概率高于正常人数倍，糖尿病人大多死于糖尿病引起的肾衰竭。糖尿病本身并不可怕，但糖尿病的并发症则猛如虎。糖尿病并发症和血瘀有关，如糖尿病引起的下肢周围神经病变、糖尿病足及糖尿病引起的心、脑、肾、眼疾病等均和中医的经脉与络脉瘀血相关。

本文介绍的系统化治消渴病方药是笔者30年临床经验的总结，但降血糖不是一蹴而就的，用中医药想达到降糖目的且不服西药、不注射胰岛素，最快也要2~3个月，血糖才能稳步下降，中医药降糖不可能速效。但对于糖尿病肾病的发展、变化，消除水肿、蛋白尿，中医还是略胜一筹。

病案

李某，男，48岁，大连市内某街道干部，嗜酒，腹大腰粗，体重90kg，自称身体素质一贯不错，能吃能饮，一般连感冒也没有。2001年劳动节期间与朋友聚会畅饮白酒一瓶、啤酒3~4瓶，当晚夜尿增加数次，口干舌燥，并没在意。到了当年中秋节，发现每晚渴饮无度，一个晚上喝一壶水也不解渴，体重由90kg降至80kg，3个月掉了20斤肉。在医院查验发现尿糖（++++），医生诊断为2型糖尿病，嘱口服降糖药或者注射胰岛素。2000年9月来求中医诊治，查脉洪数，左关弦，血压150/95mmHg，舌苔薄黄，舌质红。主诉：夜尿频多，每夜至少3次，口干舌燥。本案为胃火犯肺，致肺胃炽热，耗液伤阴故口干舌燥，烦渴多饮。肺主治节，通调水道，下输膀胱，燥热伤肺，治节失职，水不化津而尿量频多，应属消渴症之上消范围，宜清泻胃火、滋阴润燥，按通治消渴汤化裁论治。生地黄30克、天花粉15克、石膏30克、人参15克、知母15克、黄连10克、乌梅10克、益智仁10克、山茱萸20克、肉桂6克、茯苓20克、泽泻15克。计服18剂，查血糖餐前为6.5mmol/L，尿糖（+），病情大为好转，后续嘱忌酒，注意调整饮食。

王某，女，52岁，2006年3月来诊。主诉：近日口干、便燥、口苦、多饮、多食，但疲惫乏力，查血糖 8.7mmol/L（空腹）。刻诊：形体消瘦，脉弦滑数、有力，舌红苔少。本案为胃热炽盛，多餐多饮而消瘦，属中焦有热，虽能消谷，但易饥，阳明有热，灼伤肠津故而便燥。胃燥脾虚，脾主四肢肌肉，肌肉失养，而致形体消瘦。脉滑数有力，乃胃炽热之象，治宜清胃泻火、引火归原，应属"中消"范畴，但上消与中消其证多有交结，心火、肺火、胃热往往交织并行，因此也按通治消渴汤化裁论治。黄芪 30 克、太子参 20 克、麦冬 15 克、五味子 10 克、生地黄 30 克、天花粉 15 克、山药 20 克、山茱萸 15 克、茯苓 20 克、葛根 20 克、知母 15 克、玄参 15 克、黄连 10 克、肉桂 6 克、酒大黄 15 克、炙甘草 10 克。方解：方中黄芪、太子参、葛根益气升阳、消阴翳；知母清肺胃之热；生地黄、麦冬、玄参益肺养阴、增液通便而止渴；黄连、肉桂清心降火、引火归原；山药、茯苓、山茱萸补脾利水滋肾阴；五味子收敛止渴；川大黄通腑泄热。全方益气养阴、清热消渴。上方服 3 周后，查血糖已降为 5.7mmol/L，后续曾制降糖颗粒服用半年之久，至 2007 年回访血糖已稳定。2010 年主诉：中西药早已停服，血糖参数一直正常。

张某，男，68 岁，退休职工，2002 年 8 月来诊。自诉患糖尿病已经 8 年，西医诊为糖尿病、冠心病、高血压、高脂血症等。每日口服西药片 5~6 种，但仍然感觉头重脚轻、小腿浮肿，血压 170/85mmHg，餐前血糖 8.8mmol/L，注射胰岛素每日 42U，但血糖仍然超标。现口干舌燥、走路不稳、夜尿频多。刻诊：脉弦沉、舌苔白腻，小腿及踝骨部有凹陷性水肿。本案属糖尿病引起的并发症，心、肝、肺、肾皆受到损伤，应先行益气、温阳、利水，待水肿消除再按消渴病的下消论治。中医常用金匮肾气丸及五苓散等化裁治疗糖尿病引起的肾功能症状，笔者采用自拟通用下消汤化裁论治。黄芪 100 克、生白术 50 克、茯苓 50 克、泽泻 20 克、大腹皮 20 克、干姜 10 克、附子 10 克、桂枝 10 克、川牛膝 15 克、益母草 60 克、猪苓 20 克、川大黄 10 克、山药 20 克、山茱萸 15 克、车前子 15 克。

服药 3 周，用药 18 剂后水肿消除，血压 150/90mmHg，餐前空腹血糖为 7.2mmo1/L，嘱逐渐减量注射胰岛素。2 个月后，患者每日除口服 1 片降压药外，其他 3~4 种西药全停，患者感觉良好。2003 年春节查血糖 6.5mmo1/L（餐前 2h），餐后（2h）为 8.5mmo1/L，后续治疗改为降糖颗粒，按通治消渴汤化裁论治。黄芪 100 克、山药 60 克、生地黄 80 克、麦冬 60 克、知母 60 克、玄参 60 克、苍术 50 克、丹参 60 克、乌梅 30 克、黄连 80 克、葛根 60 克、三七 30 克、决明子 50 克、肉桂 20 克。上方制粉压粒，口服，每次 6~12 克，每日 2~3 次。2003 年来诊时，面色红润、走路轻快，已停止注射胰岛素半年，血糖、血压、血脂指标均在正常范围以内。

九　瘿气病的系统论治

【概述】

瘿气病发生于颈部喉结两侧，因其状如璎珞而命其名。古代文献中瘿气病有气瘿、肉瘿、石瘿、筋瘿、血瘿五种，临床常见的为前三种，血瘿和筋瘿不是一个独立的病种，是气瘿、石瘿之合并症。

气瘿发生于颈前喉结的两侧，呈弥漫性肿大，边缘不清，皮色不变，按之柔软，俗称"大脖子病"，属现代医学的单纯甲状腺肿大，常呈地方性，由于地方水土、食物中缺少碘而生气瘿。青春期或妊娠哺乳期女性也常有单纯性甲状腺肿，一般无自觉症状，多年不愈，常有颈部发闷感，严重者还可能有音哑、气道不利等。

肉瘿是颈喉部良性肿块，质地坚硬，表面光滑，可随吞咽动作上下移动，按之不痛，肉瘿相当于现代医学的甲状腺瘤或囊肿，多发生于40岁左右的女性。

石瘿是结于喉部的肿块，生长迅速，按之坚硬如石，表面凹凸不平，活动度小或固定不移，肿块肿大可波及肩、耳、枕部，伴有酸疼、声哑，影响呼吸和吞咽，常伴有咯血，石瘿相当于现代所谓的甲状腺恶性肿瘤。

甲亢，是现代医学病名，全称为甲状腺功能亢进症，是由于多种原因引起的甲状腺激素（TH）分泌过多所致的一组常见内分泌性疾病。临床主要表现为多餐、消瘦、低热、多汗、心悸、少寐、眼球突出、甲状腺肿大等，属中医"瘿气病"范畴，和单纯甲状腺肿大不同，90%的甲状腺功能亢进伴有弥漫性甲状腺肿。

甲状腺功能减退（即甲低）是由于各种不同原因引起的免疫功能临时功能障碍病或称自身免疫性疾病，引起甲状腺功能分泌减少，现代人甲状腺功能减退多为甲亢矫正过度所致。甲减，相当于中医的虚证，与甲亢相反，是甲状腺激素（TH）分泌减少而产生的。现代医学认为，甲亢、甲减都属于自身免疫功能失调而为。本文将探讨一种治疗"瘿气病"的通用治法。

【病机】

瘿气病中临床常见的是甲状腺功能减退、甲状腺结节及甲状腺囊肿等。中医认为，甲状腺功能减退常因素体阴虚、长期精神抑郁或脾气暴躁、怒气伤肝、肝失调达、肝郁化火或气滞不行、痰气交阻、心火亢盛所致。瘿气病并非是一个独立的病，涉及心、肝、脾、肾多脏器受损，气瘿以生气上火等精神刺激而诱发；肉瘿是甲状腺囊肿、腺瘤，以女性患者偏多，因为情志不悦，痰气郁结逐渐形成；而甲状腺功能减退的形成，由自身甲状腺功能萎缩、甲状腺炎引起，极为少见，多数是矫正甲亢和肿瘤术后造成甲状腺损伤而为。

现代医学认为，甲状腺功能亢进与甲状腺功能减退都属于自身免疫功能失调性疾病，体内促甲状腺激素分泌亢进，血中甲状腺激素水平升高，引起代谢增高，形成神经兴奋、少寐、心悸、多餐、手颤等一系列甲状腺功能亢进症状。反之，若促甲状腺激素受到抑制，则会造成甲减。所以甲状腺功能亢进与甲状腺功能减退都是自身免疫性疾病，是一种病的两个极端，甲状腺功能亢进为阴虚，而甲状腺功能减退则偏阳虚。

【辨证论治】

1.气瘿——甲亢（即甲状腺功能亢进）

甲亢，发病之初多有失眠，自觉心悸、多汗、喜冷、怕热，性情易急躁，大便次数多，易饥饿，但体重下降，逐渐消瘦，进一步发展则手颤抖，后期多有眼球突出及皮肤变得粗糙、性功能减退等表现。

甲亢一证，中西医确诊简单，中医四诊也一样能诊断，现代医学是通过检查甲状腺素及促甲状腺素等以数字化的方式确定，T_3、T_4超标则可定为甲亢。甲亢病人90%都伴有甲状腺弥漫性肿大，中医则辨证分型论治。

（1）肝郁气滞：怒气伤肝或情志不畅，症见精神紧张、情绪低落、容易激动、烦闷不舒、常喜叹息、月经不调、乳胀胁痛、多虑而少眠，舌质红少苔，脉象多弦数，以青年女性多见。治宜疏肝解郁、行气解热。方用加味逍遥散化裁：牡丹皮10克、山栀10克、白芍15克、白术10克、当归10克、柴胡10克、薄荷6克。手足心热者加地骨皮15克；心悸少寐加酸枣仁15克、柏子仁10克、茯神20克、合欢花10克；颈部肿大加黄药子10克、山慈菇10克、大贝母15克。

（2）肝郁化火：症见急躁易怒、怕热多汗、口苦、口干、面赤烘热、头晕目胀或大便秘结、小便色黄、舌质红、舌苔黄，脉弦数。治宜清肝泻火、滋阴潜阳，方用龙胆泻肝汤合玉女煎化裁：龙胆草10克、黄芩10克、山栀10克、黄连10克、天花粉15克、白芍15克、玉竹15克、麦冬15克、石膏20克、川牛膝10克。高血压阳亢者加夏枯草20克、钩藤20克、龙骨30克、牡蛎30克；大便秘结者加川大黄10克、决明子10克、炒莱菔子15克。

（3）阴虚阳亢：症见心悸不宁、心烦失眠、消瘦乏力、腰膝酸软、耳鸣目涩、口干喜饮、面赤潮红，或有手指颤抖，舌质红、少苔，脉细数。治宜养心安神、滋阴柔肝，方用天王补心丹合一贯煎化裁：太子参20克、麦冬15克、天冬10克、沙参15克、玄参15克、白芍20克、生地黄20克、远志10克、柏子仁10克、酸枣仁15克、茯苓20克、五味子10克、山茱萸15克。高血压者可加天麻10克、钩藤10克、川牛膝15克；耳鸣加女贞子10克、龟甲15克、枸杞子20克。

（4）气滞痰凝：症见颈前甲状腺弥漫性肿大、软而不痛、眼球外突、胸闷嗳气、善叹息、舌苔薄腻，脉弦滑。治宜行气化痰、软坚散结，方用海藻玉壶汤化裁：海藻30克、昆布30克、法半夏15克、陈皮10克、青皮10克、大贝母15克、郁金15克、牡蛎30克、川芎10克、海蛤粉

15 克、炙甘草 6 克。有硬结者加三棱 10 克、文术 10 克、炮穿山甲 10 克；眼突者加太子参 20 克、生地黄 10 克、夏枯草 20 克、杭菊花 10 克、蒺藜 15 克。

（5）肝肾阴虚：症见眩晕耳鸣、心悸手颤、五心烦热。治宜平肝熄风、滋肾养阴，方用镇肝熄风汤化裁：生代赭石 30 克、牡蛎 30 克、龙骨 30 克、玄参 20 克、龟甲 20 克、钩藤 20 克、白芍 30 克、夏枯草 20 克、生地黄 20 克、全虫 10 克、僵蚕 15 克、甘草 10 克。

2. 肉瘿——相当于现代医学的甲状腺瘤、甲状腺囊肿

本病好发于中青年女性，发病年龄多在 30~40 岁，在喉的一侧呈圆形肿块，能随着吞咽动作而上下移动，属赘生的良性肿瘤。皮色不变，按之不痛，因不与周围组织粘连，所以能上下移动。

肉瘿肿块生长缓慢，常表现为性情急躁、胸闷易出汗、心悸脉数、月经失调、神疲乏力等。治宜行气解郁、化痰软坚，常用海藻玉壶汤加减治之，方药：海藻 20 克、昆布 20 克、海石 20 克、牡蛎 20 克、夏枯草 20 克、法半夏 15 克、象贝母 15 克、陈皮 15 克、郁金 10 克、山慈菇 10 克、黄药子 10 克、青皮 10 克、炮穿山甲 10 克、鳖甲 20 克。

3. 甲状腺功能减退（简称甲减或甲低）

甲减一证的成因，现代医学认为是免疫监视功能障碍引起的自身免疫性疾病，病因以手术或"131 核辐射疗法"治疗甲亢时矫枉过正，切除部分甲状腺组织致甲状腺功能减退或萎缩，或因甲状腺瘤切除使甲状腺体受损，这部分患者要长期服用碘制剂维持补充甲状腺素。至于甲状腺炎及自身不明原因的甲状腺萎缩功能减低临床很少见。

中医认为甲减是甲亢的反面，中医没有甲减这一病名，从脉象、体征来诊断，甲减就是一种虚证，而且多是肾阳虚为主。治宜以益气温阳补肾为大法，可用桂附地黄汤合补中益气汤化裁治之：桂枝 10 克、附子 10 克、熟地黄 25 克、山药 20 克、山茱萸 10 克、泽泻 10 克、茯苓 20 克、黄芪 25 克、党参 20 克、白术 15 克、淫羊藿 10 克、菟丝子 20 克、补骨脂 20 克、干姜 6 克。

【方药分析】

瘿气病的古今汤方不多，常用海藻玉壶汤、龙胆泻肝汤、丹栀逍遥散、半夏厚朴汤、天王补心丹，遣方用药上涉及 50 多种中药材，以安神养心、化痰散结中药选用最多。其中黄药子是瘿气病的专药，海藻玉壶汤、四海疏郁丸、甲亢平汤则为治疗本病的专方。

（1）海藻玉壶汤：海藻 30 克、昆布 30 克、法半夏 15 克、陈皮 10 克、青皮 10 克、大贝母 15 克、郁金 15 克、牡蛎 30 克、川芎 10 克、海蛤粉 15 克、炙甘草 6 克。

功效：化痰行气、消瘿散结。

适应证：瘿瘤初起。

用法：煎汤，每日 1 剂，不少于 8 周，症状缓解后以颗粒剂续服之。

（2）四海疏郁汤（丸）（出于《疡医大全》）：海藻 20 克、昆布 20 克、海蛤粉 15 克、海浮石 20 克、牡蛎 30 克、青皮 10 克、陈皮 10 克、法半夏 20 克、郁金 15 克、黄药子 10 克、甘草 10 克。

功效：疏肝理气、消肿化痰。

适应证：气瘿、甲状腺肿大等。

用法：煎汤，每日 1 剂，不少于 8 周，症状缓解后制水丸续服，不少于 6 个月。

（3）甲亢平汤：夏枯草 20 克、生地黄 15 克、玄参 30 克、丹参 20 克、黄药子 10 克、浙贝母 20 克、白芍 15 克、龟甲 15 克、牡蛎 30 克、三棱 10 克、文术 10 克、炮穿山甲 10 克、海浮石 20 克。

功效：滋阴降火、消痰散结。

适应证：甲亢。

用法：煎汤，每日 1 剂，不少于 8 周，症状缓解后以颗粒剂续服之。

瘿气病单味药选择规律：

心悸少寐：酸枣仁、柏子仁、五味子、龙骨、灵芝、夜交藤。

颈部肿大：山慈菇、大贝母、玄参、炮穿山甲、黄药子。

阴虚火旺：玄参、麦冬、生地黄、龟甲、知母。

手颤抖：全虫、蒺藜、石决明、天麻、钩藤。

肺胃蕴热：知母、石膏、黄连、黄芩。

心火亢盛：山栀、苦参、黄连。

疏肝解郁：白芍、青皮、郁金、柴胡、香附。

化痰散结：制南星、海浮石、猫爪草、白芥子、大贝母、瓦楞子、蛤粉。

消痰利水：海藻、昆布。

化痰行气：陈皮、川厚朴、莱菔子。

甲亢颗粒制备：

磨粉：柴胡 50 克、白芍 30 克、象贝母 60 克、土贝母 50 克、法半夏 60 克、酸枣仁 50 克、龟甲 60 克、青皮 30 克、玄参 60 克、麦冬 50 克、黄药子 30 克、炮穿山甲 30 克、陈皮 50 克、茯苓 60 克、蒺藜 50 克。

煎汤：夏枯草 250 克、海藻 100 克、昆布 100 克、牡蛎 200 克。

制备：上药磨粉，下药煎汤浓缩，汤粉比例为 1 ：1，压制颗粒。

功效：行气、化痰、散结。

适应证：各型甲亢、气瘿、腺瘤。

用法：每次 6~8 克，每日 2~3 次，食远服之。

【系统论治法】

（1）通用消瘿汤（丸）：太子参 20 克、生地黄 30 克、白芍 15 克、青皮 10 克、陈皮 10 克、法半夏 20 克、茯苓 20 克、龟甲 20 克、麦冬 15 克、玄参 15 克、黄药子 10 克、大贝母 25 克、柏子仁 15 克、炙甘草 15 克。

方解：本方由养阴清肺汤、二陈汤、养心汤等化裁而成。方中太子参、玄参、麦冬、白芍益气养阴；酸枣仁、柏子仁、茯苓养心安神；陈皮、半夏、茯苓、郁金行气、化痰、解郁；柴胡、青皮疏肝行气；黄药子是治疗瘿气病的专药，能凉血、解毒、消瘿；大贝母、龟甲潜阳软坚散结，全方位疏肝理气、化痰、消肿、软坚，因此能适应各型瘿气病，是一张通治型良方。

功效：益气养阴、化痰散结。

适应证：各型甲亢（气瘿）及甲状腺肿大、良性占位包块，亦治甲状腺结节等。

用法：煎汤服之，病情缓和稳定后可制丸、颗粒续服。临证时随证加减。

（2）通方消囊饮：漂海藻20克、昆布20克、海浮石20克、牡蛎20克、法半夏15克、青皮10克、陈皮10克、大贝母15克、郁金20克、玄参15克、全瓜蒌15克、三棱10克、文术10克、黄药子10克、山慈菇10克、鳖甲20克、炮穿山甲10克、夏枯草20克、炙甘草15克。

方解：本方由海藻玉壶汤合四海疏郁丸等化裁而成。海藻玉壶汤是《医宗金鉴》中治"肉瘿"方剂，有化痰、消坚、开郁之功，用于肉瘿及石瘿类甲状腺包块，而四海疏郁丸来源于《疡医大全》，有理气、解郁、软坚、消肿之功。海藻、昆布、海浮石、牡蛎化痰利水；郁金、青皮、陈皮行气开郁；瓜蒌、玄参、黄药子清热、消肿、解毒；夏枯草、大贝母、鳖甲、炮穿山甲、山慈菇消肿化痰、软坚散结。全方化痰、行气、开郁、散结，适宜甲状腺功能失常，颈前各型占位包块、囊肿、腺瘤。

功效：行气、开郁、化痰、散结。

适应证：甲状腺腺瘤、囊肿、肉瘿、占位良性包块。

用法：先行汤剂，待症状缓解稳定后可制成颗粒、水丸等继续服一段时间，待囊肿消除方可停药，一般治疗不少于3个月。

【评按】

甲亢一症在中医来讲就是一种情志病，是由于气火痰郁致使甲状腺分泌失调，T_3、T_4增高，TSH降低，是基础代谢紊乱而产生的一系列症状。现代医学认为只要把亢进的甲状腺分泌控制或使甲状腺萎缩则该病将能根治，因此国际上多采用碘131核辐射法，这种疗法可治其根，但辐射的程度很难准确，在外国人眼中，只要甲亢去根了，造成甲减则是另一回事，矫枉过正也很正常。但在中医看来这种疗法并不完美，因为外国人没中医疗法，所以才选择了碘131疗法。笔者认为轻、中型甲亢用中医完全可以治愈，只是时间长一些，费用比西医高，服药时间要一年以上，临床中没有一个患者服中药汤剂能坚持一年以上，所以有人认为中医治

160

甲亢不彻底。用碘 131 疗法能使 T_3、T_4 正常，但所谓根治，只是转移了状态，患者的情志并没有调治，因为情志的好坏目前并没有数字化标准。

甲亢一症临床比甲状腺结节少得多，笔者认为没有症状的甲状腺结节没有必要去治疗，结节直径在 1cm 以下者也没必要手术，因为手术不是斩草除根，而是和割了一刀韭菜一样，不多时会春风吹又生，甲状腺结节唯有畅情志才能彻底根除。事实证明，中医治疗甲亢（瘿气病）没有任何不良反应，但必须坚持，一般不少于 3 个月，有的患者需治半年到一年，情志抑郁不可能速战速决。用汤剂缓解病情后应采用丸剂、颗粒剂继续服药不少于 3 个月。西药抗甲状腺亢进药，如甲巯咪唑常需服一年以上，易伤肝、伤肾，有的医生认为中药治疗不彻底是因为临床中极少有患者坚持口服中药连续六个月至一年者。通治方治疗瘿气病，只要辨证准确，可以不用分型论治，分型者只是一种分析辨证的方法，为初习中医者学习用之，通过数十年的临床经验证实，瘿气病不用分那么多型，只用两个方子完全可以通治。

病案

王某，女，36 岁，2001 年 6 月就诊，半年前因手颤抖、心情烦闷去医院检查，结果显示血清 T_3、T_4 超标。西医诊断：甲亢。心悸、失眠、月经失调，口服半年他巴唑，虽然症状有所改善，但因肝功指标异常而停服他巴唑，要求中医治疗。刻诊：心率 120 次 / 分，面赤，精神忧郁，脉弦数，舌红少苔，中医按气瘿论治，属肝郁化火、痰气郁结。治宜益气养阴、化痰散结。方用通用消瘿汤化裁：太子参 20 克、生地黄 30 克、白芍 20 克、柴胡 10 克、炙甘草 15 克、法半夏 15 克、陈皮 10 克、茯苓 20 克、麦冬 20 克、玄参 20 克、黄药子 10 克、知母 15 克、酸枣仁 20 克、柏子仁 15 克、大贝母 25 克、龟甲 20 克。用法：水煎，每日 1 剂，分 2~3 次口服。疗效：本方加减服用 18 剂后，心率由 120 次 / 分降至 80 次 / 分，睡眠可达 6 小时，烦闷感消失。查 T_3、T_4 值已接近正常，为防止复发，后续制水丸服用，至 2002 年 5 月甲状腺功能已正常。

2011 年 3 月曾治一男性，36 岁，自诉：半月来食欲大增，但体重锐减，心悸，少眠，手心多汗，查 T_3、T_4 超标，西医诊断为甲亢。中医刻诊：心率加快，颈部肿大，脉弦数，舌红少苔，属瘿气病中的气瘿。治宜益气化痰、养阴散结。方用通用消瘿汤化裁：太子参 20 克、麦冬 15 克、玄参 15 克、生地黄 25 克、白芍 20 克、大贝母 25 克、牡丹皮 15 克、郁金 15 克、青皮 10 克、陈皮 10 克、茯苓 20 克、法半夏 15 克、炙甘草 15 克、夏枯草 20 克、牡蛎 30 克。用法：水煎，每日 1 剂，分 2 次口服。疗效：连服 4 周后，上述症状消失，甲状腺功能正常，2012 年查血清 T_3、T_4 证实已愈。该患者未服过西药，完全使用中药治愈，汤剂只服 1 个月，其后曾制颗粒剂断续服半年。

陈某，女，31 岁，未婚。因工作繁忙而少寐、心情忧郁。脉滑数，舌苔薄白。2015 年春节前，患者发现颈前偏左生了个 3cm×2cm 如一个枣大小的肉结，可随吞咽上下移动，但皮色不变、不痛不痒。经西医查验确诊为甲状腺囊性结节。本病因忧思伤肝、痰气凝滞而为。中医按瘿气病中的肉瘿论治。治宜理行化痰、活血散结，方用通方消囊饮化裁治之：夏枯草 20 克、海藻 20 克、昆布 20 克、海浮石 20 克、海蛤壳 20 克、牡蛎 20 克、生半夏 15 克、陈皮 10 克、大贝母 30 克、柴胡 10 克、郁金 15 克、瓜蒌 10 克、玄参 15 克、当归 15 克、三棱 10 克、莪术 10 克、黄药子 10 克、山慈菇 10 克、鳖甲 20 克。用法：煎汤，每周 6 剂，计服 48 剂后，肿块消失，患者大喜。

扫码领取

• 药剂知识　• 开方测试
还可以听四大神医行医故事

十　风湿骨病的系统论治

【概述】

现代医学把风湿分为风湿性关节炎和类风湿性关节炎两种。中医把风湿病通称为痹证，有风痹、寒痹、湿痹、热痹、骨痹。其中骨痹相当于现代医学中的类风湿关节炎和强直性脊柱炎等；热痹相当于现代医学的痛风。中医的腰痛包括现代医学的腰椎间盘突出症、坐骨神经痛、股骨头坏死、腰肌劳损等，颈椎病、肩凝症、骨质增生、跟骨骨刺均为骨科杂症，包括骨伤本文将一并探讨。

【病机】

风湿性关节炎和类风湿性关节炎，西医认为是结缔组织炎症，主要侵犯关节、心脏、皮下组织等，关节肿胀疼痛，而类风湿性关节炎西医认为是自身免疫性疾病，病理尚不太明确。除关节红肿热痛外，晚期有不同程度的僵硬和畸形，肌肉、骨骼出现萎缩。中医关于风湿的认识，《素问·痹论》中讲："风、寒、湿三气杂合为痹也。"不论风湿还是类风湿皆为正气不足、气血亏虚、风寒湿邪乘虚而入；湿热痹，相当于西医的痛风症，西医认为是高嘌呤物质在体内代谢紊乱，使尿酸增多，出现类似风湿性关节炎症状；顽痹，中医又称尪痹，风湿病日久不愈，正虚邪恋，督脉不足，血脉不畅，筋骨失养，风、寒、湿、热集结于筋骨之间，痰瘀痹阻使关节肿大变形，肢体僵硬疼痛、屈伸不利则为类风湿，中医也称鹤膝风；强直性脊柱炎，中医认为是先天不足肾虚、寒湿之邪入侵骨肉，督脉空虚、筋骨失养而成骨痹。

腰痛只是一个症状，并非是一个病种，如现代医学的坐骨神经痛、腰椎间盘突出症、风湿性关节炎、类风湿性关节炎、骨坏死、腰肌劳损、外伤闪挫皆可致腰痛。中医认为腰为肾之府，内藏两肾，是足太阳膀胱经、足少阴肾经及督脉的必经之路，凡风、寒、暑、湿入侵肌腠经络，流注腰肾或跌扑闪挫、气滞血瘀、内伤肾亏累及腰肾皆可引起腰痛。

肩凝症，俗称"五十肩"，是中年男女多发之病，由于气血渐衰，风寒湿邪入侵经络，筋骨失养致肩臂活动受限。颈椎病也称颈椎综合征，是一种由于骨质增生引起的一组退行性病变，由于骨刺压迫神经根、脊髓、椎动脉和交感神经引起肩臂、肩胛上背及胸前区疼痛，手臂麻木、头晕等一系列颈椎综合征。足跟痛也以老年患者为多，患者足跟外观不红不肿，局部有压痛点，多为一足，晨起或站立时发现足跟不适，行走片刻可减轻或消失，行走过久又开始疼痛，中医认为跟骨痛和肾虚导致骨质变化有关，拍片能证实跟骨多有增生。骨坏死，中医本没有这一病名，西医认为是因某些原因使股骨头骨质疏松、受损、髋部受力过重或因药物、饮酒、外伤、糖尿病等因素形成。无菌性骨坏死也是一种退行性、渐进性病变，严重时可以使患者活动受限或跛行。中医认为骨坏死、颈椎病、腰椎间盘突出症其病根在肾，是肾亏或气滞血瘀或督脉空虚经络不通，使骨失去濡养而患骨痹。

【辨证论治】

风痹（也称行痹），可见肢体肌肉关节疼痛，游走不定，疼无定处，多在一些大关节如腕、肘、膝、踝、髋关节痛或不灵活，怕冷，舌苔白滑，脉浮缓。治法为祛风散寒、通络止疼，常用防风汤化裁治之。

寒痹（痛痹），可见肢体关节疼痛较剧烈，屈伸则加重，痛有定处不移，自觉关节处寒凉，得温暖则痛缓，苔白，脉多缓弦。治以温经散寒、祛风除湿，常用麻桂乌附细姜汤化裁。

湿痹（着痹），可见肢体关节重着疼痛，阴雨天加重，疼有定处，腰背冷痛，足胫肿，苔白，脉沉缓。治以除湿运脾、祛风散寒为主，常选薏苡仁汤化裁。

热痹（痛风），可见关节红肿热痛，屈伸不利，先从小关节开始，伴有口渴、心烦、小便黄赤、舌苔微黄、脉滑数。治以祛风利湿、清热通络为主，常选木防己汤合三妙散化裁，或选桂枝芍药知母汤化裁（桂枝15克、白芍15克、甘草10克、麻黄5克、白术10克、知母10克、防风15克、附子10克）。

腰痛、坐骨神经痛和腰椎间盘突出症，三者皆有腰疼，但程度不同，均可用壮腰益肾汤化裁，对于气滞血瘀偏重者可选用逐瘀汤（牛膝15克、地龙10克、大秦艽10克、羌活10克、川芎10克、当归10克、香附10克、桃仁10克、红花10克、五灵脂10克、独活10克、没药10克、甘草10克）活血逐瘀、通络止痛。

肩凝症，可见上肢活动受限、手足不温、舌苔白、脉沉，以中老年患者居多。治以祛风散寒、通络止痛为主，方选肩凝汤化裁。

颈椎病，表现为手臂麻木，颈椎不灵活，肩、颈、肩胛及前胸均有疼痛，也有些由颈动脉受压引起供血不足型眩晕，发病仍为中老年人居多，宜益气补肾、通络止疼，常选益肾通脉汤化裁治之。

足跟痛、骨坏死，不论轻重都应以补肾壮骨、通络止疼为主，足跟疼常用立安丸化裁，而骨坏死常选益肾坚骨汤。

骨痹，包括强直性脊柱炎及类风湿一类重症，强直性脊柱炎多发于青少年突发腰骶骨疼痛，活动受限，腰背疼，疲倦乏力，消瘦纳减，胸闷气短，夜间翻身困难，晨起僵硬，起卧费力，活动受限，舌苔白腻，脉弦细。治宜补肾强督、祛风散寒，常用独活寄生汤或焦树德的补肾强督治尪汤随证化裁。类风湿性关节炎，早期也是从小关节开始肿胀，早期红肿热痛，晚期有不同程度的僵硬、畸形或萎缩致残，治宜以补肾祛寒、散风通络为主，常选蠲痹汤加减治之。

骨伤科中药采取手法复位，外敷膏药并用夹板固定，同时进行功能锻炼，一般分三期辨证治疗。初期应活血、消瘀、通络、止痛，用特效接骨丹口服，外敷损伤糊。中期应养血和胃、活血、通络，方药用柴胡

10克、当归15克、酒白芍10克、川芎10克、白术15克、茯苓20克、陈皮10克、桃仁10克、红花10克、甘草10克。后期应调和气血、滋补肝肾，方药用当归15克、熟地黄20克、党参15克、黄芪30克、炒杜仲10克、木香10克、桑寄生15克、三七10克、骨碎补10克、赤芍15克、补骨脂15克、菟丝子30克、刘寄奴15克、土鳖虫5克、伸筋草15克、鸡血藤15克。

骨伤科辨证可参考后文李同生的方剂。

【方药分析】

1. 各型痹证常用方

（1）风痹。

防风汤：防风15克、麻黄6克、大秦艽10克、葛根15克、当归15克、羌活10克、桂枝10克、杏仁6克、茯苓20克、甘草10克、生姜10克。

（2）寒痹。

麻桂乌附细姜汤：制川乌10克、麻黄6克、炮附子10克、细辛5克、干姜10克、桂枝10克、防风10克、当归15克、白芍15克、黄芪20克、威灵仙15克、甘草10克。

（3）湿痹（着痹）。

薏苡仁汤：生薏苡仁30克、苍术10克、羌活10克、独活10克、防风10克、麻黄6克、桂枝10克、制川乌10克、川芎10克、当归10克、甘草10克、生姜10克。

（4）热痹（痛风）。

木防己汤合三妙散：黄芪20克、防己15克、防风10克、桂枝10克、薏苡仁30克、生地黄15克、黄柏10克、忍冬藤20克、苍术10克、知母10克、川牛膝15克、石膏20克、甘草10克。

（5）骨痹（顽痹）。

蠲痹汤加减：独活15克、羌活10克、桂枝10克、防风10克、大秦艽10克、制川乌10克、当归10克、细辛6克、薏苡仁30克、苍术10克、萆薢15克、海风藤15克、甘草10克。

（6）强直性脊柱炎。

独活寄生汤化裁：独活 15 克、羌活 10 克、桑寄生 20 克、防风 10 克、细辛 10 克、川芎 10 克、补骨脂 10 克、附子 10 克、当归 15 克、桂枝 15 克、熟地黄 20 克、白芍 15 克、杜仲 10 克、怀牛膝 15 克、狗脊 15 克、威灵仙 20 克、川续断 20 克、伸筋草 20 克、骨碎补 10 克、淫羊藿 10 克。

（7）腰痛。

壮腰补肾汤化裁：熟地黄 20 克、山药 30 克、山茱萸 15 克、杜仲 10 克、川续断 15 克、土鳖虫 10 克、骨碎补 10 克、怀牛膝 15 克、当归 10 克、伸筋草 15 克、赤芍 20 克、鹿角片 10 克、香附 10 克、炙马钱子 2 克、甘草 10 克。

（8）腰椎间盘突出症。

活血止痛汤：当归 15 克、赤芍 20 克、桃仁 15 克、红花 10 克、伸筋草 15 克、独活 15 克、川续断 15 克、狗脊 15 克、桑寄生 15 克、怀牛膝 15 克、土鳖虫 10 克、炙马钱子 2 克、甘草 10 克、香附 10 克。

（9）坐骨神经痛。

温经通络止痛汤（自拟）：黄芪 30 克、当归 15 克、白芍 15 克、杜仲 10 克、川续断 20 克、桑寄生 15 克、怀牛膝 15 克、木瓜 10 克、全虫 6 克、蜈蚣 2 条、细辛 6 克、乌梢蛇 15 克、甘草 15 克、地龙 10 克、防风 10 克、独活 20 克。

（9）肩凝症（漏肩风）。

肩凝汤化裁：葛根 20 克、桂枝 10 克、羌活 10 克、桑枝 30 克、防风 15 克、丝瓜络 15 克、白芍 15 克、川芎 10 克、鸡血藤 15 克、甘草 10 克。

（10）颈椎病。

益肾通脉汤（自拟）：熟地黄 30 克、当归 15 克、白芍 15 克、川芎 10 克、菟丝子 30 克、川续断 15 克、狗脊 15 克、附子 10 克、桂枝 10 克、甘草 10 克、威灵仙 15 克、黄芪 20 克、葛根 20 克、羌活 10 克、姜黄 10 克、天麻 10 克、红花 10 克、没药 10 克、乳香 10 克。

（11）足跟痛。

立安汤加味：菟丝子 20 克、川续断 15 克、杜仲 10 克、补骨脂 15 克、

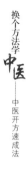

黄柏10克、小茴香10克、怀牛膝15克、独活20克。

（12）骨坏死。

益肾坚骨汤（丸）（自拟）：熟地黄100克、山药60克、杜仲50克、川续断60克、骨碎补50克、独活50克、当归50克、怀牛膝50克、丹参50克、川芎30克、狗脊50克、黄芪100克、附子30克、肉桂15克、甘草25克、威灵仙30克、伸筋草50克、鹿茸片15克、土鳖虫30克、补骨脂50克、炙马钱子15克。

（13）骨折。

特效接骨丹：三七15克、血竭5克、骨碎补5克、自然铜10克、乳香10克、没药10克、土鳖虫10克、西红花3克（草红花10克）、儿茶3克、麻黄5克、鹿角片6克、黄荆子10克。

适宜骨折初中期，磨粉以黄酒送服，每次6克，每日服两次。

跌打损伤糊（外敷膏药）：三七20克、红花10克、土鳖虫20克、血竭10克、乳香20克、没药20克、姜黄10克、川大黄30克、山栀30克、五加皮15克、紫荆皮15克、白及20克、独活20克、白芷10克、香附20克、冰片5克。

用法：诸药磨80目细粉，用黄酒或饴糖调和外敷，1~2天换药一次，开放性皮肤破损者禁用。

风湿、骨病常用单味药选择规律。

寒痹：乌头、干姜、附子、细辛。

风痹：乌梢蛇、防风、全虫。

湿痹：萆薢、木瓜、防己、薏苡仁、苍术。

热痹：秦艽、黄柏、忍冬藤、地龙、蚕沙、知母。

痰浊痹：制胆南星、白芥子、僵蚕。

强督益肾：淫羊藿、补骨脂、杜仲、桑寄生、牛膝、川续断、巴戟天。

通络活血：鸡血藤、海风藤、桂枝、丝瓜络。

通络止痛：独活、羌活、威灵仙、海风藤、寻骨风、炙马钱子。

利水消肿：防己、薏苡仁、五加皮。

腰痛专药：杜仲、桑寄生、川续断、牛膝、狗脊。

骨伤专药：土鳖虫、自然铜、续断、黄瓜子、骨碎补、红花、乳香、没药、血竭、接骨木。

骨刺软坚药：炮穿山甲、琥珀、蛤蚧。

2. 风湿骨病名方选

（1）一盘珠汤（李同生）。

当归12克、川芎12克、赤芍10克、生地黄12克、川续断15克、木香6克、红花6克、三七6克、泽兰12克、苏木12克、桃仁6克、乌药10克、川大黄6克、甘草6克、制乳没各10克。

上肢患病加桑枝、桂枝、千年健；下肢患病加木瓜、牛膝、独活、五加皮；胸伤加枳壳、桔梗、木香、郁金；背伤加威灵仙、狗脊、杜仲；腰伤加杜仲、川续断、补骨脂、小茴香；肋伤加柴胡、青皮、枳实、槟榔；骨折加自然铜、骨碎补。

功效：活血化瘀、通络止痛。

适应证：各种骨伤、脱位、骨折、急性扭伤、局部肿胀等。

（2）颈椎综合征专方（娄多峰）。

葛根20克、当归15克、生地黄20克、威灵仙15克、白芍15克、香附15克、秦艽12克、羌活12克、透骨草20克、鸡血藤20克。

寒者加桂枝，热者加忍冬藤，气虚加黄芪，痛剧加乳香、没药。

适应证：颈椎综合征。

（3）益肾坚骨汤（汤承祖）。

黄芪30克、鸡血藤30克、补骨脂15克、骨碎补12克、菟丝子12克、狗脊12克、川续断12克、枸杞子12克、白芍12克、川芎12克、葛根15克、熟地黄20克。

适应证：颈椎、腰椎间盘增生。

（4）补肾强督尪痹汤（焦树德）。

熟地黄20克、淫羊藿10克、狗脊30克、制附子10克、鹿角胶10克（烊化）、川续断15克、骨碎补15克、羌活12克、独活10克、桂枝15克、白芍12克、赤芍12克、知母15克、土鳖虫6克、防风12克、麻黄6克、干姜10克、怀牛膝15克、炮穿山甲6克、生薏苡仁30克、伸筋草20克。

功效：补肾祛寒、强督助阳、化瘀通络、壮骨强筋。

适应证：强直性脊柱炎。

（5）万应通痹丹（自拟）。

乌梢蛇100克、炮穿山甲50克、全虫50克、蜈蚣50条、僵蚕30克、地龙30克、炮附子50克、威灵仙50克、当归30克、丹参30克、独活50克、炙马钱子30克、甘草60克。

制备：上药烘干，磨100目细粉。

用法：每次5克，每日两次，餐后用黄酒送服，上方可服60天。

适应证：各期类风湿性关节炎、颈椎病、腰椎间盘突出症、腰肌劳损等。

（6）风湿药酒（自拟）。

当归20克、羌活15克、独活30克、何首乌20克、川芎10克、熟地黄50克、鸡血藤30克、桂枝20克、炮附子20克、肉桂10克、乌梢蛇30克、蜈蚣10条、全虫20克、伸筋草20克、豨莶草20克、大秦艽15克、威灵仙15克、甘草50克、骨碎补10克、川续断20克、黄芪50克、红花15克、五加皮30克、雷公藤15克。

制备：上药浸酒（50度左右），泡30天后滤出。

用法：每次20~30ml，每日2次。

适应证：风湿或类风湿性关节炎稳定期。

治疗风湿骨病的古方不多，常用的有防风汤、独活寄生汤、蠲痹汤、桂枝芍药知母汤、薏苡仁汤等十几个经典方子，风湿科的时方占了多数，在单味药选择上应用最多的药物是防风、桂枝、独活、羌活、大秦艽、威灵仙、苍术、薏苡仁及鸡血藤、海风藤等；骨病则选择益肾壮骨、活血化瘀药应用次数最多，风湿骨病共使用药在80味药左右周旋，因此经过筛选归纳产生了系统疗法全方位方药。

【系统论治法】

（1）万应通痹汤：防风15克、桂枝15克、威灵仙20克、麻黄6~10克、苍术10克、薏苡仁30克、炮附子10克、干姜10克、独活15克、羌活

10 克、当归 15 克、白芍 15 克、黄芪 30 克、鸡血藤 15 克、伸筋草 15 克、萆薢 15 克、甘草 15 克、川芎 10 克。

方解：本方用薏苡仁汤、蠲痹汤、麻桂乌附细姜汤及独活寄生汤等化裁而成，麻黄、防风、桂枝、附子祛风散寒；苍术、薏苡仁、萆薢、伸筋草祛风除湿；当归、川芎、黄芪益气通络养血；鸡血藤、伸筋草、独活、羌活、威灵仙通络除痹止痛。全方祛风散寒，除湿通络止痛，是一张痹证的通用方。

类风湿重者加全虫、地龙、乌梢蛇、炮穿山甲；强直性脊柱炎加淫羊藿、补骨脂、杜仲、桑寄生、牛膝、巴戟天；腰椎间盘突出症加川续断、土鳖虫、防己、牛膝、甘草、炙马钱子；颈椎综合征加姜黄、葛根、细辛、制川乌；各种腰疼加杜仲、桑寄生、川续断、牛膝、狗脊；痛风加蚕沙、知母、忍冬藤、土茯苓、地龙、黄柏、大秦艽；寒痹加制川乌、细辛；湿痹加木瓜、蚕沙。上述附加药可根据实际病情需要加减，而非全加。

功效：祛风除湿、通络止疼。

适应证：各类型风湿病。

用法：煎汤或制丸。

（2）万应骨伤汤：当归 15 克、赤芍 15 克、生地黄 15 克、川芎 15 克、川续断 15 克、苏木 15 克、红花 10 克、泽兰 15 克、桃仁 10 克、三七 10 克、土鳖虫 10 克、乌药 10 克、川大黄 10 克、甘草 10 克、骨碎补 10 克、乳香 10 克、没药 10 克、炙马钱子 1~3 克。

方解：本方由活血止痛汤、一盘珠汤等化裁而来，当归、赤芍、川芎、红花、桃仁、三七、土鳖虫、苏木活血化瘀；炙马钱子、乌药、乳香、没药行气止痛；泽兰、大黄利水消肿；骨碎补、川续断续筋接骨。全方活血散瘀、消肿止痛，疗一切骨伤。

上肢骨伤加桑枝、桂枝、姜黄；下肢骨伤加木瓜、牛膝、独活；胸胁痛加枳壳、郁金、丹参；腰脊伤痛加狗脊、威灵仙、杜仲、川续断、独活；骨折伤痛加接骨木、黄瓜子、自然铜；颅内损伤加蒲黄、郁金、石菖蒲、白芷、川芎。

功效：活血消瘀、通络止痛。

适应证：各型骨伤、软伤、伤筋动骨。

用法：煎汤或制丸口服。

【评按】

风湿骨病临床最为常见，现代医学骨伤科并没有特效疗法，对风寒湿痹多采用口服激素类药或镇痛剂，只能取效一时且不良反应较多。骨折则采用手术钢板、钢钉固定，或石膏固定法，不仅患者饱受二次手术之苦，且费用极高。中医骨折的小夹板固定法，从各方面都优于现代医学的方法，中医的手法正骨术更为现代医学所不及。治骨伤切不可急于求成，骨伤科的一个重要疗法是"时间疗法"，一切筋骨伤痛必须动静结合，复位后让其自然愈合十分重要。万应骨伤汤为骨科伤痛的通治方，笔者应用数十载证明其疗效值得肯定。

风、寒、湿痹乃三气杂合为患，并非是单一侵袭机体，往往是寒湿不易分清，只是侧重哪一方面，对普通痹证应采取分而不分、不分而分的原则，并没有单独的风痹、湿痹和寒痹。因此风、湿、寒痹皆可用万应通痹汤加减治疗。

病案

李某，男，62岁，2012年10月来诊。自诉：患者在30岁时，经常参加篮球运动，每次都至大汗淋漓方休，回家即用冷水冲洗汗液，后来渐渐发现肩关节、腕关节、膝关节时时疼痛，才停止洗冷水浴，但为时已晚，吃过消炎痛、双氯灭痛等西药，服完症状即轻。其后随着年龄增长，每到秋季、春季关节都有痛感，经西医查验确诊为风湿性关节炎。查体：形体偏瘦、脉象沉迟、舌质淡薄、苔白，属中医的风、寒、湿痹范围，偏寒湿型，应温通血脉、祛风散寒、通络止痛，选系统疗法万应通痹汤化裁治之：当归15克、赤芍15克、川芎10克、黄芪25克、防风15克、桂枝15克、麻黄6克、苍术10克、薏苡仁30克、木瓜10克、威灵仙20克、伸筋草15克、鸡血藤20克、萆薢15克、独活15克、羌活 10 克、附子 6 克、干姜 10 克、甘草 15 克。方解：当归、白芍、川芎养血；黄芪、防风、桂枝、鸡血藤祛风益通络；麻黄通毛窍、温散寒邪；苍术、薏苡仁、木瓜祛湿气；附子、桂枝、干姜温阳；独活、羌活、威灵仙、伸筋草通经止痛除湿，通治各个关节寒痹、湿气。用法：每日 1 剂，每次服 150~200ml，每日两次。疗效：该患计服 4 周后，2013 年来诊时主诉，今年春天虽然天寒冷，但肩、膝关节痛得很轻，只是阴天有感觉，比过去好许多。

辛某，女，50 岁，2011 年 4 月 20 日来诊。患者自诉患风湿病已经 7 年有余，现在手麻、腰痛、腿痛，行走困难，在某医院做类风湿因子检查，确诊为类风湿性关节炎。刻诊：手足关节已变形，走路蹒跚，挂棍前来就诊，血压 160/90mmHg，脉沉弦，治宜温通血脉、祛风散寒、通络镇痛等法，用万应通痹汤化裁治之：当归 15 克、川芎 10 克、赤芍 15 克、熟地黄 20 克、黄芪 30 克、桂枝 15 克、防风 15 克、甘草 15 克、独活 15 克、桑寄生 10 克、羌活 10 克、威灵仙 30 克、生薏苡仁 30 克、炮附子 10 克、干姜 10 克、苍术 10 克、川续断 15 克、细辛 6 克、麻黄 6 克、鸡血藤 15 克、伸筋草 15 克、草薢 15 克、全虫 6 克、炮穿山甲 10 克、怀牛膝 15 克。用法：每日一剂，分两次服，每次 200ml。疗效：服 4 周后患者已扔掉拐杖，腰已不痛，但手麻仍存，自觉好了不少，后续曾按上方加减制成水丸和颗粒续服半年之久，诸症皆减，血压也下降，手麻已轻，关节不再变形。

王某，男，67 岁，家住白云山街道。患者自诉膝关节肿胀，夜间不得眠，腕骨、踝骨亦肿痛。喜饮啤酒、白酒数十年，近年已忌酒，但吃海鲜则关节明显疼痛。去医院查血清尿酸超过 0.65mmo1/L，西医诊为痛风，曾服过痛风定，但服药后周身不适而停服。查腕骨、脚蹋趾已经变形，脉弦滑，舌苔白腻，属中医热痹范围。其病理为先天禀赋不足、饮食不节、沉湎酒食厚味，引起代谢功能失调，升清降浊能力降低，浊毒瘀结为患。治宜泄瘀化浊、通络止痛为大法，用万应通痹汤化裁治之：防风15克、桂枝10克、威灵仙20克、苍术15克、生薏苡仁30克、土茯苓30克、黄柏10克、大秦艽10克、独活15克、羌活10克、当归15克、白芍20克、川芎10克、甘草15克、乌梢蛇15克。用法：水煎服，每日一剂，分两次服。忌高蛋白饮食，忌酒、海鲜等。疗效：计服3周后，查血尿酸已降至0.45mmo1/L，接近正常值。

史某，男，50岁，2010年5月就诊，家住千山路街道。自诉因骨坏死走路困难，现拄单拐来诊，右下肢跛行，询问患病原因不太明确。但患者夏天常饮酒，曾服过不少消炎、壮骨激素类药，但只能暂缓骨疼，一度曾放弃治疗，精神郁闷。脉沉、舌质淡、苔白，西医诊断为股骨头坏死，属中医骨痹范围，病因为肝肾不足、骨失所养，治宜补骨壮骨、活血通络等方法。用通治方万应骨伤汤化裁：当归15克、赤芍20克、生地黄20克、熟地黄20克、川芎10克、川续断15克、苏木10克、桃仁10克、红花10克、三七10克、土鳖虫10克、乌药10克、骨碎补10克、乳香10克、没药10克、狗脊10克、补骨脂10克、怀牛膝15克、炙马钱子3克、甘草10克。自2010年5月5日服药至2010年10月已扔掉拐杖，计服汤方3个月左右，后又按病情加减制水丸又服了3个月后，拍片查验证实股骨头已恢复正常，嘱注意饮食、避风寒，适当活动，2012年来门诊时已停服中药，感觉良好。

王某，女，50岁，家住白云山街道，2009年11月15日因天气突变寒潮来袭，先是下雨，第二日路面结冰，患者上班途中跌倒，当时以右手支撑时造成右腕骨部桡骨小头错位性骨折，次日腕骨肿胀、疼痛，遂去医院拍摄X线片证实为桡骨骨折，须先行复位固定。当时口服中药、外敷伤药、纸板固定绷带缠绕，但没按西医石膏固定法，只是按万应骨伤汤口服汤剂：当归15克、赤芍20克、川芎 10 克、生地黄 15 克、桃仁 10 克、红花 10 克、苏木 10 克、泽兰 20 克、川大黄 10 克、三七 10 克、土鳖虫 6 克、乌药 10 克、甘草 10 克、骨碎补 10 克、乳香 10 克、没药 10 克、炙马钱子 1 克。上方每天 1 剂，计服 1 周，其后改为成药伤科接骨片又续服两周，外敷药用至第 3 天已不痛，20 天后 X 线检查证实伤处已经愈合，遂去掉外敷纸板。

十一 五官科疾病的系统论治

【概述】

眼、鼻、耳、喉、口为五官，每一官都是一个独立的小科，五官的生理结构的精细复杂程度绝不亚于五脏六腑，作为一名全科中医虽不像专科那样精通，但也应该知其全貌。因为人体五官九窍，窍窍相通，一处生病，互相影响，五官与内脏、经络有着不可分割的关系。内脏之盛衰，阴阳的失调均可影响五官发生疾病，因此中医五官科也应当从单独的辨证论治向中医的系统论治靠拢，将比单科独治疗效优越得多。本文是以这个为前提，对眼、鼻、耳、喉、口五官进行系统化论治，然五官科病种不少，中医病名混乱，所以均以西医的病名为准。本文主要论治眼病中的白内障、青光眼、玻璃体混浊、眼底出血、鼻炎、口腔溃疡、咽喉炎等。

【病机】

眼为五官之首，五脏六腑之精气皆上注于目，一旦脏腑失调、肝肾亏损则可导致视力下降，因目受血而能视，当脑供血不足时，可产生一过性昏花，长期缺血则可致慢性眼疾，如白内障视网膜病变，风火湿热可使目红肿热疼；肝经火旺，眼压升高可使眼睛暴盲或渐渐发展为青光眼。中医认为，所有眼疾不管急性、慢性都与肝、肾有关，因此中医治眼始终是泻火明目、补益肝肾。鼻炎多与外感风寒有关，风寒束肺，鼻窍不通，或鼻流清涕，即西医所谓过敏性鼻炎；而鼻甲干燥，肺失滋润则患萎缩性鼻炎；心肝火旺、血热妄行或肝肾阴虚、脾不统血则可致鼻衄。化脓性中耳炎现代医学认为是细菌感染，中医认为是肝经湿热所为，分泌性中耳炎为咽鼓管堵塞使耳内压力不平衡所致，使中耳内有血清液体分泌，中耳炎有一些是因为鼻炎引起，因为鼻窍与耳紧紧相连。耳鸣、耳聋多为肾亏，《黄帝内经》中讲："髓海不足，脑转耳鸣。"肾主耳，肾精不足可导致耳鸣、耳聋。口腔溃疡，有急、慢性之分，复发性口疮中医称"口疳"，是由于阴虚火旺，心胃火盛所致；唇风是因为过食辛辣肥甘，脾胃湿热内生，热燥化火上熏于唇，外受风邪侵袭，风热相搏致唇部干燥剥脱；口腔异味乃胃气上逆或口腔溃疡引起，咽喉部红肿、扁桃体炎多是风热、肺胃火热使扁桃体肥大、化脓；而梅核气（咽喉炎）是由于烟酒过度、嗜食辛辣，烟酒熏蒸耗损阴液，水不涵木，阴虚为本，气火痰瘀为标。急慢性咽喉炎多由外感引起，风热感冒、火热伤阴犯肺、肺气壅塞使声音沙哑、失声。五官科诸病都有虚实之分，急性未愈往往转为慢性，实证多为外感六淫，而虚证则多是肝肾阴虚或心肝火旺所致。

【辨证论治】

老年性白内障，多为渐进性视力昏花，应以清肝明目、补肝益肾为主，临床多用杞菊地黄汤或九子地黄汤化裁；青光眼中医称绿风内障和青风内障，主要治法是清肝、降压、明目同时进行，内服开角青风汤能停止发展或慢慢恢复视力，可免于手术；玻璃体、晶状体混浊，应疏散风热、渗湿利水，可用飞蚊明目汤化裁治之；红眼病为传染性结膜炎，用桑菊消赤汤清热疏风，1周均愈。眼底出血主要是肝火炽盛，应清肝泻火、止血，用清肝明目汤化裁治之；近视眼为慢性病，主要应养成良好阅读习惯，减少光电刺激，宜养肝益肾，可制成近视养肝丸长期服用，可提高视力；鼻炎宜散寒通窍、益气固表、通窍排脓、滋阴润肺等法治疗，通窍鼻炎汤随证加减可通治各型鼻炎、鼻窦炎、萎缩性鼻炎；鼻衄应清热凉血，多用四生饮或犀角地黄汤治之；老年性耳鸣耳聋应用补肾益气通窍法，选用益气聪明汤加灵磁石、响铃草、龟甲、女贞子等效果不错。

突发性耳聋，应开郁通窍、清肝泻火，用突发耳聋汤治之，一般在两周之内可以恢复。急性口疮可用口疮散外治，慢性者应养阴清热、泻火消疮，用养阴消疮汤治之；唇炎、唇风一般用清热润燥、疏散风热法治之（熟地黄 50 克、附子 10 克、肉桂 10 克、龟甲 20 克、黄柏 10 克、砂仁 6 克、甘草 10 克）；牙痛常用玉女煎化裁清胃泻火；梅核气宜养阴、散结、化痰，用梅核慢咽汤治之；急慢性咽喉炎，应清热解毒、养阴润肺，用养阴润肺汤化裁疗效不错。扁桃体发炎，不管是外感引起还是反复不愈，用五根汤化裁疗效不凡。口腔异味（口臭），宜清胃养阴，用养阴清胃汤化裁。五官科疾病的治法，总是在清、降、通、补的范畴内周旋。

【方药分析】

眼科常用药：菊花、桑叶、石决明、石斛、谷精草、木贼草、密蒙花、蝉蜕、茺蔚子、菟丝子、女贞子、枸杞子、青葙子、楮实子、沙苑子、车前子、决明子、五味子、蒺藜。

清肝火常用药：桑叶、菊花、青葙子、决明子、夏枯草。

泻肝火常用药：龙胆草、黄连、黄芩、白芍、山栀、牡丹皮、羚羊角。

平肝阳常用药：蒺藜、菊花、石决明、磁石、珍珠。

滋肝阴常用药：女贞子、枸杞子、白芍、青蒿、地骨皮。

养肝血常用药：当归、白芍、枸杞子、大枣。

鼻部常用药：辛夷花、苍耳子、白芷、细辛、蔓荆子、防风。

耳部常用药：磁石、葛根、石菖蒲、路路通、响铃草、龙胆草、木通、通草、荷叶、五味子、龟甲、炙麻黄。

喉部常用药：山豆根、牛蒡子、余甘子、锦灯果、金果榄、玉蝴蝶、射干、桔梗、乌梅、胖大海、蝉蜕。

口腔常用药：西瓜霜、青黛、月石、薄荷脑、人中黄。

五官科常用方剂：

（1）九子地黄汤（蒲辅周）。

熟地黄 30 克、山药 30 克、山茱萸 15 克、牡丹皮 15 克、泽泻 15 克、菟丝子 30 克、沙苑子 15 克、五味子 10 克、车前子 20 克、青葙子 10 克、女贞子15克、枸杞子20克、茺蔚子10克、决明子15克、龟甲30克、磁石30克、沉香3克。

功效：补肝益肾、清肝明目。

适应证：老年性白内障。

（2）开角青风内障汤（自拟）。

石决明20克、菊花15克、茯苓20克、苍术10克、炒白术15克、猪苓15克、泽漆10克、楮实子10克、夏枯草20克、白芍20克、决明子10克、当归10克、甘草10克。

功效：降压明目。

适应证：开角型青光眼、慢性单纯性青光眼。

（3）飞蚊明目汤（自拟）。

栀子15克、牡丹皮15克、桑叶10克、玄参15克、决明子15克、女贞子15克、苍术10克、黄柏10克、猪苓15克、泽泻10克、车前子15克、木通10克。

功效：清肝明目、利湿。

适应证：玻璃体混浊、飞蚊症等导致的视力减退。

（4）桑菊消赤汤。

桑叶10克、菊花10克、大青叶10克、荆芥6克、生地黄15克、黄芩10克、山栀10克、蒺藜15克、木贼10克、蝉蜕10克、赤芍15克、甘草6克。

功效：清热、疏风、明目。

适应证：流行性结膜炎（天行赤眼）红眼病。

（5）清肝明目汤。

生地黄20克、牡丹皮15克、龙胆草10克、山栀10克、赤芍15克、菊花15克、旱莲草20克、黄芩15克、黄连6克、苏木10克、

功效：清肝、明目、止血。

适应证：心肝火旺型眼底出血。

（6）近视养肝丸（自拟）。

党参60克、炒白术50克、川芎50克、当归50克、酸枣仁60克、

远志 30 克、五味子 30 克、茯神 60 克、枸杞子 50 克、山茱萸 50 克、石菖蒲 30 克、蔓荆子 30 克、炙甘草 30 克。

功效：益气养血、养肝益肾。

适应证：青少年近视眼。

（7）通窍鼻炎汤（自拟）。

辛夷花 10 克、苍耳子 10 克、甘草 6 克、细辛 3 克、五味子 6 克、防风 10 克、白芷 10 克、黄芩 15 克、菊花 10 克、蔓荆子 10 克、桔梗 10 克、薄荷 10 克。

功效：清热解毒、宣肺通窍。

适应证：各型鼻炎、鼻窦炎。

（8）犀角地黄汤。

水牛角 20 克、石决明 30 克、菊花 20 克、桑叶 10 克、钩藤 20 克、槐花 20 克、小蓟 10 克、大蓟 10 克、生地黄 30 克、牡丹皮 15 克、仙鹤草 20 克。

功效：清热凉血、降压止血。

适应证：鼻衄。

（9）四生饮。

生地黄 20 克、侧柏叶 10 克、荷叶 10 克、桑叶 10 克、艾叶 6 克。

适应证：各型鼻出血。

（10）乌梅鼻痔散。

乌梅肉 6 克、枯矾 6 克、冰片 1 克。

功效：消积化腐。

适应证：鼻息肉、鼻痔。

制备：乌梅用水泡软，用小刀将乌梅肉刮下，弃核烘干后与枯矾、冰片一起研粉，过 100 目筛，备用。

用法：用小棉球蘸上述药粉直接塞鼻，夜塞旦取。

（11）加味泽泻汤。

泽泻 20 克、茯苓 30 克、石菖蒲 10 克、荷叶 10 克。

功效：利湿通窍。

适应证：慢性分泌性中耳炎、非化脓性中耳炎。

（12）吹耳散。

黄连 10 克、枯矾 6 克、冰片 2 克。

功效：清热、解毒、利湿、收敛。

适应证：急慢性中耳炎均可。

制备：黄连去须、毛、土，洗净晾干，研细粉再入枯矾、冰片混合而成。

用法：先用 3% 双氧水洗脓耳后，再将少许药粉吹入耳内。

（13）耳鸣、耳胀专用方。

蔓荆子 10 克、石菖蒲 10 克、薄荷 10 克、路路通 10 克、防己 10 克、甘草 6 克、葶苈子 10 克、杏仁 10 克、炙麻黄 3 克。

功效：疏风利湿、宣肺通窍。

适应证：湿热型耳闷、耳胀、耳鸣。

（14）突发耳聋汤。

龙胆草 15 克、黄芩 15 克、川芎 10 克、当归 10 克、石菖蒲 10 克、葛根 15 克、路路通 10 克、女贞子 10 克、磁石 30 克（包）。

功效：清肝泻火、开郁通窍。

适应证：肝火上扰型耳鸣、耳聋。

（15）益气聪明汤。

黄芪 20 克、党参 15 克、葛根 30 克、升麻 6 克、白芍 15 克、黄柏 10 克、蔓荆子 10 克、甘草 6 克。

功效：益气升阳通窍。

适应证：气虚耳鸣、耳聋。

（16）养阴消疮汤、外用口疮散。

养阴消疮汤：生地黄 20 克、玄参 15 克、麦冬 10 克、知母 10 克、黄连 6 克、黄芩 10 克、牡丹皮 10 克、薄荷 10 克、甘草 6 克、竹叶 6 克。

功效：养阴清热、泻火消疮。

适应证：复发性口疮、口疮。

外用口疮散：青黛 15 克、黄连 10 克、枯矾 6 克、黄柏 6 克、人中白 2 克、冰片 1 克。

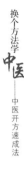

制备：上药研粉，过 100 目筛，备用。

功效：清热解毒、收敛止痛。

适应证：口腔溃疡、口疳。

（17）双解通圣汤。

生地黄 20 克、玄参 15 克、黄芩 15 克、石膏 20 克、山栀子 10 克、桑叶 10 克、薄荷 10 克、当归 10 克、桔梗 10 克、甘草 6 克。

功效：清热润燥、疏散风热。

适应证：剥脱性唇炎、唇风。

（18）玉女煎化裁。

生地黄 20 克、熟地黄 20 克、生石膏 20 克、麦冬 15 克、知母 15 克、怀牛膝 15 克。

功效：清胃泻火。

适应证：胃火炽盛型牙痛。

（19）梅核慢咽汤。

太子参 20 克、玄参 15 克、麦冬 15 克、乌梅 10 克、金银花 15 克、石斛 10 克、桔梗 15 克、沙参 15 克、瓜蒌 15 克、清半夏 15 克、大贝母 15 克、赤芍 15 克、皂角刺 10 克、柴胡 6 克、胖大海 10 克、甘草 10 克、炮穿山甲 6 克。

功效：益气养阴、化痰散结。

适应证：慢性咽炎、梅核气。

（20）双连解毒汤。

金银花 20 克、连翘 15 克、桔梗 15 克、玄参 15 克、山豆根 10 克、竹叶 10 克、蒲公英 20 克、大贝母 10 克、知母 10 克、牛蒡子 10 克、薄荷 10 克。

功效：清热解毒、利咽消肿。

适应证：急慢性扁桃体炎。

（21）养阴清肺汤化裁。

生地黄 20 克、玄参 15 克、麦冬 15 克、大贝母 10 克、牡丹皮 10 克、白芍 15 克、甘草 6 克、沙参 15 克、藏青果 15 克、蝉蜕 6 克、玉蝴蝶 5 克。

功效：清热解毒、养阴润肺。

适应证：各种急慢性喉炎、音哑等。

（22）五根汤治扁桃体炎。

葛根 25 克、板蓝根 20 克、山豆根 20 克、白茅根 20 克、芦根 15 克、藿香 10 克、红花 6 克、川大黄 5 克。

功效：清热解毒、凉血消肿、止疼。

适应证：急性扁桃体炎、咽喉肿疼（本剂量为成人剂量，小儿每剂服用 3 天）。

（23）养阴清胃汤。

生地黄 20 克、柴胡 10 克、黄芩 10 克、枳实 15 克、牡丹皮 10 克、石膏 20 克、茵陈 10 克、川大黄 10 克、炒山栀 10 克、知母 10 克、石斛 10 克、麦冬 10 克、陈皮 10 克、厚朴 10 克、甘草 6 克、焦山楂 10 克、法半夏 15 克。

功效：养阴清胃、化痰通便。

适应证：胃火炽盛、痰湿中阻型口臭。

（24）狐惑三联汤。

炙甘草 25 克、黄连 10 克、黄芩 10 克、半夏 20 克、细辛 10 克、干姜 6 克、生地黄 20 克、栀子 15 克、白芷 10 克、升麻 6 克、竹叶 10 克、藿香 10 克、木通 10 克。

功效：清热泻火、排毒敛疮。

适应证：白塞综合征、狐惑症。

五官科中经方不多，大多为专科时方，常用方大致在 50 个汤头左右，本文只介绍了最常见五官科使用的汤方 20 多个，五官科常用药在 60 味左右，其中眼部常用药在二十几味，最常用的眼部用药属菊花、桑叶、石决明、刺蒺藜，几乎方方都用，细小种子类药材是眼科必用药，有十几种，其次为清肝泻火药，黄芩、山栀、白芍、黄连、石斛也是眼科常用药。鼻部、耳部药味较少，喉部用药仅次于眼部，清肺利咽药也有十几味，喉部用药有一部分是外用药。总之眼科用药没离开清热明目、活血散瘀、清肝退翳、补肝益肾；鼻部用药没离开益气固表、散寒通窍、

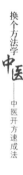

清热泻火；而口腔和喉部则以清热解毒、养阴润肺、化瘀散结的药使用偏多。

【系统论治法】

（1）十子明目汤。

熟地黄 20 克、生地黄 15 克、牡丹皮 15 克、山药 20 克、山茱萸 15 克、白芍 20 克、当归 15 克、菊花 15 克、蒺藜 20 克、石决明 30 克、决明子 15 克、楮实子 15 克、五味子 10 克、菟丝子 30 克、枸杞子 20 克、车前子 15 克、沙苑子 15 克、茺蔚子 15 克、女贞子 15 克、青葙子 10 克。

方解：本方由明目地黄丸与九子地黄汤、杞菊地黄汤等化裁而来。眼疾诸病其根在肝肾不足，或因肝胆风热，上扰神明，目失濡养，因此治眼科内障、玻璃体混浊、视网膜视神经萎缩及黄斑变性等皆以六味地黄汤补肝益肾为基础，加上十个种子类中药，以助六味益肾明目之功。因为细小种子类都含有大量养目需要的氨基酸、蛋白质，五味子、枸杞子色红，青葙子又黑又亮，沙苑子色黄，菟丝子色黄白，车前子、女贞子色黑，楮实子、茺蔚子这些种子皆走肝、肾经；菊花、石决明、决明子均有清肝明目之功，多种种子对应眼球中的五轮，因此能治各种老年性、虚证眼疾。

功效：补肝益肾、清肝明目。

适应证：各类眼疾，包括白内障、青光眼、飞蚊症、视网膜病变、视神经萎缩、黄斑变性等。

角膜炎：去十子，加蝉蜕 10 克、木贼 10 克、黄芩 15 克、柴胡 10 克、蒲公英 20 克；红眼病：去十子加蝉蜕 10 克、荆芥 10 克、桑叶 10 克；眼底出血：去十子加龙胆草 15 克、黄芩 15 克、蒲黄 10 克、苏木 10 克；高血压：加夏枯草 20 克、龟甲 20 克、珍珠母 10 克；糖尿病视网膜病变：加丹参 30 克、川芎 10 克、麦冬 15 克、玄参 15 克、地骨皮 20 克；眼干综合征：加西洋参 10 克、麦冬 15 克、石斛 10 克、天冬 15 克；青光眼（青风内障）：加泽漆 10 克、猪苓 15 克、茯苓 20 克、夏枯草 20 克。

（2）通窍鼻炎汤。

辛夷花 15 克、苍耳子 10 克、川芎 10 克、甘草 10 克、桔梗 10 克、黄芩 15 克、细辛 5 克、白芷 10 克、防风 10 克、荆芥 6 克、薄荷 6 克。

方解：本方由辛夷苍耳子散加减而来，在鼻炎的数十个方剂中，唯辛夷花与苍耳子使用频率最高。辛夷花辛温香散、轻扬上行、散风解表、宣通鼻窍；苍耳子性温润，上行至脑巅，散风除湿，二药加细辛、荆芥、白芷，使宣肺、通窍之功倍增；防风、羌活、川芎祛风胜湿止痛；桔梗、黄芩入肺经，宣肺化痰、清热解毒，所以该方能适宜所有鼻科诸病。

功效：祛风散寒、宣肺通窍。

适应证：各种鼻炎及鼻炎引起的头痛。

通窍鼻炎汤的加减运用：过敏性鼻炎加黄芪 25 克、炒白术 15 克、益智仁 10 克、五味子 6 克；鼻窦炎、颌窦炎加蔓荆子 10 克、菊花 10 克；萎缩性鼻炎加玄参 15 克、生地黄 15 克、麦冬 15 克、石斛 10 克；肥厚性鼻炎加连翘 15 克、鱼腥草 20 克。

（3）耳病全息汤。

龙胆草 15 克、黄芩 15 克、山栀 15 克、生地黄 25 克、柴胡 10 克、石菖蒲 10 克、泽泻 10 克、甘草 10 克、葛根 20 克、川芎 10 克、荷叶 10 克。

方解：耳病全息汤是由龙胆泻肝汤、益气聪明汤等变化而来，耳科疾病实证多于虚证；中老年人耳鸣、耳聋虚证多于实证。本方以龙胆草、山栀、黄芩、生地黄等清肝泻火，以石菖蒲、泽泻通窍利湿；用柴胡、葛根配伍荷叶升清降浊，川芎活血行气，引诸药上行于耳，不管虚实，通过临证加减均可治所有耳疾。

功效：清肝降火、利湿通窍。

适应证：耳鸣、耳聋、耳闷、耳胀及中耳炎等。

耳咽管不通者可加葶苈子 5 克、炙麻黄 3 克、杏仁 10 克；虚证耳鸣、耳聋加路路通 10 克、麦冬 15 克、五味子 10 克、磁石 30 克、龟甲 20 克、女贞子 15 克；肝阳上亢、高血压者加夏枯草 20 克、白芍 20 克、石决明 15 克；梅尼埃病耳鸣头眩加天麻 10 克、姜半夏 30 克、龙骨 30 克、牡蛎 30 克。

（4）养阴喉症汤。

生地黄 25 克、玄参 15 克、麦冬 15 克、牡丹皮 15 克、白芍 20 克、甘草 10 克、山豆根 20 克、沙参 15 克、桔梗 15 克、射干 10 克、蝉蜕 10 克、青果 15 克、牛蒡子 10 克、大贝母 20 克、薄荷 10 克、石斛 10 克。

方解：本方由养阴清肺汤加味化裁而来，生地黄、沙参、石斛清热养阴；玄参、贝母清热解毒、化痰散结；射干配桔梗、山豆根、牛蒡子解毒、化痰、宣肺、利咽；牡丹皮、白芍走肝经，平抑肝木；蝉蜕、薄荷走肺经，疏散风热，专治咽痛音哑；甘草调和诸药。全方养阴润肺、清热解毒、化痰散结而生效。

功效：养阴润肺、化痰散结。

适应证：急慢性咽炎、喉炎、梅核气、扁桃体炎。

急性扁桃体炎肿大可在上方基础上加连翘 20 克、金银花 20 克；慢喉暗、声哑可加木蝴蝶 5 克、天花粉 15 克；慢性咽炎长期不愈者应加炮穿山甲 10 克、瓜蒌 15 克、乌梅 10 克。

（5）通治消疳汤。

生地黄 20 克、玄参 15 克、麦冬 15 克、知母 15 克、黄连 6 克、黄芩 15 克、山栀 15 克、牡丹皮 15 克、薄荷 10 克、石膏 20 克、川大黄 6 克、甘草 6 克。

方解：本方由养阴消疳汤、玉女煎、白虎汤、泻黄饮等加减变化而来。其中生地黄、玄参、麦冬、牡丹皮、知母清热泻火、养阴润燥、养胃生津；口腔诸病以心胃火为主，选山栀配石膏降三焦之火；黄连清心火，黄芩清肺火，二者相伍，泻火解毒，清热燥湿，善治上焦之实火，薄荷疏散风热，大黄通下，给火以出路，甘草调和诸药，因此能适应多种口腔科疾病。

功效：养阴泻火、清热解毒。

适应证：急慢性口腔溃疡、口疳、口臭、牙周病、牙痛、唇风等。

慢性口腔溃疡加清半夏 15 克、升麻 6 克、白芷 10 克、石斛 10 克、枳壳 10 克、防风 10 克；口臭加清半夏 15 克、藿香 10 克、佩兰 10 克、陈皮 10 克、厚朴 10 克、苍术 10 克；牙痛、牙周炎加细辛 6 克、牛膝 15 克、连翘 20 克；唇风、唇疮加当归 15 克、桑叶 10 克。

【评按】

五官科疾病从表面上看各自独立，实际均与五脏六腑相连，目为肝窍，耳为肾窍，鼻为肺窍，咽喉为脾胃两经之要道，舌为心之苗，齿为骨之余。口唇属脾，口腔病无不与心、脾、肾相关，所以口舌乃心窍。肾开窍于耳，耳通气海，肾主耳，耳病与肺有关。头为诸阳之会，五官科疾病实际上就是五脏之火外泄于诸窍为之，治五官科疾病就是把实火清除，把虚火回归原处。五官科疾病主要是围绕清肝泻火、养阴润肺、宣肺通窍、滋阴补肾的原则来遣方用药。治五官科疾病要记住清、泻、润、通、补这五个字。

病案

王某，女，66 岁，2016 年 5 月 10 日就诊。主诉：患者有 8 年糖尿病史，常年口服降糖西药，又每日注射胰岛素 30U，血压 160/100mmHg，血流变检查显示，血脂、血黏均不正常，近年视力昏花，经眼科查验确诊为老年性白内障。查脉弦洪、舌苔少、口干，该患者属糖尿病眼疾，保持血糖平稳是关键，但白内障的形成还是和年老体衰、肝肾亏损、双目失养有关。方用通治方十子明目汤化裁：熟地黄 30 克、生地黄 15 克、山药 20 克、山茱萸 15 克、泽泻 15 克、茯苓 20 克、牡丹皮 15 克、白芍 20 克、当归 15 克、菊花 15 克、石决明 30 克、决明子 15 克、楮实子 15 克、五味子 10 克、菟丝子 30 克、枸杞子 20 克、车前子 15 克、沙苑子 15 克、青葙子 10 克、女贞子 15 克、茺蔚子 15 克、龟甲 20 克、川牛膝 15 克。用法：每日 1 剂，分两次服。疗效：服药 3 周后，患者自诉视力增强，看东西比以前清楚，其后按上方制丸，续服有半年之久。

马某，女，50 岁，某单位会计，于 2016 年 3 月 10 日就诊。

主诉：近1年多患者眼睛总是有干涩感，用了鱼肝油丸、眼药水都无济于事，近1个月发现视力下降，写字感觉吃力，眼前总是有一个影子，去眼科门诊，专家诊断为玻璃体混浊，俗称飞蚊症。是为肝胆风热、上扰睛明，表现为视物昏花、眼前常有黑影。治宜养阴益肾、清肝明目，方用十子明目汤化裁：熟地黄20克、生地黄30克、牡丹皮15克、泽泻15克、山药20克、山茱萸15克、白芍20克、当归15克、楮实子15克、枸杞子20克、车前子20克、菟丝子30克、决明子15克、五味子10克、蒺藜15克、沙苑子15克、茺蔚子15克、女贞子10克、菊花10克。用法：水煎，每日1剂，服3周后干眼症消失，其后制丸，口服约半年之久，飞蚊症也消失，视力明显改善。

于某，男，26岁，于2006年9月10日初诊。自诉每年秋冬季都要发病，晨起就喷嚏不断，然后就流清涕，有时有鼻塞感、痒感，服过不少成药，如防芷鼻炎片、鼻炎宁冲剂，也经常使用滴鼻剂，但只能暂时缓解，过一阵又发病。脉浮数、舌质淡红、舌苔薄白。西医诊断：过敏性鼻炎，中医认为是肺卫不固，风寒外袭，治宜益气固表、散寒通窍。方用通窍鼻炎汤化裁：黄芪20克、防风10克、荆芥6克、辛夷花10克、白芷10克、细辛6克、苍耳子10克、甘草6克、白术15克、桂枝10克、益智仁10克、五味子6克、炙麻黄3克、苍术10克。用法：水煎，每日1剂，分2~3次口服。疗效：服1周后鼻涕锐减，第二周鼻痒也消失，服3周后诸症皆无，到2007年之春再未犯病。

张某，女，33岁，2006年5月20日初诊。自诉：患者日前曾感冒1周，鼻塞不通，嗅觉不灵，流黄涕，有时额头连眼眶部痛。西医诊为额窦性鼻炎。查体见脉弦数、舌质偏红、苔稍黄，额窦性鼻炎相当于中医的鼻渊，其病机为湿热蕴肺、鼻窍阻滞。治宜清热解毒、宣肺通窍，方用通窍鼻炎汤化裁：辛夷花10克、苍耳子 10 克、白芷 10 克、细辛 5 克、甘草 6 克、桔梗 15 克、川芎 10 克、黄芩 15 克、菊花 10 克、羌活 10 克、薄荷 6 克。用法：水煎，每日 1 剂，分 2~3 次服，每次 150ml。疗效：只服 1 周，头痛、黄涕消失，两周后诸症皆无，停药后 3 个月回访再未犯过。

王某，男，21 岁，2000 年 7 月来诊。主诉：患者幼儿时就有中耳炎，5 岁后已愈，12 岁时去河中游泳时耳内进水，此后右耳时有化脓，流出黄水，每年犯病即输液，但始终未能彻底治愈，近日又出现脓水，因输了 1 周消炎药无效，才想求中医诊治。查体见面部长有粉刺，自诉便燥、嗜食肉类、烧烤，脉弦，舌质偏红，苔少，大便干燥。西医诊断：化脓性中耳炎，中医称为脓耳，是由肝经湿热、外邪入侵而为，治宜清热、解毒、利湿法。方用耳病全息汤化裁：龙胆草 10 克、山栀 15 克、黄芩 15 克、生地黄 20 克、柴胡 10 克、桔梗 15 克、木通 10 克、甘草 10 克、生薏苡仁 30 克、车前子 10 克、泽泻 10 克。用法：煎汤，每日 1 剂，分两次口服，每次约 200ml。计服 2 周后，水尽脓消，后嘱患者游泳时要防止进水感染。

李某，男，55 岁，2000 年 3 月初就诊。3 年来右耳一直有堵闷感，时有黄水流出，时多时少，经久未愈，西医诊为分泌性中耳炎，相当于中医的耳闭症（胶耳）。病机为湿阻耳窍，治宜通窍利湿。方用耳病全息汤化裁治之：龙胆草 10 克、泽泻 30 克、茯苓 20 克、柴胡 10 克、白芍 15 克、黄芩 15 克、生地黄 20 克、石菖蒲 10 克、荷叶 10 克、甘草 10 克。

张某，男，35 岁，2011 年 4 月就诊。自诉：患者 1 周前随单位春游，登山时忽觉有一阵热气至头，下山后就感觉耳内异常，晚上耳鸣如潮水、耳闷、听力下降、口苦口干、便燥、小溲发黄。查体见脉弦有力、舌质红、苔稍黄。西医诊断：突发性耳鸣、耳聋，中医诊为肝火上扰型耳鸣、耳聋。治宜清肝泄热、开郁通窍，方用耳病全息汤化裁：龙胆草 15 克、黄芩 15 克、山栀 15 克、川芎 10 克、石菖蒲 10 克、当归 10 克、葛根 15 克、路路通 10 克、女贞子 10 克、荷叶 10 克、磁石 30 克（包）。用法：水煎，每日 1 剂，分两次口服。上方只用 1 周共 7 剂，服完即愈。

刘某，女，60 岁，2011 年 5 月来诊。自诉：患者近 1 个月来感觉头晕耳鸣，听力也明显下降，不管夜里还是白天总有一种吹风样的声音影响睡眠。查体见脉弦细、尺脉沉、舌质微红。西医认为是神经性耳鸣，中医认为是虚证耳鸣，证属肝肾亏损、虚火上扰神经而致。治宜滋阴降火、镇静通窍。方用耳病全息汤化裁治之：葛根 20 克、麦冬 15 克、五味子 10 克、石菖蒲 10 克、川芎 10 克、黄芩 15 克、生地黄 20 克、远志 10 克、女贞子 10 克、龟甲 20 克、磁石 30 克（包）、荷叶 10 克。用法：水煎，每日 1 剂，分两次口服，每次约 150ml。计服两周，头晕、耳鸣消失，一年后偶遇患者说再未犯过。

王某，男，42 岁，2009 年 6 月 12 日就诊。自诉：有 20 年吸烟史、饮酒史，喉部感觉异常已有 7 年，总觉咽喉部有点东西，咳不出来也咽下不去，每次饮酒后加重，近日患流行性感冒后，喉部明显不适，疑为长了什么东西而来求医。查体见脉弦数、舌质偏红、舌苔微黄，西医诊为慢性咽炎，中医属梅核气，病机为肺阴不足、虚火上炎，治宜化痰利咽、清热散结。方用通治方养阴喉症汤化裁：沙参 20 克、玄参 15 克、麦冬 15 克、青果 15 克、牛蒡子 10 克、石斛 10 克、金银花 15 克、乌梅 10 克、桔梗 20 克、瓜蒌 15 克、法半夏 15 克、大贝母 10 克、炮穿山甲 10 克、甘草 10 克。用法：水煎服，每日 1 剂，分 2~3 次服，每次 150ml。计服 3 周，症状消失，嘱少饮酒，应忌烟，回访半年后再未犯病。

　　李某，男，36岁，2009年11月12日初诊。主诉：因近来患感冒发烧，咽疼数天，打针、吃药后外感已愈，但嗓子一直有发音沙哑感，气力不足，发声困难，喉部干，但不痛也不痒，就是说话声音异常。查体见脉弦紧、舌质偏红、舌苔少，证属外感风热，火热伤津伤肺，肺阴不足。治宜养阴润肺、清热解毒。方用养阴喉症汤化裁治之：沙参20克、麦冬15克、玄参15克、生地黄20克、知母10克、牡丹皮10克、白芍15克、甘草6克、山豆根15克、藏青果15克、蝉蜕6克、天花粉15克、木蝴蝶6克。用法：水煎，每日1剂，分两次服。疗效：上方连用3周后，患者发声已正常，异物感也随之消失。

　　张某，男，8岁，2006年4月5日就诊。患者因外感发热，咽喉肿痛3天，进食吞咽时头痛，曾注射抗生素3天，诸症不减，体温微高，38℃，双扁桃体Ⅱ度肿大，有脓点，颌下淋巴结大如花生米，压痛明显。舌红苔黄、脉弦数。西医诊断为急性扁桃体炎。方用养阴喉症汤合黄连解毒汤化裁：生地黄25克、玄参15克、麦冬15克、牡丹皮15克、白芍20克、甘草10克、大贝母15克、桔梗20克、牛蒡子15克、山豆根20克、金银花20克、连翘15克、薄荷10克。用法：水煎，每剂3天，分3次口服，每次100ml。疗效：当日体温已正常，咽痛大减，1剂服完而愈。

　　蔡某，男，36岁，2015年9月初诊。患者近半年来由于工作压力大，老板欠薪迟迟不发，常常喝闷酒，纳少，不寐。查体见口舌唇部有多处溃疡点，隐隐作痛、舌质偏红、脉弦数。西医诊为慢性口腔溃疡，曾服消炎片之类，无效，来求中医治疗。本病相当于中医的口疮，病机乃上焦之阴火迟迟不消，引心胃之火上行于口唇而发，反复不愈则为慢性口疮。治宜养阴清热、泻火清疮，方用通治消疮汤化裁：生地黄20克、玄参15克、麦冬10克、知母10克、黄连6克、黄芩15克、薄荷10克、甘草10克、清半夏

15 克、升麻 6 克、白芷 10 克、枳壳 10 克、石斛 10 克、山栀 15 克。用法：水煎，每日 1 剂，分两次服。疗效：计服 2 周后，唇舌溃疡点消失，嘱少饮酒，忌辛辣、烧烤，多吃果蔬，至秋季 10 月，再见面告知未再犯。

曾某，女，41 岁，职业女性，2015 年 6 月 10 日就诊。自诉：近半年来口中异味明显，但自己并未察觉，只是朋友告知，其母也曾发现女儿在说话时秽气熏人，有便秘病史。西医诊为浅表性胃炎，曾服胃舒平、苏打片、牛黄清胃丸等，异味丝毫不减，欲求中医诊治。查体见舌质淡红、舌苔浊腻、脉濡弱。按口臭、胃气上逆、胃火炽盛、痰湿中阻治之，方用通治消疳汤化裁：生地黄 20 克、玄参 15 克、麦冬 15 克、知母 10 克、黄芩 15 克、清半夏 15 克、枳壳 10 克、薄荷 10 克、甘草 6 克、厚朴 10 克、酒大黄 10 克、陈皮 10 克、苍术 10 克、竹叶 10 克。用法：水煎，每日 1 剂，分两次服。服 1 周后患者口气异味锐减，大便畅通。7 月初，其母来诊病时说，女儿口臭病已愈。

曹某，男，67 岁，2015 年 3 月 17 日就诊。自诉：近 1 个月以来下口唇总觉干燥，多饮水也无济于事，又涂不少软膏均无效果，近日下唇干裂脱皮，反复不愈来求中医。查体见舌红少苔、脉弦有力。西医诊断为剥脱性唇炎，中医称唇风，病机为脾胃积热、风邪上扰。治宜疏散风邪、清热润燥，方用通治消疳汤化裁：生地黄 20 克、玄参 10 克、麦冬 15 克、当归 15 克、黄芩 15 克、牡丹皮 15 克、山栀 15 克、炙甘草 10 克、枳壳 10 克、薄荷 10 克、石膏 20 克。用法：水煎，每日 1 剂，分两次口服。疗效：汤剂只服两周，其后改用黄连膏（外涂唇部），回访得知患者已经痊愈。

十二　小儿科常见病、多发病的系统论治

【概述】

中医儿科，古称小方科，也称幼科、哑科。小儿的生理、病理与成人有明显的不同，所以历来小儿病自成一科。小儿科起源于隋唐，成立于北宋，昌盛于明清，历代先贤对儿科疾病的预防、保健、护理、诊断、治疗都积累了丰富的经验，儿科著述颇丰。历代儿科文献中记录了大量的验方、秘方、单方，是中医儿科的宝贵财富，历代儿科专家为中华民族的繁衍昌盛曾有过卓越的贡献。即使在现代医学发达的今日，临床对小儿科杂病治疗，中医儿科仍具有不可替代的优势。现代的中医儿科与古代有很大的差别，现代儿童预防保健的程序化使传染病几乎灭绝，如麻疹、破伤风、白喉、脊髓灰质炎、流行性脑炎等已极为少见，消化科的小儿疳积、蛔虫症也几乎绝迹。现代儿科大宗疾病还以呼吸系统病、营养消化系统病为多，现代儿科的血液病，如白血病比历代均多，神经系统的多动症、抽动症、脑瘫以及小儿肾病、肥胖症、婴儿湿疹的发病率较历代均高。现代虽然抗生素种类繁多，但小儿扁桃体炎、手足口病、中耳炎等并没有减少。本文重点介绍中医儿科常见病、多发病的系统论治。

【病机】

小儿形体娇嫩，脏腑柔弱，气血未充，小儿不能言语，言也不足为信，使儿科诊断增加了难度。历代幼科发明了许多独特的诊断方法，至

今并不落后，现代中医也常根据西医的诊断，采用纯中医的疗法，现代医学的查验方法弥补了儿科诊断的不足。小儿诊断以望诊为主，触诊为辅，不提倡影像学检查，纯中医不参考西医的检查也一样能治好小儿科诸病。

中医认为，小儿生理特点为阳常有余、阴常不足，阳气偏盛致使热病较多，热极生火，火化生风，易产生高热抽搐，小儿科的外感类病最多，小儿科疾病的特点是发病容易、传变迅速、转机最快、脏气清灵、易于康复。

儿科门诊，上呼吸道感染占 60% 以上，外感伤风咳嗽（支气管炎）或喘息型支气管炎、小儿肺炎、扁桃体炎（乳蛾）最为常见。西医认为上呼吸道感染诸病皆为细菌、病毒、支原体感染而为，临床清一色采用抗生素和激素的对抗疗法，认为只要抑制细菌、病毒的繁殖就可以解决问题，但事与愿违，以扁桃体炎为例，有一半以上儿童，用输液疗法并非 1 周而愈，而且屡屡犯病，因此才有患儿切除扁桃体，其实中医治乳蛾很简单。其他如慢性支气管炎、小儿肺炎，中医治愈率均高于现代医学。中医认为小儿腠理不密，卫外不固易感六淫外邪，小儿体属稚阴稚阳，受邪之后极易寒从火化，偏热者居多，热邪伤肺，肺失宣降，化热化火，气道痰壅，气急鼻煽而形成小儿肺炎；小儿四时感冒，以外感咳嗽为最多，内伤者极少，久咳不愈而发展为慢性咳嗽（慢性支气管炎）也不少见。肺如钟，撞则鸣，肺为娇脏、五脏之华盖，职司呼吸，肺主肃降，肺气肃降则不会作咳，反则木火刑金，肺气不降，气逆而咳，但咳嗽一证也非独肺也，五脏六腑皆可致咳；感冒咳嗽、支气管炎常年不愈，日久则风痰不化渐成哮喘，哮喘症以痰作怪，痰生于脾湿，上储于肺，故"脾为生痰之源，肺为贮痰之器"，肺为气之主，肾为气之根，肺主出气，肾主纳气，痰阻气逆则呼吸不利而成哮喘，由此可见，哮喘是肺、脾、肾三脏之病，小儿哮喘以肺、脾两脏为主。

小儿消化道病常见的有腹泻、疳积、虫症、呕吐、厌食等症，小儿腹泻（泄泻）是婴幼儿常见病之一，小儿脾胃脆弱，肠胃嫩小，无论外感六淫或内伤乳食，卒受惊恐或过服寒凉食品均可使小儿脾胃机能失调而致腹泻。小儿疳积是小儿津液干枯、肌肉消瘦的一种慢性营养障碍性病症，表现为肌肉消瘦、毛发枯焦、头大颈细、肚大青筋暴露，小儿疳证以脾损为主，多因乳食内停、病后失调、营养缺失或虫积内伤致疳。

小儿神志发育不全，易受惊恐，外感化火，热极生风，手足抽动，高热者为急惊风，其根在心、肝，预后良好；而慢惊风为脾肾两衰、阴阳两竭、脾虚肝盛、虚风内动，可见抽搐乏力、囟门及眼眶下陷、睡卧露睛、两目斜视等慢惊风先兆。

小儿癫痫症，临床以反复突然发作、两目上窜、口吐涎沫或牙关紧闭、项背强直、神志不清、四肢抽搐等为特征，本证与胎儿在母体中受惊恐有关，或因急慢性惊风治疗不当，痰邪上犯，神志失聪，也有的是外伤头颅受损，痰血瘀阻，积于心窍经络致神志紊乱而成痫证。

其他小儿科杂症还有肾虚水肿（小儿肾病综合征）、小儿蛋白尿、小儿尿床、小儿疝气、汗证，皆以虚证为多，小儿肾炎水肿蛋白尿先为上呼吸道感染引起扁桃体发炎，随着血行传播形成肾炎，脾虚运化无能，肾不主水，水无所制，膀胱气化不行则形成水肿；汗为心液，心主藏血，在内为血，在外为汗，阴虚常有盗汗，但汗证也不独为阴虚，小儿汗证多为阴阳失调、营卫不和、脾虚胃弱或心肾两虚等；小儿遗尿症则与脾、肾、膀胱、三焦失调有关，临床以虚寒、肾阳不足型为多见。

小儿多动症和抽动症病情类似，表现为不安定、活动过度、注意力不集中，其病机为阳盛阴衰，抽动症者多为肝旺脾虚、痰火风盛，与小儿食品中的添加剂与合成色素饮料有关，本病为现代小儿科常见病。

【辨证论治】

1. 咳嗽

小儿支气管炎多由上呼吸道感染引起，中医称为咳嗽。

伤风咳嗽，慢性者，中医称为内伤咳嗽，中医对小儿支气管炎、外感咳嗽分为风寒、风热两个类型。

（1）风寒咳嗽，可见鼻塞、痰稀或流涕。舌淡红，苔白，脉浮。

治法：辛温解表、宣肺止咳。

方药：杏苏散化裁。杏仁10克、苏叶10克、半夏15克、茯苓15克、桔梗 10 克、白前 10 克、陈皮 10 克、甘草 6 克、荆芥 6 克、防风 6 克、生姜 10 克、大枣 3 枚。

用法：3~5 岁小儿，每剂 3 天（9 次），5~10 岁每剂 2 天（6 次）。

（2）风热咳嗽，可见咳嗽痰稠、涕浊黄、面赤口渴、唇红、脉浮数。

治法：辛凉解表、清肺止咳。

方药：桑菊饮化裁。桑叶 10 克、菊花 10 克、杏仁 15 克、甘草 6 克、黄芩 10 克、前胡 10 克、瓜蒌 15 克、桔梗 10 克、连翘 10 克、芦根 15 克、薄荷 10 克。

用法：3~5 岁小儿，每剂 3 天（9 次），6~10 岁每剂 2 天（6 次）。

（3）慢性支气管炎。此病辨证起来十分烦琐，但也不出寒、热、虚、实几种，笔者临床以《医学心悟》的止嗽散化裁，可以治各型慢性咳嗽。

荆芥 10 克、紫菀 10 克、桔梗 10 克、百部 10 克、陈皮 10 克、甘草 10 克。

偏寒喉痒者加蝉蜕 6 克、防风 10 克、露蜂房 6 克；偏热者加前胡 10 克、桑白皮 15 克、枇杷叶 6 克；痰盛者加瓜蒌 15 克、茯苓 20 克、半夏 15 克、橘红 10 克；喘促者加麻黄 6 克、杏仁 10 克；干咳少痰者加沙参 20 克、麦冬 15 克、百合 15 克。

用法：3~5 岁小儿，每剂 3 天（9 次），6~10 岁每剂 2 天（6 次）。

2. 小儿哮喘

小儿哮喘是一种常见呼吸道疾病，临床可见呼吸困难、气急痰多、喉间有拉弦水鸡样哮声，指纹青红或发紫，现代医学认为是过敏性哮喘或变异性哮喘，发病以 3~5 岁小儿为最多，也有 7~8 岁者，每年冬春反复发作，经久不愈，临床按虚、实、寒、热论治。

（1）风寒型哮喘：咳嗽痰清，痰呈泡沫状，喉中有痰鸣，伴有呼吸急促、怕冷、流涕、鼻塞、面色青白、唇色暗、舌苔白、脉浮紧、指纹青红。

治法：散寒平喘、化痰降逆。

方药：华盖散合小青龙汤化裁。麻黄 6 克、杏仁 10 克、陈皮 10 克、苏子10克、桑白皮10克、甘草6克、紫菀10克、款冬花10克、半夏10克、五味子5克。

用法：3~5岁小儿，每剂3天（9次），6~10岁每剂2天（6次）。

（2）风热型哮喘：呼吸急促、涕黄痰稠、喉间有痰鸣、口渴、小便黄、唇红、舌苔黄、脉象浮数、指纹青紫。

治法：辛凉宣肺、降逆平喘。

方药：麻杏石甘汤化裁。炙麻黄6克、杏仁10克、石膏20克、甘草10克、前胡10克、桑白皮15克、瓜蒌15克、炒白果仁10克、款冬花10克。

用法：3~5岁小儿，每剂3天（9次），6~10岁每剂2天（6次）。

（3）小儿过敏性哮喘：中医并没有此名，实际应划分在风寒哮喘范围内，凡西医诊断为过敏性哮喘可参考下方论治。

抗敏定喘汤：炙麻黄5克、炒白果仁10克、僵蚕15克、地龙10克、甘草6克、防风6克、白芥子10克、苏子10克、五味子6克。

用法：3~5岁小儿，每剂3天（9次），6~10岁每剂2天（6次）。

3. 小儿肺炎

小儿肺炎常在伤风感冒后引起，临床以发热咳嗽、气促、鼻煽为主症，心率加快，在100次/分以上，伴有口干、烦躁、纳少、舌苔黄、脉数，临床按细菌性、病毒性及重症肺炎分三型论治。

（1）普通细菌性肺炎：发烧、咳嗽、体温38℃以上，两肺纹理增强，白细胞计数增多，脉弦数，100次/分以上。

治法：清热解毒、化痰平喘。

方药：麻杏石甘汤化裁。炙麻黄6克、杏仁10克、石膏30克、桔梗15克、金银花20克、连翘20克、鱼腥草30克。

用法：水煎。3~5岁每剂3天，每日4次，每次75ml。

（2）病毒性肺炎：发热，体温达39℃至40℃，还可见咳嗽、鼻煽、呼吸急促、烦躁不安、食纳减少、舌红苔黄、脉数。

治法：清热解毒、化痰止咳。

方药：金兰蚤休汤化裁（自拟）。金银花20克、板蓝根10克、

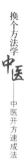

蚤休 10 克、连翘 15 克、法半夏 15 克、陈皮 10 克、桔梗 15 克、石膏 30~50 克、杏仁 10 克、芦根 15 克、浙贝母 10 克、甘草 10 克。

用法：水煎，3~5 岁小儿，每次 75~100ml，每日 6 次。

（3）重症肺炎：咳嗽、高烧、气急、鼻煽。

治法：清热解毒，润肺化痰。

方药：小儿肺炎合剂加减。金银花 20 克、连翘 20 克、石膏 30 克、杏仁 12 克、桑白皮 15 克、桔梗 15 克、露蜂房 5 克、川贝母 5 克、沙参 20 克、麦冬 15 克、玄参 15 克、黄芩 15 克、炙麻黄 5 克。

用法：煎汤。3~5 岁小儿每剂 3 天，每日 4 次，每次 75~100ml。

4. 小儿泄泻

现代医学把小儿腹泻分为感染型与非感染型两类，以婴幼儿为多见，中医则分为伤食、脾虚、湿热三种类型。伤食、脾虚相当于非感染性泄泻，而湿热则相当于感染型泄泻。

伤食脾虚型腹泻可用小儿助运止泻汤。党参 15 克、焦白术 20 克、炒山药 15 克、葛根 15 克、茯苓 15 克、炙甘草 10 克、炒麦芽 15 克、炒扁豆 10 克、炒鸡内金 6 克、神曲 10 克、炒薏苡仁 20 克。

功效：运脾、升阳、止泻。

用法：水煎。1~3 岁幼儿，每剂 3 天，每天 4 次，每次 50ml。

另外还有适宜各型泄泻的小儿外治贴脐膏：五倍子 20 克、吴茱萸 10 克、丁香 10 克、肉桂 10 克、白花前胡 2 克、苍术 10 克。

制法：上药烘干制粉，以米醋调和为膏，每次 1 克药膏贴敷脐孔，每 24 小时换药 1 次，一般贴两次即愈，可免小儿口服药之难，对泄泻脱水者只需口服糖盐水，不用输液，3 天可愈。

5. 小儿肾炎

小儿肾炎中医称为小儿水肿，分急、慢性两类，可见轻度浮肿、血尿或尿中有蛋白。急性肾炎久治未愈，则可发展为慢性迁延性肾炎，除有蛋白尿、血尿外尚有乏力、纳少、心悸、出虚汗、面色黄、舌质淡、脉沉。中医分为脾肾两虚、脾肾阳虚、阴虚血热等型。

（1）脾肾两虚（以蛋白尿为主）。

治法：益气补肾、利尿固涩。

方药：四君合二至丸化裁。党参 20 克、白术 15 克、茯苓 15 克、山药 15 克、菟丝子 15 克、芡实 20 克、女贞子 10 克、旱莲草 15 克、金樱子 15 克、陈皮 10 克、黑大豆 20 克。

用法：水煎。3~5 岁每剂服 3 天，每日 3~4 次，6~10 岁每剂 2 天。

（2）脾肾阳虚（以水肿为主）。

治法：益气补肾、利尿消肿。

方药：四君合阳和汤化裁。黄芪 30 克、党参 20 克、白术 15 克、茯苓 20 克、当归 10 克、猪苓 15 克、车前子 20 克、鹿角胶 10 克、金樱子 15 克、炮附子 5 克、淫羊藿 10 克、炙麻黄 5 克、肉桂 30 克。

主治：水肿型小儿慢性肾炎。

用法：水煎。3~5 岁每剂服 3 天，每日 3~4 次，6~10 岁每剂 2 天。

（3）阴虚血热（以血尿为主）。

治法：益肾养血、清热凉血。

方药：四物合二至丸化裁。生地黄 15 克、当归 15 克、白芍 20 克、阿胶 10 克、女贞子 15 克、旱莲草 20 克、白茅根 15 克、小蓟 15 克、豆豉 20 克、枸杞子 20 克、川续断 10 克。

主治：阳虚血热型肾炎。

用法：水煎。3~5 岁每剂服 3 天，每日 3~4 次，6~10 岁每剂 2 天。

（4）紫癜性肾炎：皮下有瘀斑、微痒、脉数、舌红、尿检有红细胞及蛋白质。

治法：清热、凉血、祛斑。

方药：紫草祛斑汤。紫草 10 克、生地黄 15 克、牡丹皮 15 克、赤芍 15 克、白茅根 15 克、仙鹤草 15 克、旱莲草 15 克、小蓟 15 克、藕节 15 克。

用法：水煎。5~10 岁小儿每剂 2~3 天，每次 100ml，每日 4~6 次。

6. 抽动症与多动症

（1）抽动症，全称叫"抽动秽语综合征"，是一种神经精神障碍综合征，中医属"风证"范围。

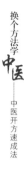

方药：息风安神汤（自拟）。钩藤 15 克、僵蚕 15 克、天竺黄 15 克、石菖蒲 10 克、蝉蜕 6 克、酸枣仁 20 克、青龙齿 20 克、白芍 15 克、茯神 20 克、栀子 10 克、豆豉 15 克。

用法：水煎。5~10 岁儿童每剂两天，每次 100ml，每日服 3 次。

（2）儿童多动症是常见儿童行为异常性疾患，临床以注意力涣散、情绪不稳、任性冲动、活动过多为特点。本病为阴虚阳亢、虚阳浮动、阴阳失衡所致。

治法：滋阴潜阳、安神益智。

方药：潜阳养心汤（自拟）。龙骨 15 克、龟甲 10 克、石菖蒲 10 克、远志 10 克、益智仁 10 克、酸枣仁 15 克、五味子 6 克、茯神 15 克、熟地黄 15 克、白芍 15 克。

用法：水煎。3~5 岁每剂服 3 天，每日 3~4 次，6~10 岁儿童每剂 2 天，分 4 次口服。

【方药分析】

小儿肺系常用药选择：清肺热——石膏、黄芩、生地黄、山栀、天竺黄、地龙；解毒清热——金银花、连翘、鱼腥草、蚤休、芦根；润肺养阴——太子参、沙参、麦冬、玄参、百合；平哮喘——苏子、白芥子、莱菔子、百部、川贝母、杏仁、麻黄；利尿平喘——地龙、葶苈子、桑白皮、竹叶、竹沥；化痰止咳——法半夏、陈皮、胆南星、橘红、桔梗、瓜蒌；止热咳——前胡、川贝母、百部、杏仁、枇杷叶；止寒咳——款冬花、白前、白芥子、露蜂房、侧柏叶；宣肺降逆——炙麻黄、苏子、白前、枇杷叶、陈皮、旋覆花；风痒喉痒——防风、蝉蜕、僵蚕、荆芥；通便止咳——罗汉果、紫菀。

儿科外感常用方：

（1）外感风寒。可见发热怕冷、无汗、流涕、咳嗽、苔白、口不渴、指纹青红。

治法：辛温解表法。

方药：荆防败毒散。荆芥 10 克、防风 10 克、柴胡 10 克、前胡 10 克、茯苓 15 克、生姜 10 克、羌活 10 克、独活 10 克、桔梗 10 克、枳壳 10 克、川芎 10 克、甘草 6 克。

（2）风热型。可见发烧、有汗、打喷嚏、流涕、咳嗽、口渴、唇色红、苔薄、指纹青紫。

治法：辛凉解表。

方药：银翘散加减。金银花 20 克、连翘 15 克、荆芥 10 克、薄荷 10 克、牛膝 10 克、桔梗 10 克、芦根 15 克、防风 10 克、竹叶 10 克、淡豆豉 15 克、甘草 6 克。

（3）表寒里热。小儿外感发烧或寒热往来可用小柴胡汤加减，或柴葛解肌汤化裁：柴胡 10 克、川羌活 10 克、白芷 10 克、石膏 20 克、葛根 20 克、黄芩 10 克、白芍 15 克、蝉蜕 6 克、桔梗 15 克、甘草 10 克、大枣 15 克、生姜 10 克。

（4）外感引起的高烧不退可参考小儿退烧汤。

方药：金银花 20 克、连翘 15 克、玄参 15 克、黄芩 15 克、薄荷 10 克、知母 10 克、甘草 6 克、竹叶 10 克。

适用于外感发烧 39℃ 以下患儿。3~5 岁小儿每次 50~75ml，每日 3~4 次。

（5）小儿鼻塞不通，风寒、风热均可用小儿鼻炎汤。

方药：辛夷花 10 克、苍耳子 6 克、防风 10 克、细辛 2 克、白芷 10 克、桂枝 10 克、黄芪 15 克。

3~5 岁小儿每次 50ml，每日 3 次；6~10 岁每次 75~100ml。

（6）小儿扁桃体炎引起高烧，可选用小儿五根汤。

方药：葛根 15 克、板蓝根 15 克、山豆根 15 克、芦根 20 克、白茅根 15 克、藿香 6 克、红花 3 克、川大黄 3 克。

3~5 岁小儿每剂 2~3 天，每日 3~4 次，5~10 岁每剂用 2 天。

（7）小儿高热引起抽搐、惊厥、病情危急，可 24 小时内服下方可解。钩藤 20 克、石膏 30 克、胆南星 10 克、地龙 10 克、僵蚕 10 克、天竺黄 20 克、蝉蜕 6 克、川大黄 3 克。

1~3 岁幼儿每次 30~50ml，每日 4~6 次；4~5 岁幼儿每次 50~75ml，

每日 4~6 次。

（8）小儿反复感冒或呼吸道感染可用小儿免疫合剂。

方药：黄芪 50 克、炒白术 20 克、防风 15 克、白芍 20 克、桂枝 10 克、甘草 6 克、龙骨 20 克、牡蛎 20 克、山药 15 克、生姜 10 克、大枣 15 克。

1~3 岁每次 30ml，4~6 岁每次 50ml，6 岁以上每次 100ml，均可每日两次。

小儿杂病常用方：

（1）小儿水痘（山水花）是一种病毒性传染病，俗称"痘疹"。可见发热、丘疹，一般一周结痂而愈。可服下方。

板蓝根 10 克、大青叶 10 克、荆芥 5 克、连翘 10 克、蚤休 10 克、紫草 6 克、紫花地丁 10 克、生薏苡仁 30 克、薄荷 10 克、竹叶 6 克。

5 岁以下每剂 3 天，6~10 岁每剂 2 天，10 岁以上每剂 1 天，均为每日 3~4 次。

（2）小儿腮腺炎（俗称"肿痄水"），也为病毒性儿科传染病，口服下方 1 周可解。

板蓝根 15 克、连翘 15 克、蒲公英 20 克、牛膝 10 克、玄参 10 克、桔梗 10 克、大贝母 10 克、柴胡 6 克、甘草 5 克、薄荷 6 克。

5~10 岁每次 50~100ml，每日 3 次。

（3）小儿手足口病是病毒性传染病，用下方 3~5 剂可愈。

板蓝根 15 克、黄连 6 克、知母 10 克、白鲜皮 10 克、甘草 6 克、牛膝 6 克、蝉蜕 3 克、金银花 20 克、防风 10 克、苍术 10 克。

3~5 岁，每次 50ml；5~10 岁，每次 75ml，均为每日 3 次。

（4）小儿遗尿症可用下方。

桑螵蛸 10 克、乌药 10 克、益智仁 10 克、金樱子 15 克、五味子 10 克、石菖蒲 10 克、炙麻黄 3 克。

3~5 岁，每次 50ml；5~10 岁，每次 75~100ml，均为每日 3 次。

（5）小儿癫痫症可用下方。

天麻 10 克、全虫 15 克、蜈蚣 10 条、乌梢蛇 15 克、珍珠 10 克、白矾 10 克、雄黄 3 克、僵蚕 6 克、朱砂 5 克、胆南星 10 克、人工牛黄 5 克、石菖蒲 10 克、龙骨 10 克、郁金 10 克。

上药加工为粉剂，装入 "0" 号胶囊（每囊净粉 0.4 克）。

用法：1 岁以下者，每次 1 粒；1~3 岁，每次 2 粒；4~5 岁，每次 3 粒；5 岁以上，每次 4 粒。每日两次，口服时间不少于 3 个月，再根据病情调整剂量。

（6）婴幼儿湿疹。

①内服方药：荆芥 5 克、蝉蜕 5 克、当归 5 克、生地黄 10 克、金银花 10 克、土茯苓 15 克、牛蒡子 10 克、白鲜皮 15 克、何首乌 10 克、黄柏 5 克、苍术 10 克、防风 10 克、蒺藜 10 克。

功效：养血、润燥、祛风、止痒。

用法：1~5 岁婴幼儿每剂 5 天。

②外治方：小檗碱黄连素片 20 片、肤轻松乳膏一支，二者混合调和为膏，外涂患处。

【系统论治法】

（1）小儿寒性肺系疾病通治方（风寒咳喘汤）。

炙麻黄 5 克、法半夏 10 克、炙甘草 6 克、五味子 6 克、生姜 5 克、大枣 10 克、白前 10 克、杏仁 10 克、桔梗 10 克、茯苓 15 克、荆芥 6 克、防风 10 克、苏叶 6 克、紫菀 10 克、陈皮 10 克。

功效：温肺、止咳、化痰、平喘。

适应证：各种风寒咳嗽、急慢性支气管炎、支气管哮喘、过敏性哮喘，凡辨证为偏风寒呼吸道疾病均可应用。

方解：本方由小青龙汤、三拗汤、杏苏散、二陈汤等化裁而来，其中麻黄、杏仁、桔梗、甘草宣肺止咳、化痰平喘，半夏、茯苓、陈皮行气化痰，荆芥、防风、苏叶温肺化饮，紫菀、白前降气化痰止咳。

咳喘偏重者加地龙 10 克、炒白果仁 10 克、款冬花 10 克、苏子 10 克、白芥子 10 克；久咳不愈加罂粟壳 3 克、蜂房 3 克；干咳者加沙参 15 克、麦冬 10 克；喉痒者加蝉蜕 3 克、露蜂房 3 克。

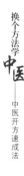
小儿外感高烧不退加柴胡 6 克、葛根 15 克、大青叶 10 克、乌梅 6 克。

用法：1~3 岁小儿，每剂 3 天，每次 30~50ml，每日 4 次；3~5 岁小儿，每剂两天，每次 50~75ml，每日 4 次。

（2）小儿热性肺系疾病通治方（风热咳喘汤）。

炙麻黄 5 克、杏仁 10 克、石膏 20~50 克、甘草 6 克、前胡 10 克、桑白皮 10 克、黄芩 10 克、瓜蒌壳 10 克、桔梗 10 克、大贝母 10 克、知母 10 克、紫菀 10 克、沙参 15 克、麦冬 10 克。

功效：清热、润肺、化痰、止咳、平喘。

适应证：热性咳喘，外感发热引起的咳喘、肺炎、咽喉炎等症。

方解：本方由麻杏石甘汤、清金化痰汤、定喘汤、沙参麦冬汤等化裁而来，麻黄、杏仁宣肺止咳平喘，石膏、黄芩、桑白皮清肺泻热，贝母、知母、瓜蒌清化热痰，前胡、紫菀、沙参、麦冬降气宣肺止咳，全方对证于肺系热病证候。

小儿肺炎感染高烧加芦根 20 克、金银花 15 克、连翘 15 克、鱼腥草 15 克；重症病毒性肺炎再加蚤休 10 克、板蓝根 15 克、露蜂房 5 克；久咳不止加五味子 5 克、罂粟壳 2 克；喘息重者加百部 10 克、白果 10 克、款冬花 10 克、地龙 10 克；高热惊厥抽搐者加天竺黄 20 克、僵蚕 10 克、胆南星 10 克、羚羊角粉 2 克（冲服）；小儿乳蛾去麻黄、杏仁，加玄参 10 克、射干 10 克、牛蒡子 10 克、金银花 15 克、连翘 15 克、薄荷 6 克。

（3）小儿脾胃系疾病（消化道）的系统论治用小儿运脾保和汤。

党参 15 克、炒白术 10 克、炒山药 15 克、茯苓 15 克、炙甘草 6 克、炒扁豆 10 克、陈皮 6 克、炒薏苡仁 15 克、姜半夏 10 克、神曲 10 克、砂仁 5 克、炒麦芽 10 克、炒鸡内金 5 克、葛根 15 克。

功效：运脾、升阳、止泻。

适应证：小儿泄泻、厌食、纳呆、腹胀、疳积、小儿胃炎等症。

方解：本方由参苓白术散、保和丸、六君子汤等化裁而成，六君子汤、白术散运脾止泻、促进消化，葛根升阳止泻，神曲、炒麦芽、鸡内金运脾，半夏、陈皮、茯苓、薏苡仁利湿健脾，全方可通治小儿消化道杂症。

疳积者加炒莱菔子 5 克、焦槟榔 5 克、枳壳 5 克、白豆蔻 3 克；厌食者加酒大黄 6 克、焦槟榔 5 克、白豆蔻 3 克；久泻不止者加罂粟壳 2 克、车前子 15 克（包）；感染性腹泻加黄连 6 克、木香 6 克、藿香 6 克、苍术 6 克；便燥者加罗汉果 10 克、胖大海 10 克；腹疼者加丁香 3 克、吴茱萸 3 克、肉桂 3 克。

（4）小儿心脑系疾病用系统方药小儿脑科全息汤。

天麻 10 克、钩藤 10 克、酸枣仁 10 克、五味子 6 克、炙远志 10 克、生地黄 15 克、甘草 6 克、胆南星 10 克、僵蚕 10 克、石菖蒲 10 克、龙骨 15 克、牡蛎 15 克、山栀 10 克、茯神 15 克。

功效：清热安神、豁痰祛风。

适应证：小儿急慢性惊风、癫痫、多动症、抽动症、小儿面瘫、小儿夜啼症等。

方解：天麻、钩藤、僵蚕祛风镇惊，生地黄、山栀、胆南星清热化痰，酸枣仁、五味子、龙骨、牡蛎安神养心，可系统治疗小儿各种心脑失常性疾患。

小儿高热抽搐惊厥加天竺黄 15 克、地龙 10 克、蝉蜕 3 克、乌梅 6 克；小儿癫痫症加全虫 3 克、蜈蚣 1 条、郁金 10 克、珍珠 10 克；抽动症、多动症加龟甲 15 克、玳瑁 10 克、蝉蜕 5 克；小儿夜啼加竹叶 10 克、蝉蜕 5 克；小儿面瘫加川芎 6 克、防风 6 克、羌活 6 克。

【评按】

儿科历来都是独立的专科，在辨证论治和遣方用药上与成人基本相同，但小儿毕竟其生理特点与成人有别，所以小儿科用药以轻灵为主，"轻"指用量小，药味清淡，尽量不使用苦寒之品；"灵"指选药精当，方虽小，但效宏，要做到画龙点睛，用之则效；儿科许多杂病服药不方便或小儿不配合时要与外治法相结合，如推拿、中药敷脐疗法，往往效果不错。

儿科门诊中，外感呼吸道感染占 60% 以上，因此儿科系统疗法中，重点突出肺系方剂，小儿其他杂病在门诊中只占 20% 以下，仍按常规传统方法治疗。一个好方剂就能救活一个诊所，一个好的制剂，就能救活一家医院，传统的儿科方剂中蕴藏诸多宝贝，儿科后继者应努力发掘才是。

病案

张某，女，5岁，2000年3月10日就诊。近1周来因外感发热曾去门诊输液抗炎、清热，现已经不烧，但咳嗽频繁，早晚加重，白痰鼻塞，曾服小儿止咳糖浆未见改善。查体见舌质淡红、苔薄白、脉浮紧。按伤风咳嗽论治，宜宣肺散寒止咳。用通治方风寒止咳汤化裁：炙麻黄2克、法半夏10克、炙甘草5克、苏叶5克、杏仁10克、白前10克、荆芥6克、防风6克、桔梗10克、茯苓15克、紫菀10克、大枣10克、生姜3片。用法：水煎，每日3次，每次70~100ml。疗效：一剂咳减轻，二剂咳止，16日痊愈。

于某，男，6岁，2000年4月10日就诊。家长代诉：患儿反复外感咳嗽3年之久，两岁时曾患过支气管肺炎，每次寒潮来临时都感冒，3岁后每犯病时喉间有"水鸡声"，有痰咳不出，时有气喘。西医诊查为两肺纹理增粗，有水泡音。舌质淡红、舌苔微黄、脉数。心率95~100次/分，西医诊为慢性支气管炎急性发作，相当于中医的慢性咳嗽，治法应清肺止咳、降气化痰，可用通治方风寒咳喘汤化裁：炙麻黄3克、法半夏10克、炙甘草6克、杏仁10克、白前10克、前胡10克、桔梗10克、茯苓15克、桑皮10克、苏叶5克、防风10克、五味子5克、大枣10克、生姜5克、露蜂房3克。用法：水煎服，每剂两天，分6次服，每次100ml。疗效：3剂后即愈，其后嘱每年夏季伏里和冬季三九外贴三伏贴、三九贴，至10岁后再未犯病。

某男，12岁，1999年11月份因哮喘来诊。主诉：哮喘每年冬季易发作，每次感冒均犯喘，曾输过抗生素，但3年来一直未愈，症见白痰、咳嗽、喉间有哮鸣音、脉弦滑、舌苔白。诊断：支气管哮喘。治宜温肺化痰、降气平喘，用风寒咳喘汤化裁：炙麻黄6克、杏仁10克、甘草6克、黄芩10克、桑皮10克、姜半夏15克、白前 10 克、桔梗 10 克、茯苓 15 克、防风 10 克、紫菀 10 克、款冬花 10 克、五味子 6 克、苏子 6 克、百部 10 克。用法：每剂两天，每天 3 次，每次 100~150ml，上方犯病时口服 6 天诸症皆除，春节流感盛行时患者也未犯病。

王某，女，6 岁，2006 年 4 月 8 日来诊。其母亲代诉说：患儿 4 岁时开始每年冬春气候突变时就犯咳喘，几乎每年都去门诊输液十几次，有时需住院 1 周方愈，但始终未治愈。2005 年春节后犯过 3 次病，4 月 6 日又犯哮喘，用成药小儿咳喘灵口服液一盒不见效而来诊。查体见脉象浮数、低烧，喉间有痰，有哮鸣音，按偏热型哮喘治疗，治宜清热化痰、降热平喘。方用通治方风热咳喘汤化裁治之：炙麻黄 6 克、杏仁 10 克、石膏 15 克、甘草 6 克、前胡 15 克、法半夏 10 克、黄芩 10 克、五味子 6 克、桔梗 10 克、瓜蒌壳 10 克、知母 10 克、桑白皮 10 克、大贝母 10 克、紫菀 10克、胆南星 10 克、地龙 10 克。用法：水煎，每剂 2~3 天，每次100ml，每日 3 次。疗效：服一剂喘咳即轻，两剂后痰少，3 剂服 6天后喘已停。

梁某，男，5 岁，1999 年 5 月 10 日就诊。其家长代诉：5 月4 日感冒发烧，体温 39℃，西医诊为肺炎，曾静滴阿奇霉素 3 天体温仍不低于 38℃，伴见咳嗽、口干、烦躁，西医查验血象提示血细胞增多，双肺纹理增强，有水泡音。确诊为细菌性肺炎，脉弦数，脉率 120 次 / 分，体温 38.5℃，舌质微黄、舌质偏红。治宜清热解毒、化痰止咳，用风热咳喘汤化裁论治：炙麻黄 5 克、杏仁 10 克、石膏 30 克、甘草 6 克、前胡 10 克、桑白皮 10 克、黄芩 10 克、桔梗 10 克、大贝母 10 克、知母 10 克、紫菀 10 克、沙参 15 克、麦冬 10 克、金银花 10 克、连翘 10 克、鱼腥草 20 克、芦根 15 克。用法：每剂 3 天，每天 3~4 次，每次 75~100ml。疗效：3 剂毕体温降至正常，咳嗽亦停。

　　患儿，2岁，1990年8月就诊。患儿大便泄泻，完谷不化，食后即泻，大便形如蛋花，一日6~7次，伴见面色无华、精神倦怠、唇舌色淡、舌苔薄白、脉弦无力、指纹淡红。诊为消化不良性腹泻，治宜助运健脾、和胃止泻。方用小儿运脾保和汤：党参15克、白术10克、炒山药15克、茯苓15克、炙甘草6克、炒扁豆10克、陈皮6克、炒薏苡仁15克、姜半夏10克、神曲10克、砂仁3克、炒麦芽10克、炒鸡内金5克。用法：每剂3天，每日3次，每次50~75ml，只服完1剂即愈。

　　李某，男，11岁，2000年5月11日初诊。患者近半年来表现出多动、注意力不集中、上课时小动作增多、学习成绩下降、脾气急躁、夜寐不安、不安心于学习。查体见舌质红、舌苔薄、脉细弦。诊断：儿童多动症。治宜：滋阴潜阳、安神益智。方用小儿脑科全息汤化裁：天麻10克、钩藤10克、酸枣仁10克、五味子6克、炙远志10克、生地黄15克、甘草6克、龟甲15克、僵蚕10克、石菖蒲10克、龙骨20克、牡蛎20克、茯神15克、益智仁6克。本方用酸枣仁、远志、益智仁、茯神，安神养心益智；用龟甲、龙牡、僵蚕镇静潜阳；用生地黄、钩藤、天麻、白芍清热平肝。肝阳得潜，心神得安，多动注意力涣散自除。本方患者服4周后明显好转，学习成绩上升，上课小动作明显减少，夜间能安睡，7月初已停服汤剂，后按上方配制水丸，又续服40天后诸症消失，一切恢复正常。

十三　常见皮肤病的系统论治

【概述】

皮肤科疾病种类繁多，但常见的主要也就十几种，如荨麻疹，中医称为隐疹或"鬼风疙瘩"，有急、慢性两种，数月不治可转为慢性；带状疱疹，中医称为"缠腰火丹"；银屑病，中医称"白疕"；痤疮，俗称"青春痘"；黄褐斑，也称面斑、蝴蝶斑；手癣，中医称为"鹅掌风"；足癣，俗称"脚气病"；湿疹为过敏性疾患，中医称为"湿疮"；脱发，中医称为"斑秃"，脱发分为普脱、全脱，本文只讲斑秃，系统论治皮肤病只讨论上述的十几种。

【病机】

痤疮，好发于青年男女，中医称为"肺风粉刺"。现代医学认为痤疮是内分泌障碍、雄性激素增多、代谢紊乱、皮脂腺分泌过剩、细菌感染、大便秘结等原因引起的。中医则认为是肺经风热熏蒸于皮肤或过食油腻辛辣之品，脾胃蕴积湿热外犯皮肤而致。痤疮的形成常与遗传基因和皮肤的类型有关，油性皮肤的人，皮脂腺分泌旺盛，毛孔容易阻塞，感染细菌后，容易发生痤疮，而干性皮肤的人则不易起痘痘。女性在月经期前后，因激素水平变化，可使痘痘增多，痘痘虽然长在面部、背部，但实际上也是内科病。

面斑，学名称黄褐斑，多发于30岁至50岁女性，个别男人也有。

有些慢性病，如肝病、结核病、肿瘤、月经不调、盆腔炎等都可以诱生面斑，待病愈后斑可自除。中医认为，黄褐斑虽然表现在面部，实际也属内科病，其病因是肾虚不能制水，血虚不能华肉或肝郁内蕴有热阻于皮肤，妇人妊娠期常在颊部两侧出现蝴蝶状斑，有人称为"蝴蝶斑"，病理多和肝气郁结、虚热内蕴有关。

带状疱疹，俗称"蛇串疮"，现代医学认为是由水痘－疱疹病毒引起的急性皮肤病，一般沿着腋下周围神经走向呈带状分布。中医认为是情志内伤、肝气郁结、久而化火、肝经火盛或脾失健运、湿热相搏、感染毒邪而致。

银屑病，现代医学认为是一种红斑鳞屑性皮肤病，但至今病理不清；中医认为是血燥生风，肌肤失养所致，久治不愈则耗伤气血、风寒化热、湿邪化燥、燥邪成毒，热毒流窜于营血，内侵脏腑使该病久治不愈。

荨麻疹（风疹块），现代医学认为是一种皮肤过敏性疾病，中医认为荨麻疹多因七情内伤、营卫失和、卫外不固、复感风邪或过食腥荤、刺激性食物而诱发。若素来体弱、阴虚内热、血虚生风，气血被耗反复发作，可形成慢性荨麻疹，数月甚至数年不愈。

白癜风，是一种原发局限性或泛发性皮肤色素脱失症，至今病理不清，目前认为与免疫紊乱、精神创伤、外伤、营养失调等因素有关。中医认为，本病与情志内伤，肝气郁结，复受风邪夹湿，搏于皮肤，致气血失和或气滞血瘀，血不滋养皮肤有关。

湿疹，有急、慢性之分，急性者以湿热为主，常夹有外风，风为阳邪，易袭皮毛腠理，以头面上肢为重，风者善行而数变，来去急快，游走不定可泛发于全身，湿为阴邪，弥漫、黏滞，夹湿蕴热，使皮肤渐红、灼热、湿痒；慢性湿疹由急性湿疹反复发作长期不愈，而形成慢性者多因血虚风燥、湿热蕴结，其病因不外湿、热、风三者相互作用而成。

手足癣，手癣多数为红色毛癣菌（真菌类）引起，多由外感湿热之毒，蕴结皮肤或由相互接触，毒邪相染而成，手部皮肤干燥，肌肤失养脱皮干燥似鹅掌，因此中医把手癣称为"鹅掌风"。足癣俗称"脚气"，属真菌感染性皮肤病，中医认为是湿热下注引起的。

疣，包括扁平疣和尖锐湿疣、跖疣及传染性软疣等，疣类多为病毒性传染性皮肤病。中医认为，本病多为风热之邪搏于皮肤、肌肉或肝血失养、风热血燥、筋器不荣所致。

总之，皮肤病的成因复杂，是体虚后受风热湿毒之邪侵犯，卫气不固，腠理不密，使营卫不和、气血运行失常、肌肤失去濡养，以致发生风团、丘疹、疣、斑、脱屑、瘙痒等各种皮肤病。《黄帝内经》中说："诸痛痒疮，皆属于心。"皮肤病实际与肺、脾、肾皆有关系，而不只是心。

【辨证论治】

痤疮病人临床颇多，辨证一般分为三型论治：即肺热型、热毒血瘀型及脓肿血瘀型。有白头、黑头之分，用手挤压有米粒状脂栓排出，刺头有小脓疮，破溃后形成色素沉着及凹陷小坑、脓肿破溃后形成疤痕紫斑，个别人会形成橘皮样脸。肺热型用清肺枇杷饮化裁治之；热毒型用五味消毒饮治之；大紫包块脓肿型用解毒消囊汤辨证治之，一般应配合湿膜外敷，能加速疗效。

黄褐斑、面斑患者以中年妇女为多，脉多沉弦，舌质淡紫或有瘀斑，肾亏阴虚者用益肾化斑汤化裁。大面积黄褐斑用乌蛇荣皮汤为佳，睡前配合外涂面霜有利于康复。

带状疱疹（蛇串疮），脉弦数、舌质偏红，以肝经湿热者占多数，用龙胆泻肝汤或解毒清肝汤化裁，老年患者应先拔罐排毒，口服中药解毒清肝，把瘀毒排净，否则会形成后遗痛，后遗痛可用后遗止痛汤随证加减治之。

银屑病，中医也辨证为寻常型、红斑型和脓包型几种。开始只是身上某些部位有小红点，然后逐渐扩大，数日后上面有白色银屑脱落，洗浴后皮肤变红，口服辛辣食品则痒甚，银屑病到后期一般均有血燥，白屑增厚，红斑消退后主要应养血润燥，治疗中自始至终都要清热利湿解毒，临床辨证按三型论治，但三型往往不是很典型，寻常型均可按银屑病1号方化裁。

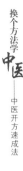
白癜风的病理复杂，治疗疗程长，多服丸、散，可用白癜风丸，方便不少，初起应重视，可以治愈。皮肤症状遍及全身则治疗困难，小面积也可外涂白癜风油膏。

湿疹临床病人最多，病史都是数月、数年不愈，皮肤表面粗糙，有苔藓样变化、色素沉着、抓痕，甚痒，全身任何部位均可发生，但以手足、小腿、阴囊、肛周为多，大多为慢性湿疹，临床用通用湿疹汤化裁。

手足癣（鹅掌风），临床最为常见，用洗剂外洗不难治疗，顽固不愈者可用艾灸，疗效不错。

荨麻疹有急慢性之分，包块色白者为偏寒，傍晚易发，色红者为热，晨起易发，分别用散寒祛风汤和消风散加减治之。

扁平疣好发于手背、颈部、头额，成片分布，一般用扫疣汤治之，而尖锐湿疣多发于肛周、阴部暗处，大小不等，形状各异，有分泌物，常用萆薢渗湿汤内服，加外用乌梅膏多可治愈。

斑秃，是头发局部突然发现呈圆形脱落如钱币大小，一块或数块，内服生发丸，外用生发酊在 2~3 个月内可恢复。

【方药分析】

（1）清热枇杷饮。

生地黄 15 克、牡丹皮 15 克、黄芩 10 克、山栀子 10 克、桑白皮 15 克、枇杷叶 6 克、赤芍 15 克、甘草 10 克。

功效：清热、解毒、凉血。

适应证：肺经血热所致寻常型痤疮。

（2）五味消毒饮加味。

金银花 20 克、野菊花 15 克、紫花地丁 15 克、赤芍 20 克、牡丹皮 15 克、桃仁 10 克、甘草 15 克、牛蒡子 10 克、蒺藜 15 克。

功效：祛风、解毒、化瘀。

适应证：热毒血瘀型痤疮。

（3）解毒消囊汤（自拟）。

白花蛇舌草 30 克、黄芩 15 克、连翘 20 克、生地黄 15 克、夏枯草 20 克、

皂角刺 20 克、丹参 15 克、浙贝母 15 克、栀子 10 克、红花 10 克、陈皮
15 克、甘草 15 克。

功效：清热解毒、消囊散结。

适应证：囊肿型、重型痤疮。

（4）外治痤疮用湿膜法睡前外敷。

金银花 10 克、牛蒡子 10 克、白芷 5 克、黄芩 10 克、黄柏 10 克、
蒲公英 10 克、艾叶 5 克、薄荷 6 克。

纱布包煎，取汁敷面半小时。

适应证：各型痤疮。

（5）益肾化瘀祛斑汤。

当归 15 克、赤芍 20 克、生地黄 15 克、川芎 10 克、丹参 20 克、桃
仁 10 克、红花 10 克、牡丹皮 15 克、天花粉 15 克、玄参 15 克、茯苓 20 克、
柴胡 10 克、川牛膝 15 克、龟甲 10 克。

功效：益肾、化瘀、祛斑。

适应证：肾虚蕴热型黄褐斑。

（6）李可乌蛇荣皮汤。

生地黄 30 克、当归 30 克、桂枝 10 克、赤芍 15 克、川芎 10 克、桃
仁 10 克、红花 10 克、牡丹皮 15 克、紫草 15 克、何首乌 30 克、蒺藜 30 克、
白鲜皮 30 克、乌梢蛇 30 克、炙甘草 10 克、生姜 10 克、大枣 10 枚。

功效：养血润燥、活血祛瘀、通调营卫。

适应证：皮肤病基本方剂。

（7）外用晚霜祛黄褐斑。

白附子 60 克、白芷 50 克、西洋参 15 克、珍珠粉 30 克、天花粉 30 克、
浙贝母 30 克、冰片 5 克。

用法：用奶液调或甘油、水调均可。夜涂旦洗或睡前洗去。

功效：祛斑增白。

适应证：黄褐斑、雀斑等。

（8）解毒清肝汤。

板蓝根 20 克、龙胆草 10 克、生地黄 15 克、柴胡 10 克、黄芩 15 克、

泽泻 10 克、山栀 10 克、薏苡仁 30 克、车前子 10 克（包）、蜈蚣 2 条、延胡索 15 克、甘草 10 克。

功效：清肝、解毒。

适应证：肝经实火、湿热下注、带状疱疹等。

（9）龙胆泻肝汤。

龙胆草 10 克、生地黄 15 克、木通 10 克、柴胡 10 克、甘草 6 克、当归 10 克、黄芩 15 克、车前子 15 克（包）、山栀 10 克、泽泻 10 克。

功效：清肝、解毒。

适应证：肝经实火、湿热下注、带状疱疹等。

（10）后遗止痛汤。

龙胆草 15 克、柴胡 15 克、郁金 15 克、川芎 10 克、赤芍 20 克、全虫 6 克、蜈蚣 2 条、延胡索 20 克、红花 10 克、瓜蒌 10 克、甘草 10 克。

功效：清肝、祛风、化瘀。

适应证：带状疱疹后遗痛。

（11）银屑癣 1 号方。

白花蛇舌草 30 克、蒲公英 20 克、生地黄 15 克、玄参 15 克、牡丹皮 15 克、丹参 30 克、赤芍 20 克、甘草 15 克、白鲜皮 20 克、何首乌 20 克、蒺藜 25 克、蝉蜕 10 克、薏苡仁 30 克、土茯苓 30 克、黄柏 15 克、乌梢蛇 30 克。

功效：养血润燥、凉血解毒。

适应证：银屑癣、牛皮癣。

（12）牛皮癣丸。

乌梢蛇 100 克、蜈蚣 30 条、生地黄 50 克、露蜂房 30 克、土茯苓 60 克、紫草 30 克、玄参 50 克、牡丹皮 50 克、当归 30 克、丹参 50 克、赤芍 50 克、甘草 30 克、白鲜皮 60 克、制何首乌 60 克、蒺藜 50 克、蒲公英 50 克、防风 30 克。

上药制粉，炼蜜为丸，每丸重 6 克，每次 2 丸，每日 2~3 次。

（13）白癜风丸。

当归 15 克、川芎 10 克、制何首乌 15 克、蒺藜 50 克、丹参 20 克、苍术 15 克、白芍 20 克、黄芪 20 克、灵芝 10 克、威灵仙 10 克、乌梢蛇 50 克、甘草 10 克。

上药制粉，炼蜜为丸，每丸重 6 克，每次 2 丸，每日 2~3 次。

功效：调和气血。

适应证：白癜风。

（14）白癜风散。

旱莲草 90 克、制何首乌 60 克、沙苑子 60 克、刺蒺藜 60 克、紫草 45 克、蚤休 30 克、丹参 30 克、苦参 30 克、苍术 25 克。

上药磨细粉，每次 6 克，每日 3 次。

功效：调和气血。

适应证：白癜风。

（15）消风散加味。

生地黄 15 克、当归 15 克、苍术 15 克、防风 10 克、荆芥 10 克、牛蒡子 10 克、蝉蜕 10 克、苦参 10 克、知母 10 克、蒺藜 15 克、胡麻仁 10 克、甘草 15 克、石膏 20 克。

功效：祛风清热。

适应证：偏热性荨麻疹。

（16）散寒祛风汤。

黄芪 20 克、炒白术 15 克、防风 10 克、桂枝 10 克、酒白芍 15 克、甘草 10 克、白鲜皮 15 克、炙麻黄 3 克、肉桂 6 克、乌药 10 克、蝉蜕 10 克、生姜 10 克、地肤子 15 克。

功效：祛风散寒。

适应证：偏寒型荨麻疹。

（17）通用湿疹汤化裁。

生地黄 15 克、牡丹皮 50 克、玄参 15 克、蒺藜 20 克、制何首乌 15 克、土茯苓 30 克、苦参 30 克、黄柏 30 克、甘草 15 克、蜈蚣 2 条、乌梢蛇 15 克、苍术 15 克、白鲜皮 15 克、生薏苡仁 50 克、地肤子 15 克、忍冬藤 20 克。

功效：清热利湿、祛风止痒。

适应证：各型湿疹。

（18）通用皮炎汤。

生地黄 15 克、何首乌 20 克、苦参 10 克、防风 10 克、刺蒺藜 20 克、白鲜皮 15 克、皂角刺 15 克、僵蚕 15 克、玄参 15 克、地肤子 20 克、甘草 10 克。

功效：清热、祛风、止痒。

适应证：神经性皮炎、牛皮癣等。

（19）外治神经性皮炎、湿疹药膏。

密陀僧 10 克、枯矾 15 克、雄黄 6 克、硫黄 10 克、银珠 6 克、硼砂 3 克、冰片 2 克。

制备：上药研极细粉末，用凡士林调和为软膏，涂患处。

适应证：各种顽癣、湿疹、手足癣。

（20）手足癣专用方。土槿皮 30 克、苦参 30 克、黄柏 30 克、明矾 30 克、蛇床子 30 克、白鲜皮 30 克、川楝子 30 克、大枫子肉 20 克、地肤子 20 克。

水煎后洗患处，每次 30 分钟，每日 1~2 次。

功效：调和气血。

适应证：手足癣。

（21）萆薢渗湿汤。

土茯苓 30 克、白花蛇舌草 30 克、苍术 15 克、黄柏 20 克、白鲜皮 15 克、大青叶 20 克、露蜂房 10 克、马齿苋 50 克、泽泻 10 克、生薏苡仁 50 克。

功效：清热解毒、利湿消疣。

适应证：病毒性疣及尖锐湿疣。

（22）扫疣汤。

马齿苋 60 克、大青叶 20 克、露蜂房 10 克、生薏苡仁 50 克。

功效：解毒、清热、利湿。

适应证：疣癣，尤其治扁平疣。

（23）生发丸。

生地黄 15 克、当归 15 克、制何首乌 30 克、侧柏叶 15 克、蝉蜕 10 克、川芎 15 克、白鲜皮 15 克、刺蒺藜 15 克、女贞子 15 克、旱莲草 20 克、枸杞子 30 克、牡丹皮 15 克、菟丝子 30 克。

诸药磨粉，过 100 目细筛，炼蜜为丸，口服。

每丸重 6 克，每次 2 丸，日服两次，2 个月为一疗程。

功效：养血生发。

适应证：脱发。

（24）外用生发酊。

侧柏叶 10 克、补骨脂 10 克、干姜 10 克、斑蝥虫 1 克、红花 3 克。

75% 乙醇浸 7 天，外涂患处，每日涂两次。

功效：养血生发。

适应证：脱发。

皮肤科用药分析：清热凉血用生地黄、牡丹皮、紫草、玄参、槐花、水牛角；清热解毒用白花蛇舌草、土茯苓、露蜂房、蒲公英、金银花、木鳖子、连翘、马齿苋；疏风解表用防风、牛子、荆芥、蝉蜕；养血润燥用麦冬、何首乌、天冬、胡麻仁、当归；祛风止痒用蝉蜕、蛇蜕、白鲜皮、乌梢蛇、蒺藜、苦参、地肤子；活血化瘀用三棱、文术、丹参、赤芍、桃仁、红花、川芎、当归；利水渗湿用薏苡仁、萆薢、地龙、赤小豆、桑白皮。

皮肤科专药：荨麻疹用荆芥、防风、蝉蜕；梅毒用土茯苓、轻粉；牛皮癣用木鳖子、菝葜、蛇蜕、皂角刺；痤疮用白芨、黄芩、川大黄；湿疹用羊蹄根、狼毒（外用）、土茯苓；白癜风用补骨脂、密陀僧（外用）、狼毒；斑秃用斑蝥（外）；带状疱疹用雄黄（外）；疣癣用鸦胆子、乌梅、五倍子；面斑用白附子、白芷、珍珠粉。

从上面的汤方及皮肤科用药分析中可以发现，皮肤科所用的中药在 100 味左右，最常使用的有 20 余味，几乎方方均用，如荆芥、防风、蝉蜕、制何首乌、刺蒺藜、白鲜皮、苍术、薏苡仁、甘草、萆薢、玄参、生地黄等，皮肤科常用汤方在 20 个左右，古方以消风散和定风丹、荆防汤、萆薢渗湿汤、龙胆泻肝汤用得最多。皮肤科时方、验方应用多于古方，古方中以外治用药多于内服，如轻粉、雄黄、青黛、巴豆、斑蝥、狼毒等。皮肤科用药中体现清热利湿、养血润燥、解毒化瘀之治则是由其皮肤科的病理——风、热、湿、毒、瘀决定的。

【系统论治法】

加味乌蛇荣皮汤：当归 20 克、赤芍 15 克、生地黄 30 克、川芎 10 克、桃仁 10 克、红花 10 克、桂枝 10 克、生姜 10 克、大枣 15 克、制何首乌 30 克、刺蒺藜 30 克、白鲜皮 20 克、牡丹皮 15 克、紫草 10 克、乌梢蛇 20 克、蝉蜕 10 克、防风 10 克、生薏苡仁 30 克、甘草 10 克。

方解：本方由名医李可的乌蛇荣皮汤加上蝉蜕、防风、生薏苡仁三味，以适应更多的皮肤病需要。该方仍为皮肤科的基础方，应用时仍然要加减。原方由桃红四物汤合桂枝汤养血润燥、活血化瘀、通调营卫；定风丹（何首乌、蒺藜）加防风、蝉蜕养肝益肾、养血祛风、止痒；紫草凉血；白鲜皮苦、寒，入肺、大肠、脾胃四经，功可清热疗死肌，为皮肤科通用药；乌梢蛇药食兼用，无毒，入肺、脾二经，能祛风通经络；生薏苡仁入肺、大肠经，利水渗湿，可使毒邪外泄，全方通治各种皮肤病。

功效：养血润燥、祛风止痒、活血化瘀。

适应证：各种皮肤病。

加味乌蛇荣皮汤加减运用：黄褐斑可加白芷 10 克、降香 15 克、菟丝子 30 克、枸杞子 15 克、淫羊藿 10 克、巴戟天 10 克、柴胡 6 克、茯苓 20 克。白癜风可重加蒺藜至 80 克、沙苑子 30 克、女贞子 20 克、旱莲草 20 克、狼毒 2 克。牛皮癣加生地黄 50 克、金银花 30 克、蜂房 10 克、土茯苓 30 克、玄参 15 克、皂角刺 15 克、木鳖子 20 克。湿疹加金银花 50 克、连翘 20 克、土茯苓 60 克、苍术 15 克、黄柏 15 克、蜈蚣 2 条。斑秃加灵芝 10 克、侧柏叶 15 克、茯苓 15 克、肉苁蓉 10 克、枸杞子 20 克、女贞子 15 克。荨麻疹加五味子 6 克、银柴胡 15 克、地肤子 20 克。痤疮加桑白皮 15 克、金银花 20 克、连翘 15 克、牛蒡子 10 克、黄芩 10 克、川大黄 10 克、白蔹 15 克。带状疱疹加龙胆草 20 克、柴胡 10 克、郁金 15 克、蜈蚣 2 条、车前子 20 克。神经性皮炎加苦参 15 克、僵蚕 10 克。扁平疣、尖锐湿疣加白花蛇舌草 30 克、马齿苋 50 克、蜂房 10 克。

【评按】

医学界有一句俗语："治病不治癣，治癣必失脸。"说明癣疹一类皮肤病，想彻底治愈并不简单。实际上皮肤病种类繁多，是最复杂的一科，有过敏性的、病毒性的、真菌性的，表面上用肉眼就能看清病灶，如丘疹、脓疱、斑疹、结节、风团、鳞屑，但要区分清楚是什么性质也并不容易。有些皮肤病发展缓慢，常常数月、数年不愈，有些慢性湿疹终身不愈，所以专科医院以皮肤科为最多。皮肤病很少危及生命，但顽固难愈，患者痛苦缠绵，医生焦头烂额，确为医学的一道难题。

皮肤病虽然病在表皮，但实际上很多都是内科病反映在皮肤上，名医李可说得好："见皮治皮永无期。"湿、热、燥、火往往不是单一存在，许多皮肤病发病机理都是2个或2个以上原因，风热、风寒、湿热，虚实夹杂，并非一脏一腑，虽然说"诸痛痒疮，皆属于心"，但皮肤科病涉及肺、脾、心、肝、肾五脏，所以单去治表面皮肤，外用药洗洗擦擦只能暂时缓解，要彻底治愈必须有内服药配合。

病案

刘某，男，25岁，2005年6月10日初诊。2001年确诊为寻常型银屑病，到处治疗已达4年，始终缠绵不愈。查全身皮癣散在分布、色红，银屑不多，背部偏重，头面部少，伴见烦躁、手心热、脉弦数、舌红少苔，辨证为阴虚血燥、肝火炽盛银屑病。治宜养血润燥、凉血解毒，方用加味乌蛇荣皮汤化裁治之：生地黄50克、赤芍20克、川芎10克、当归20克、桃仁10克、红花10克、白鲜皮20克、乌梢蛇20克、牡丹皮15克、紫草10克、制何首乌30克、刺蒺藜30克、土茯苓30克、生薏苡仁30克、木鳖子20克、甘草15克、生姜10克、大枣15克。用法：每天1剂，分两次服。

疗效：上方服6周后，红斑退下，其后制蜜丸续服3个月，两年后回访未再复发。蜜丸方：生地黄100克、当归50克、赤芍30克、川芎30克、桃仁30克、红花30克、紫草30克、白鲜皮60克、甘草30克、土茯苓60克、乌梢蛇120克、蜈蚣20条、蜂房30克。
制法用法：上方磨粉，炼蜜为丸，每丸重6克，每次2~3丸，每日2~3次。

盛某，女，34岁，2006年5月4日初诊。自诉：手足寒凉、月事减少、疲劳倦怠、腰酸腿沉，去年春天发现面颊处有浅棕色暗影，此暗影越来越大，最终形成如今的面斑。查舌质淡、苔白、脉沉迟，属肝肾不足、血不荣面。治宜养血化瘀、滋补肝肾，方用加味乌蛇荣皮汤化裁：生地黄20克、熟地黄30克、赤芍20克、川芎10克、当归15克、桃仁10克、红花10克、桂枝10克、炙甘草10克、大枣15克、生姜10克、制何首乌20克、刺蒺藜20克、白鲜皮15克、丹参15克、乌梢蛇20克、菟丝子30克、枸杞20克、巴戟天15克、白芷10克、柴胡10克、茯苓20克。用法：水煎服，上方随证加减变化，计服7周（42剂）后，面斑明显变浅，至7月下旬，天气转热，改为蜜丸又续服近50天至九月下旬面斑全消，面色转润，月事已正常。

王某，女，20岁，2005年4月11日就诊。患者半月来身痒，双臂、后背起大片红疹，午后偏重，每日均有发生，有时一日2~3次，见热、吃海产品加重。查体见脉弦数，舌质红。诊为风热型荨麻疹，由营卫失和、风热入侵引起，治宜祛风清热、养血和营，方用加味乌蛇荣皮汤化裁：生地黄30克、当归15克、川芎10克、桃仁10克、红花10克、白芍15克、白鲜皮20克、甘草10克、紫草6克、蝉蜕10克、荆芥10克、防风15克、制何首乌20克、刺蒺藜20克、乌梢蛇15克、牡丹皮10克、大枣15克、生姜10克、乌梅10克、五味子6克。用法：水煎服，每次150ml，每日3次。疗效：6剂服完后发病次数锐减，偶尔也发1次，4月18日又进6剂，至5月5日其母告知风疹块已无，再未犯过。

　　曾某，女，40岁，2006年8月7日初诊。自诉患湿疹已3载，中西药吃了不少，始终未愈，年年至夏则偏重，冬季稍轻，双手、双足、小腿部均有苔藓样抓痕，夜间剧痒，影响睡眠。查体舌质红、少苔、脉弦数，经皮肤科西医确诊为慢性湿疹，属中医顽癣一类，由血虚风燥、湿热蕴阻引起，治宜清热利湿、祛风止痒等方法。方用加味乌蛇荣皮汤加减治之：生地黄30克、当归15克、川芎10克、赤芍20克、桃仁10克、红花10克、玄参15克、制何首乌20克、刺蒺藜20克、白鲜皮20克、苍术10克、苦参10克、乌梢蛇20克、生薏苡仁30克、土茯苓30克、牡丹皮15克、甘草10克。用法：水煎，每日1剂，分两次服，嘱第三煎外用洗手足。忌食辛辣、海鲜，服6周后夜间已不痒，皮肤变光润。

　　李某，男，42岁，2006年10月5日初诊。由于工作压力大，情绪低落，长夜不眠，夜间梦多，常因恶梦惊醒。患者新年前从南方归来后发现后脑勺及偏右侧有一元硬币大小脱发，呈圆形，光亮无毛发。查体见脉细弦、舌质红、少苔，证属血虚风盛、肝肾亏损。治宜滋补肝肾、养血生发，方用加味乌蛇荣皮汤化裁：生地黄30克、白芍20克、川芎15克、当归20克、制何首乌30克、蒺藜20克、蝉蜕10克、白鲜皮15克、乌梢蛇15克、菟丝子30克、枸杞20克、补骨脂10克、侧柏叶15克、灵芝10克、女贞子10克、肉苁蓉15克。用法：煎汤，每日1剂，分两次服，同时用斑蝥生发酊（当归6克、川芎6克、丹参6克、红花5克、侧柏叶10克、桑皮6克、斑蝥虫1克。浸50度白酒中，泡1周后外涂，每日早晚擦斑秃处。）疗效：汤剂计服6周，已生绒毛样新发，后用上方制蜜丸服用月余，到2007年5月已完全长出新发。

　　张某，男，67岁，2006年10月11日来诊。患者自诉近一个月来全身瘙痒，夜间尤甚，不得安眠，局部已挠破结痂，经口服湿毒清、乌蛇止痒丸半月无效来求中医诊治。查患者上臂后背有抓痕，经西医诊断为老年皮肤瘙痒症，相当于中医的痒风，其机理为血虚风燥，治应养血、祛风、润燥。方用加味乌蛇荣皮汤化裁：当归15克、白芍20克、川芎10克、生地黄30克、牡丹皮15克、蝉蜕10克、制何首乌30克、刺蒺藜30克、白鲜皮20克、乌梢蛇20克、防风10克、荆芥穗10克、鸡血藤15克、桃仁10克、红花10克、夜交藤20克、大枣15克、生姜10克。用法：每日1剂，分3次服，每次150ml。疗效：上方连服3周后，瘙痒明显减轻，嘱口服归脾丸后续治疗。

张某，男，32岁，2015年10月5日就诊。双手及脚均有不同程度的皮损，双手干裂、皮厚，西医诊断为湿疹，属中医的手足癣、鹅掌风之类。患者体丰肥胖，舌质淡白，舌苔浊腻，脉弦滑。患者已经治疗半年不见效果才找中医。本病虽为湿疹，西医认为是真菌类感染所为，中医认为"诸痛痒疮皆属于心"，遂用加味乌蛇荣皮汤与萆薢渗湿汤化裁，配合外用药物，到春节时手已完全治愈。生地黄30克、牡丹皮15克、川芎10克、白芍15克、当归20克、桃仁10克、红花10克、乌梢蛇15克、萆薢15克、白鲜皮15克、苍术10克、生薏苡仁30克、黄柏10克、土茯苓30克、土槿皮15克、苦参10克、地骨皮15克、桂枝10克、大枣15克、生姜10克、甘草10克。用法：煎汤，每日1剂，分两次服。外用方：黄柏30克、土槿皮30克、苦参30克、明矾20克、川椒15克。煎汤外洗双手、双足。

刘某，男，25岁，职员，2006年5月10日初诊。该患者自诉：前两个月只见两腮部有少量粉刺，可挤出白色分泌物，有痒感，渐渐向上颌部发展，局部色紫有小包块、脓肿，破溃后里面脓液渗出，自觉面灼热、口苦咽干、大便秘结。查体见舌质暗红、舌苔微黄、脉弦数有力，证属相火炽盛、血分蕴热、上蒸于面，治宜滋阴降火、凉血活血。方用加味乌蛇荣皮汤化裁：生地黄20克、当归 15 克、川芎 10 克、赤芍 15 克、牡丹皮 15 克、桃仁 10 克、红花 10 克、玄参 15 克、白鲜皮 20 克、蒺藜 15 克、制何首乌 15 克、白芷 10 克、乌梢蛇 15 克、黄柏 15 克、生薏苡仁 30 克、薄荷 10 克、生甘草 10 克、大枣 15 克、生姜 10 克。用法：水煎，每日 1 剂，分两次服。上方加减服 3 周后面疮变小，色红紫变浅、变平，续服了 3 周后结节、脓包消失，大便畅通。

十四　血液科疾病的系统论治

【概述】

现代医学血液病按细胞的形态分类十分复杂，一般分为白细胞减少症、红细胞增多症、缺铁性贫血、再生障碍性贫血、过敏性紫癜、血小板减少性紫癜及传染性单核细胞增多症等。中医学没有血液病科，这些疾病的记载散落在内科诸病种中，如贫血中医属血虚、血证范畴；紫癜类疾病中医属于衄血、发斑范畴；传染性单核细胞增多症（传单）属外感喉痹范畴；白细胞减少症应属中医虚劳范畴。本章对临床常见血液科疾病进行系统化论治，其中白血病划分在肿瘤一章，这里从略。

【病机】

现代医学认为，缺铁性贫血是由于体内铁缺乏，影响了血红素的合成引起贫血，正常人血液中铁含量为3~5克，大多数位于血红蛋白内，少部分集存于骨髓、肝及脾内。缺铁性贫血是血清铁及血清蛋白降低引起的一种小细胞低色素性贫血。其原因有痔疮出血、月经过多、消化道渗血、儿童生长迅速而食物中的铁含量不足，也有胃炎、胃手术切除、慢性腹泻、钩虫病、结肠溃疡出血等因失血过多而造成铁元素损失的贫血。中医认为饮食不节、脾胃失调、亡血失血与脾、肝、心、肾诸脏有关，气血少而不能上荣于面则面色无华，血虚造成肢体疲倦乏力，心血不足则心神失养、心悸少眠、头昏眼花，肝血不足则爪甲色淡无泽。长时间贫血也可使肾精亏损、腰膝酸软、毛发干枯、脱发，妇女可见少经或闭经等。

再生障碍性贫血（简称再障）是由多种原因导致骨髓造血组织（红骨髓）减少、造血功能衰竭或部分衰竭，一组以全血细胞减少为主的综合征，急性者占临床发病者10%，死亡率很高，临床多见为慢性再障，病程可达数年不愈。现代医学认为，再障与口服化学合成药物有关，如氯霉素、氯丙嗪、保泰松，以及诸多抗肿瘤药物，如秋水仙碱、环磷酰胺、抗癫痫、抗组胺等化学药品均可在长时间服用后形成再障。也有些再障的病因是物理因素，如电离辐射、X线、放射线，长时间接触当总量达一定剂量时均可致骨髓损伤导致再障。中医认为再生障碍性贫血是由先天不足，外邪内侵或饮食失调、劳倦内伤，以致肾精亏损、脾气损伤，病变部位在脾、肾，肾为先天之本，肾藏精生髓，若先天禀赋不足引起肾精亏损、骨髓不充，则精血复生无能；脾为后天之本、气血生化之源，若因饮食劳倦损伤脾气则无力化生气血，统摄失职，脾肾俱损累及心、肝、肺等，致血虚为劳。

白细胞减少症是指周围血白细胞计数持续低于 $4.0 \times 10^9/L$ 以下，其中主要是中性粒细胞减少，当中性粒细胞的绝对值低于 $1.5 \times 10^9/L$ 时称为中性粒细胞减少症。现代医学认为中性粒细胞减少原因不明。中医认为，本病多因素体虚弱或外邪侵袭所致，多为药物生毒或接触放射性物质过量，致使骨髓损伤、肾精耗损，或肾阳不振、脾阳温运不及致脾气虚弱、气血生化不足而致血象偏低。

血小板减少性紫癜是指由于出血、凝血机制异常所导致自发性出血或损伤后出血不止，皮肤有出血、瘀点、瘀斑，出血时间延长，分急、慢性两种，以女人及儿童多发，中医则称为发斑。急性以儿童多见，常因上呼吸道感染或病毒感染史引起，起病急，发热畏寒，突发皮肤广泛及黏膜出血，可见大片瘀斑，以下肢为多见，黏膜出血表现在口鼻、齿龈等处，也有胃肠道及尿路出血；慢性多发于成年女性，起病缓，出血症状较轻，一般多见于皮肤出血点或瘀斑，慢性者病程可持续数月、数年，出血过多者可引起贫血。现代医学规定当血小板计数低于 $100 \times 10^9/L$ 常患此病。本病中医称为血衄或发斑。中医认为，发斑涉及内、外两种因素，如邪毒内侵、阴虚火旺、瘀血阻络、气不摄血，急性者多为上呼吸道感染及病毒入侵所致。

过敏性紫癜是由于血管壁渗透性或脆性增加促使皮肤及黏膜下的毛细血管出血，除有紫斑外还有腹痛、关节痛及肾水肿、蛋白尿等肾损害病灶，本病中医称为紫癜风。现代医学认为过敏性紫癜是某些过敏物质所引起的变态反应，皮肤毛细血管通透性增高导致出血；中医认为本病发生因外感的风湿热毒蕴于脉络、伏于营分致血液不循常规，渗溢于皮肤肌腠之间而致皮下出现出血点而形成肌衄。

传染性单核细胞增多症（简称传单）是由病毒引起的感染性疾病，临床常见症状有发热、淋巴结肿大和肝脾肿大、血中的淋巴细胞增多、血清中可查出病毒抗体，本病患者以小儿和青年人为多，中医将本病称为温病或疫毒、喉痹等。本病为外邪病毒入侵，用抗生素治疗无效，中医治疗效果不错。

【辨证论治】

缺铁性贫血，中医分为气血两虚、脾气虚弱、肝肾亏损等型论治。气血两虚型症见面色萎黄、神疲乏力、少气懒言、心悸失眠、头昏目花，女性则月经不调或减少、舌淡脉细，治宜气血双补，用归脾汤加减；脾胃虚弱型症见食少纳呆、食后饱胀、大便溏薄、四肢倦怠、面色无华、舌淡苔薄、脉缓弱，治宜健脾益气，方用香砂六君子汤加减；肝肾亏损型症见头昏目眩、健忘失眠、耳鸣耳聋、腰膝酸软、发枯易脱、皮肤干燥、口舌生疮、爪甲苍白、舌淡苔少、脉细数，治疗用杞菊地黄汤化裁。以上不论哪型均可加入中药绿矾，或服西药硫酸亚铁片。

再生障碍性贫血，以慢性者为多见，中医也是分为肾阴虚型、肾阳虚型及阴阳两虚、气血双亏型等。肾阴虚型症见头昏眼花、耳鸣盗汗、手足心热、齿衄、肌衄、舌尖红质淡、脉细数，治宜滋阴补肾，用大菟丝子饮、左归丸等化裁；肾阳虚型症见命门火衰、面色㿠白、少气懒言、形寒肢冷、夜尿频多、舌胖有痕、脉沉细，治宜温补肾阳、益气生血，方用右归丸合四君子汤化裁；肾阴肾阳皆虚，症见贫血、面色苍白、体倦乏力、腰膝酸软、遗精滑泄、自汗盗汗、舌淡苔白、脉沉细乏力，治宜滋补阴阳、益气生血，方用二仙汤合左归丸、右归丸等化裁；气血亏虚型症见贫血面容、头昏脑涨、气短乏力、食少纳减，妇女则月经过多、舌质淡白、舌苔白腻等，治宜补气生血，用归脾汤、人参养荣汤、八珍汤、十全大补汤等化裁。

白细胞减少症，中医常分为气血双亏、脾肾阳虚、肝肾阴虚等型论治，白细胞减少多呈慢性过程，常在体检查血象时发现，各型均出现白细胞降至 4.0×10^9/L 以下，症见头晕、乏力、恶心、纳少、低热、少寐或耳鸣心悸、舌质淡白、脉沉或细数，治宜益气养血、补肾健脾、温补脾肾等，方用人参归脾汤、八珍汤、十全大补丸、左归丸、六味地黄丸、乌鸡白凤丸等古方化裁。

血小板减少性紫癜，中医分为血热妄行、阴虚内热、脾肾亏损、瘀血阻络等型论治。血热妄行型宜清热解毒、凉血止血，常用犀角地黄汤化裁；阴虚内热型宜养阴退热、止血，常选胶艾养阴汤、两地汤加减；脾肾亏虚型宜补肾健脾、固摄止血，常用归脾汤、健脾丸等化裁；瘀血阻络型宜活血化瘀、补气通络，常用桃红四物汤、四生饮、八珍汤、小柴胡汤等化裁。

过敏性紫癜，中医分为风热伤络、热盛动血、瘀血阻络、肝肾阴虚等型，各型均应以疏风清营、解毒凉血止血为大法，常用知柏地黄汤、凉血消斑汤等化裁。

传染性单核细胞增多症，中医常分为风热、热毒、湿热等型，治宜清热解毒、利湿消肿、化痰散结等法，常选用银翘散、清瘟败毒散、五味消毒饮、藿朴夏苓汤等化裁。

【方药分析】

（1）归脾汤加减。

当归 15 克、炒白术 15 克、茯苓 20 克、党参 15 克、甘草 15 克、熟地黄 15 克、白芍 15 克、木香 6 克、龙眼肉 10 克、桑椹 15 克、绿矾 3 克。

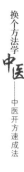
功效：气血双补。

适应证：气血双亏型缺铁性贫血。

（2）香砂六君子加味。

党参 20 克、白术 15 克、茯苓 15 克、甘草 15 克、木香 6 克、砂仁 6 克、陈皮 10 克、山药 15 克、生姜 10 克、大枣 6 枚。

功效：健脾、益气、生血。

适应证：脾胃虚弱型缺铁性贫血。

（3）杞菊地黄汤化裁。

熟地黄 20 克、山药 15 克、山茱萸 10 克、何首乌 10 克、茯苓 15 克、女贞子 10 克、黄精 15 克、桑椹 15 克、鹿角胶 10 克。

功效：滋补肝肾。

适应证：肝肾不足型缺铁性贫血。

（4）大菟丝子饮、左归丸化裁。

菟丝子 30 克、柏子仁 15 克、何首乌 15 克、党参 30 克、黄芪 20 克、生地黄 15 克、女贞子 15 克、枸杞子 15 克、鸡血藤 20 克、当归 15 克、白芍 15 克、天冬 10 克、陈皮 10 克、五味子 10 克、淫羊藿 10 克、巴戟天 10 克。

功效：滋阴补肾、凉血退热。

适应证：肾阴虚型再生障碍性贫血。

（5）右归丸合四君子汤化裁。

人参 10 克、当归 10 克、补骨脂 10 克、鹿角胶 10 克、巴戟天 10 克、淫羊藿 10 克、熟地黄 20 克、白术 15 克、陈皮 10 克、肉桂 5 克、炒杜仲 10 克、附子 6 克。

功效：温补肾阳、益气生血。

适应证：肾阳虚型再生障碍性贫血。

（6）左归饮、右归丸、二仙汤等化裁。

淫羊藿 10 克、仙茅 10 克、生地黄 15 克、熟地黄 15 克、山药 15 克、牡丹皮 10 克、泽泻 10 克、菟丝子 20 克、枸杞子 15 克、炒杜仲 10 克、茯苓 15 克、当归 15 克、女贞子 15 克、旱莲草 15 克、鹿角胶 10 克。

功效：滋补阴阳、益气养血。

适应证：阴阳两虚型再生障碍性贫血。

（7）归脾汤、人参养荣汤、八珍汤、十全大补汤化裁。

黄芪 30 克、党参 30 克、白术 15 克、龙眼肉 10 克、何首乌 15 克、熟地黄 20 克、当归 15 克、白芍 15 克、阿胶 10 克、陈皮 10 克、大枣 6 枚、炙甘草 10 克。

功效：补脾、益气、生血。

适应证：心脾两虚型再生障碍性贫血。

（8）水牛角地黄汤合四生饮。

水牛角丝 50 克、牡丹皮 15 克、白芍 15 克、赤芍 30 克、生地黄 20 克、侧柏叶 20 克、栀子 15 克、知母 10 克、生艾叶 10 克、生荷叶 30 克、茜草 15 克、白茅根 30 克、仙鹤草 20 克。

功效：清热解毒、凉血止血。

适应证：急慢性原发性血小板减少性紫癜，证属血热妄行者疗效尤佳。

（9）八珍汤、归脾地黄汤化裁。

当归 15 克、熟地黄 20 克、白芍 15 克、炒白术 15 克、茯苓 20 克、党参 30 克、黄芪 20 克、山药 15 克、酸枣仁 10 克、远志 10 克、龙眼肉 10 克、甘草 10 克。

功效：益气养血、健脾补肾。

适应证：原发性血小板减少性紫癜（脾肾不足型）。

（10）凉血祛斑汤。

生地黄 30 克、水牛角 20 克、紫草 10 克、玄参 15 克、赤芍 20 克、槐花 10 克、牡丹皮 15 克、茜草 15 克、白茅根 30 克、大枣 10 克。

功效：清热、凉血、止血。

适应证：血热型过敏性紫癜。

（11）茜草紫癜汤。

茜草根 20 克、生地黄 15 克、玄参 15 克、黄芩 10 克、防风 10 克、牡丹皮 15 克、女贞子 10 克、白芍 15 克、阿胶 10 克。

功效：养阴清热、凉血止血。

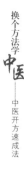

适应证：阴虚血热型过敏性紫癜。

（12）十全大补汤化裁。

人参 10 克、白术 15 克、云苓 20 克、甘草 10 克、当归 15 克、白芍 15 克、熟地黄 20 克、川芎 10 克、黄芪 20 克、肉桂 6 克。

功效：益气养血、健脾益肾。

适应证：气血双亏型白细胞减少症。

（13）保元汤加味。

党参 30 克、红参 10 克、白术 15 克、黄芪 20 克、菟丝子 20 克、补骨脂 10 克、女贞子 10 克、山茱萸 15 克、鹿角胶 10 克、枸杞子 15 克、肉桂 6 克、鸡血藤 15 克。

功效：健脾益气、温肾养阴。

适应证：阴阳两虚型白细胞减少症。

（14）乌鸡白凤丸化裁。

乌骨鸡 100 克、鹿角胶 10 克、龟甲胶 10 克、阿胶 10 克、党参 20 克、丹参 15 克、红参 15 克、白术 15 克、白芍 15 克、茯苓 20 克、熟地黄 30 克、当归 15 克、川芎 10 克、枸杞子 20 克、女贞子 15 克、葫芦巴子 15 克、砂仁 10 克、神曲 10 克、炒麦芽 15 克、黄柏 10 克、甘草 10 克。

功效：补肾益肝、养血生血。

适应证：各型白细胞减少症。

（15）银翘散合藿朴夏苓汤化裁。

金银花 20 克、连翘 15 克、大青叶 15 克、黄芩 10 克、石膏 20 克、生薏苡仁 30 克、法半夏 15 克、柴胡 10 克、藿香 15 克、川厚朴 10 克、茯苓 30 克、蝉蜕 10 克、车前子 20 克。

功效：清热解毒、利水消肿。

适应证：各型传染性单核细胞增多症。

以上没注明用法者，皆为煎汤口服，每次 150~200ml，每日两次。

血液科疾病常用方剂达数百个，古方应用不过 30 个，常用中药不过百来种，益气养血、滋肾阴、补肾阳治疗各种血液病反复应用的药也在 50 种以上，而系统疗法将数百个时方整合为 2~3 个方剂，即可通治所有血液病。

【系统论治法】

1. 紫癜类血液病（包括血小板减少性紫癜、过敏性紫癜）的系统疗法

五草解毒凉血汤（自拟）：仙鹤草20克、紫草10克、旱莲草20克、茜草10克、甘草10克、玄参15克、水牛角15克、白茅根30克、金银花20克、连翘15克、生地黄25克、牡丹皮20克、丹参30克、赤芍15克、白芍15克。

方解：不论哪一类紫癜，均为出血性血液病，应以清热凉血为大法，生地黄、玄参、紫草、牡丹皮、水牛角清热凉血、化瘀解毒；白茅根、旱莲草、茜草、丹参、赤芍化瘀止血；金银花、连翘清热解毒；仙鹤草止血补虚。全方治疗血热妄行出血性疾患，由于本方可清温解毒，对病毒引起的传染性单核细胞增多症也可获效。

功效：清热解毒、凉血止血、利湿消肿。

适应证：各种类型紫癜、单核细胞增多症。

用法：煎汤，每剂1天，分2~3次口服，成人每次150~200ml，儿童酌减。

偏于过敏性紫癜加蝉蜕10克、荆芥10克、防风15克、白鲜皮15克、牛蒡子15克、黑小豆20克。免疫力过低加黄芪25克、白术15克。血小板减少性紫癜加麦冬15克、知母15克、石斛10克、阿胶10克、鹿角胶10克、鸡血藤20克。

2. 贫血类血液病（包括缺铁性贫血、再生障碍性贫血及白细胞减少症）

益气温肾生血汤（自拟）：黄芪30克、党参20克、炒白术15克、茯苓25克、炙甘草15克、当归20克、川芎10克、酒白芍15克、熟地黄30克、何首乌15克、木香10克、砂仁10克、陈皮10克、阿胶（烊化）10克、山药20克、菟丝子30克、肉桂6克、丹参30克、鸡血藤20克、大枣15克、生姜10克。

方解：贫血类血液病以八珍汤益气生血为君，辅以菟丝子、山药、

231

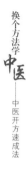

何首乌益肾补脾生血；木香、陈皮、砂仁、甘草行气、温脾、健运，以资血之源；鹿角胶、阿胶为血肉之品，可补骨髓，增加全血红细胞。全方益气、温肾、生血。

功效：益气温肾、健脾生血。

适应证：缺铁性贫血、再生障碍性贫血及溶血性贫血等。凡虚劳性白细胞减少症皆可应用本方。

用法：煎汤，每剂1天，分2~3次口服，成人每次不少于150ml，儿童酌减。

缺铁性贫血者方中须入绿矾10克；消化不良者加焦三仙各15克、大枣15克、生姜10克；失眠少寐者加酸枣仁20克、龙眼肉10克、茯神20克、远志10克等；慢性再生障碍性贫血者加仙鹤草20克、茜草10克、旱莲草20克、女贞子10克；阳虚加鹿角胶10克、淫羊藿10克、仙茅10克、巴戟天15克、补骨脂15克；阴虚加女贞子15克、山茱萸15克、枸杞子20克、龟甲胶10克；溶血性贫血加茵陈20克、山栀子15克、泽泻10克、益母草20克；白细胞减少症加淫羊藿15克、巴戟天15克、补骨脂15克、鹿角胶10克、大枣15克。

【评按】

血液科疾病发病机理十分复杂，有些病因至今尚未确定，但总的说来，大致与下列几个因素相关：遗传因素、感染病毒、营养代谢异常及化学、物理、免疫反应等。

中医本没有血液病专科，关于血液病的记载只是散见于内科杂病中，中医认为其发病机理不外湿、热、虚、毒、瘀几个方面，涉及心、脾、肝、肾诸脏，只要辨证准确，中医疗法疗效可观，如中医治疗再生障碍性贫血、白细胞减少症等与西药相较均有过之而无不及。

病案

韩某，女，8岁，2016年10月5日初诊。其母代诉，孩子近日精神倦怠，不爱运动，有时有低烧，食欲明显减少，小腿及臀部有对称性出血点，色紫红。曾去儿童医院治疗十天，但仍未彻底治愈，近日紫癜虽然少些，但孩子说有时头疼，脚、踝部关节疼，腹部也有不适等表现。查体见面色不华、舌质淡红、苔薄、脉弦数，小腿、双臂均有不少出血点，但没成片。本病与体质虚弱、卫外不足、风湿热毒蕴结，渗溢于皮肤肌膜之间有关，热滞经络关节则肿疼，治宜祛风清营解毒、凉血止血。方选自拟通治方五草解毒凉血汤化裁治之：仙鹤草15克、紫草6克、旱莲草15克、茜草10克、甘草10克、生地黄15克、玄参10克、水牛角15克、白茅根20克、黄芪15克、白术10克、荆芥10克、防风10克、白鲜皮10克、蝉蜕6克、防己10克。用法：水煎服，每剂两天，每日3次、每次75~120ml。疗效：以上方为基础加减，计服4周后不再有斑点，但该患者脾虚乏力，又制膏方服1个月，一直至春节时才痊愈。

附：膏方方剂。黄芪20克、党参15克、白术15克、山药15克、当归10克、丹参15克、炙甘草10克、生地黄15克、玄参10克、神曲10克、炒麦芽15克、白茅根15克、仙鹤草15克、旱莲草15克、茜草10克、紫草6克、大枣10克、生姜10克、蝉蜕6克、白鲜皮10克、炒薏苡仁20克、大秦艽10克。10剂。辅料：阿胶100克、麦芽糖500克、冰糖100克、蜂蜜200克。用法：每次10~15ml，每日早晚温开水冲服，忌食生冷、鱼腥。

王某，女，48岁，某化工厂职工，2004年10月6日初诊。主诉：患者在化工厂车间中长期接触有毒气体导致贫血，得病后即休假，一直不能工作，全身乏力倦怠，腰膝酸软，有时腹胀，纳少，虚肿，夜尿频多，畏寒肢冷，刷牙时出血。查体见脉沉细无力、舌体肥大且有明显齿痕、甲根色淡、舌质淡且无血色、苔薄白，治宜益气养血、填精补髓、温补脾肾。方用自拟通治方益气温肾生血汤化裁：黄芪30克、红参10克、炒白术25克、茯苓25克、炙甘草15克、当归20克、酒白芍20克、熟地黄30克、何首乌

15 克、木香 10 克、砂仁 10 克、陈皮 10 克、山药 20 克、阿胶（烊化）15 克、鹿角胶 15 克、肉桂 6 克、菟丝子 20 克、丹参 20 克、鸡血藤 15 克、枸杞子 20 克、补骨脂 15 克、仙鹤草 15 克。用法：水煎，每日一剂，分两次口服。疗效：服 12 周后自觉体力增强，面色转润，刷牙时已无渗血，腰酸倦怠已无，脉象已应指，甲根颜色变红。春节后开始按上方制一料膏方，一直服至清明节，回访患者对疗效满意，又续服膏方一料。嘱适当活动，但不可做剧烈活动，忌食生冷，每周宜食 1 次牛尾汤，或用牛骨髓炒油茶常服。

王某，男，47 岁，2009 年 4 月 10 日就诊。自诉有肺结核病史十几年，结核防治所定为空洞型肺结核，近日因外感、咳嗽、咯血，为控制病灶发展服了 3 个月的异烟肼和乙胺丁醇，服药期间曾出现过头晕、盗汗、便燥、纳少、恶心等不良反应，白细胞计数为 2.2×10^9/L。西医诊断为药物性白细胞减少症，嘱暂停服抗结核杀菌药。查体见脉弦细，舌质淡，中医诊断为血虚、虚劳，治宜益气养血、滋阴补肾。方用益气温肾生血汤化裁治之：生地黄 25 克、熟地黄 20 克、当归 15 克、白芍 15 克、党参 30 克、茯苓 20 克、白术 20 克、炙甘草 15 克、山药 30 克、山茱萸 15 克、枸杞子 20 克、菟丝子 30 克、巴戟天 15 克、鳖甲 15 克、阿胶（烊化）15 克、女贞子 10 克、仙鹤草 20 克、陈皮 10 克、砂仁 6 克（后下）。用法：每日 1 剂，分 3 次口服，每次 150ml。疗效：服 12 剂后，头晕、恶心、痰中血丝消失，查血象白细胞为 3.5×10^9/L，续服 6 周后，2009 年 6 月 30 日查白细胞为 4.5×10^9/L，诸症消失，面色红润，体重增加，其后曾用中药做抗结核治疗。

十五　肿瘤（癌症）的系统论治

【概述】

人体内的肿瘤包块种类繁多，大多数为良性占位赘生物，只有极少数占位包块能转变为恶性，现代医学把恶性者统称为"癌"。中医自古就有关于肿瘤的记载，只是病名与西医有别，如中医称肺癌为肺积，乳腺癌称为乳岩，甲状腺癌称为瘿瘤，直肠、大肠癌称为肠覃，食道癌称噎膈等。中医对肿瘤包块的称谓比较含蓄，形象而温雅，现代医学把恶性肿瘤称为"癌症"，常常与"绝症"相提并论，许多人谈癌色变，最终造成心理创伤而死于非命。

现代医学在肿瘤的影像学检查、肿瘤的定位、分期分类上比20世纪有长足的进步，但临床施治上仍然在用对付细菌、病毒的方法。近些年研究的生物基因疗法，靶向用药仍然没有脱离对抗疗法的轨道，手术、化疗、放疗这三板斧占据着整个肿瘤治疗领域，这三板斧是否真正"科学"并没多少人去怀疑。要治癌症就得用这三板斧，不论草根民众还是政坛、科技精英无一跑出这种治法，唯偶尔有乡野的老人，因无钱医治而未用这些方法治疗，结果发现他们10年后还活得不错，令肿瘤专家大跌眼镜。

20世纪70年代，美国总统尼克松上台时曾宣布，在20世纪内要完成两项壮举——人类登月和攻克癌症。如今50年过去了，人类登月早已实现，而征服癌症则遥遥无期。中医治癌方法由于无法数字化，无法统计而没得到认可，目前只是在民间应用，登不上现代医学的大雅之堂。

中医确实治好了不少肿瘤，但有人却说用中医的办法即使治好了癌症也是非科学。后来又有人说西医能明明白白地令人死去，中医却能使人稀里糊涂地活着，谁是谁非无人去评说。目前的肿瘤治疗概况还是人云亦云，跟着现代科技大潮跑下去。

【病机】

现代医学认为，癌症是因为人体细胞的基因突变引起的，是自身免疫功能障碍才得了"癌症"。《黄帝内经》云："正气存内，邪不可干。"中医所谓之正气，是对于现代医学所讲的免疫功能而言，正气强大，一旦有变异细胞形成，很快就被强大的免疫监视系统所吞噬，肿瘤细胞不可能在人体内安营扎寨，肿瘤也就无法形成。肿瘤的形成犹如冰冻三尺非一日之寒，有的潜伏期很长，癌细胞在人体较强的免疫系统下，能保持相对稳定，有些占位包块、结节终生也不会发生恶变，有一句话说得好："流水不腐，户枢不蠹。"为什么没有人得心脏癌，就因为心脏不停地搏动，癌细胞无法在心中停留。

《黄帝内经·素问·阴阳应象大论》中讲："阳化气，阴化形。"一语道破肿瘤的成因，意为肿瘤形成伊始是阴寒为主，因为长期阴寒过重，气化无能才形成占位包块。肿瘤的早期并没什么不适，开始也多为良性，随着阴寒逐渐加重，气机运行紊乱，或说"气无转输之机"，阴寒的垃圾无法排出，阴阳长期失衡，免疫调节失控，才逐渐形成恶性包块。中医认为："邪之所凑，其气必虚。"肿瘤开始首先是气虚，接着是毒火内侵、六气混杂，使人体内环境恶化，虚、毒、痰、瘀杂合为"瘤"；恶性肿瘤形成的另一个重要因素是情志损伤。凡得癌症者，大都有过精神、情志过度刺激的过程，或长期七情郁结、情志不悦、精神沮丧，因此，许多专家认为"癌"应该属一种"心身科"疾病，任何肿瘤的形成无不与精神、心理因素有关。为什么对抗疗法治癌效果不佳，正是因为手术、化疗、放疗解决不了心理、情志的疾患。至于饮食所伤、环境污染、饮酒吸烟等只是形成癌症的诱因而非主因。

笔者认为，人体内随着年龄的增长，所生包块就像玉石中的瑕疵一样，不值得大惊小怪，是生命衰老的一种退行性变化。人到中年，几乎每个人都可能长些包块，如脂肪瘤、子宫肌瘤、乳房结节，随着影像扫描技术的进步，直径 0.3mm 的小结节也能看得清楚，现代 50 岁以上的女性几乎人人都长有甲状腺结节，成年女性大都生有乳房结节占位，这些占位小结节大多为良性，恶化并不多见。在尸体解剖中发现 60 岁至 70 岁的老年人都有不同程度的占位包块，如甲状腺瘤、脂肪瘤，几乎人人皆有，恶性者不足 5%，多数占位包块在体内可以保持相对平衡、稳定，只要不去动它，它绝不会到处乱窜。一旦体检发现病灶，然后反复做 CT、RMI、扫描、照射，或在恐惧中手术或术后化疗、放疗，破坏了原来的平衡状态，很可能使良性转为恶性，毒瘤术后转移是外来刺激而为，中医则称转移为毒痰流注，即毒瘤在原位待不下去才搬家的，所以术后必转移，所以才用放、化疗来应对。

【辨证论治】

中医治肿瘤的辨证论治主要根据脉象、舌象、甲印等，弄清病之虚实寒热，癌症之脉象以弦、数、滑为多见，早期多为洪数，治以攻伐；中晚期脉也多为弦数，宜攻补兼施；后期癌瘤转移，脉变细弱，正气衰败，宜补为主。凡正气尚存者宜攻伐，化疗或术后体虚者应以扶正为主，术后恢复不错可以予以补，或攻补兼施。古代先哲早就对癌症的脉象做过总结："如数脉不时，必生大疗。"这种数脉是因虚而数，所以中医治癌始终都不能忘记扶助正气、调节情志。中医治疗肿瘤有清热解毒、化痰散结、活血化瘀、以毒攻毒等方法，但以扶正祛邪为原则。常言道："有一分胃气，就有一分生机。"中医治肿瘤在清热解毒、化痰散结时也不忘保护脾胃，除了治疗皮肤癌，中医很少使用有大毒的中药材，以毒攻毒也尽量使用有小毒者，因为小毒治病安全有效。

中医辨证治肿瘤除了根据脉象，更要细看舌象，肿瘤患者舌质常晦滞无华，舌质以淡紫或青紫舌为多数，舌中间淡灰色、干涩、枯萎者为舌之败象，食管癌、胃癌多舌苔增厚，脉数者舌中有裂纹。晚期癌症舌苔光剥，红绛舌或青紫舌，干燥无津，是正气衰败的表现，治疗应以扶正为主。西医的微观查验分期分类，只能作为参考，中医没必要去按细胞分化程度分期施治，中医可根据脉象、舌象，只要分清楚寒、热、虚、实就可以施治。中医认为癌症是一种慢性病，不可能速战速决，中医治癌只能靠"持久战"才能取胜。

癌症的脉象以虚、数占多数，古人云："数脉不时，必生恶疮。"这个恶疮即现代癌症，几乎所有的中晚期癌症均有热象，少数寒者，也是热极生寒，热分为虚热、血热、湿热、瘀热、痰热、毒血热等，辨别热的病机是辨证施治的关键一环。虚热乃功能失调，癌症日久，伤阴化火，发热时昼轻夜重、五心烦热、口燥咽干、舌红、脉细数，常用知柏地黄丸、二至丸等化裁；湿热者小便短赤、带下恶臭、舌苔浊腻，如宫颈癌、大肠癌、膀胱癌，常用三物黄芩汤化裁；痰热，痰饮瘀血，日久化热，常有头晕、手足麻木、舌苔黄腻、脉滑数，常以温胆汤为基础方化裁；毒热者，一为外感邪毒，二为放、化疗后癌细胞坏死入血产生血毒之热，可用犀角地黄汤化裁；血热表现为咯血、衄血、吐血、便血、崩漏等，舌质红绛、脉数，常用清热地黄汤治之；瘀热当用血府逐瘀汤加山栀、水蛭化裁治之。但癌症的各种热象大多不是独立存在的，多是血热、湿热并存，应灵活变通施治，总之治癌应先清热，邪热不去不可攻与补。

治癌必须根据具体病机立法用药，系统疗法只分热、寒即可。但有人也常把肺癌分6~8型论治，过于烦琐。

总之癌症的辨证施治比普通病复杂，寒热错杂、燥湿相混，同一类癌症在不同的个体中表现各异，特别是中医所接诊的癌症，多数已经过西医术后反复化疗，治疗起来颇为棘手，但只要认准病机，辨证治疗就可获得较好的疗效。

【方药分析】

肿瘤的靶向用药参考：肺癌用鱼腥草、金荞麦、山海螺、蚤休、蜂房；鼻咽癌用石上柏、山豆根、苍耳子、蚤休；食道癌用山豆根、冬凌草、威灵仙、代赭石、旋覆花、硇砂、石见穿；胃癌用藤梨根、海螵蛸、川厚朴、石斛、鸡内金、料江石、大贝母；肠癌用白头翁、马齿苋、苦参、过山龙、羊蹄根；肝癌用八月札、鸡矢藤、茵陈、蜈蚣、水红花子；胰腺癌用金钱草、郁金、肿节风、薏苡仁、八月札；脑癌用制天南星、僵蚕、鱼脑石、川芎、天麻、细辛、麝香；乳腺癌用山慈菇、猫爪草、漏芦、天冬、瓜蒌、蒲公英、青皮；恶性淋巴癌用夏枯草、玄参、法半夏、黄药子、炮穿山甲、文术；甲状腺癌用黄药子、山慈菇、海藻、昆布、牡蛎；血癌用青黛、雄黄、墓头回、羊蹄根；骨癌用骨碎补、补骨脂、土鳖虫、肿节风；皮肤癌用信石、雄黄、苦参、白鲜皮、鸦胆子、生薏苡仁；宫颈癌用土茯苓、墓头回、龙葵、文术、三七；卵巢癌用文术、炮山甲、水蛭、乌梅、生薏苡仁；膀胱癌用龙葵、马鞭草、瞿麦、萹蓄、王不留行子、海金沙、木通；子宫癌用败酱草、苦参、黄柏、茜草根、白茅根、紫石英。

补法（扶正）免疫调节激活中药：增强免疫系统（扶正中药）用人参、党参、太子参、西洋参、黄精、黄芪、白术、仙鹤草、山药、阿胶、当归、枸杞子、山茱萸、补骨脂、麦冬、灵芝、天冬、猪苓、五味子、冬虫夏草（北虫草）、菟丝子、淫羊藿等。

抑制免疫（多为活血化瘀中药）用三七、三棱、文术、土鳖虫、丹参、水蛭、炮穿山甲、虻虫、红花、桃仁、益母草、蚤休、山栀、龙胆草、半枝莲、白花蛇舌草、漏芦、石见穿、金刚藤、龙葵、白毛藤等。

以下为抗癌有小毒中药（合理配伍后可放心使用）：蜈蚣、全虫、土鳖虫、水蛭、天南星、白花蛇、蕲蛇、蚤休、山慈菇、黄药子、雷丸、木鳖子、蛇莓、龙葵、漏芦、白英、急性子、天葵子、蜂房、山豆根、两头尖、蛤蚧、干蟾皮等。

广谱抗癌中药：白花蛇舌草、半枝莲、半边莲、白英、藤梨根、山海螺、石见穿、肿节风、乌骨藤、过山龙等。

常用抗肿瘤药对：

白花蛇舌草 30~60 克、半枝莲 30~60 克。

功效：清热解毒、利水消肿。

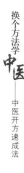
适应证：各种癌症，属广谱抗癌药对。

白花蛇舌草 30~60 克、仙鹤草 30~60 克。
功效：清热解毒、补虚止血。
适应证：各种癌症，属广谱抗癌药对。

白花蛇舌草 30~60 克、白英 20~30 克。
功效：清热解毒、化瘀消肿、祛风利湿。
适应证：各种癌症，属广谱抗癌药对。

白花蛇舌草 30~60 克、薏苡仁 30~60 克。
功效：清热解毒、健脾利水渗湿。
适应证：适宜胃癌、肠癌、息肉等治疗。

白花蛇舌草 30~60 克、蚤休 10~20 克。
功效：清热解毒、消肿止疼、抗癌散结。
适应证：适宜各种癌，也属广谱抗癌药。

夏枯草 15~30 克、蚤休 10~20 克。
功效：清热解毒、散结消肿。
适应证：适宜恶性淋巴癌属痰火郁结者。

夏枯草 15~30 克、半夏 10~15 克。
功效：清泻肝火、解郁散结、燥湿化痰。
适应证：适宜乳腺癌、淋巴癌、甲状腺癌等。

夏枯草 15~30 克、牡蛎 20~50 克。
功效：清泻肝火、软坚散结、敛阴沉潜。
适应证：适宜高血压头痛、甲状腺癌瘤、腮腺肿大、颅内肿瘤等。

薏苡仁 30~60 克、牡蛎 20~50 克。

功效：利水渗湿、健脾止泻、软坚散结。

适应证：常用于瘿瘤、瘰疬、带下等症。

薏苡仁 30~60 克、乌梅 15~30 克。

功效：健脾利湿、软坚散结。

适应证：常用于子宫癌、卵巢癌等。

石见穿 15~60 克、半枝莲 15~30 克；

功效：清热解毒、化瘀散结、消肿化痰。

适应证：常用于消化道（胃、食管、胰腺）肿瘤及膀胱癌、前列腺癌。

石见穿 15~60 克、石上柏 15~30 克。

功效：清热解毒、活血利湿、止痛。

适应证：常用于鼻咽癌、肺癌、宫颈癌等。

石见穿 15~60 克、急性子 15~30 克。

功效：解毒散结、降气活血。

适应证：常用于贲门癌、食管癌。

山慈菇 10~15 克、猫爪草 10~30 克。

功效：消肿解毒、化痰散结。

适应证：常用于乳腺癌、淋巴癌、甲状腺癌等。

山慈菇 10~15 克、土贝母 10~20 克。

功效：消肿化痰、解毒散结。

适应证：常用于喉癌、乳岩、瘰疬、痈疽等。

蜈蚣 1~3 克、土贝母 10~20 克。

功效：清热解毒、化痰散结。

适应证：常用于治顽痰、毒瘤、食管癌、淋巴癌等。

蜈蚣 1~3 克、全蝎 3~6 克。

功效：祛风通络、攻毒散结、熄风镇静、止痛。

适应证：肺癌、肝癌、淋巴癌、胃癌等均常应用。

蜈蚣 1~3 克、莪术 10~30 克。

功效：攻毒散结、破瘀消积。

适应证：用于甲状腺癌、肝癌等。

莪术 10~30 克、猪苓 15~20 克。

功效：破血祛瘀、利水渗湿、止痛。

适应证：腹水癌、胸腔积液、癌性胸疼等。

莪术 10~30 克、三棱 15~30 克。

功效：破血祛瘀、消积止痛、增强免疫力。

适应证：常用于肝癌、宫颈癌、甲状腺癌等。

虫类抗肿瘤药物应用参考：常用动物性虫类抗肿瘤中药有二十几种，最常应用的有全虫、蜈蚣、土鳖虫、水蛭、僵蚕、炮穿山甲、露蜂房、鼠妇、蛤蚧、地龙、羚羊角粉、黑蚂蚁、鳖甲、龟甲、九香虫、小白花蛇这 16 味基本没毒或者仅有小毒。毒性较大的动物药有斑蝥虫、红娘子、蟾酥、干蟾皮、山蚤虫、蜣螂虫、虻虫等。

全虫，咸、平，入肝经。熄风止痉、攻毒散结、通络止痛。煎汤 3~5 克，研粉 1~2 克。

蜈蚣，辛、温，入肝经。熄风止痉、攻毒散结、通络止痛，煎汤

1~3 克，研粉 0.6~1 克。

露蜂房，味甘、平，入胃经。攻毒、杀虫、祛风。煎汤 6~12 克，研粉 1.5~3 克。

水蛭，味咸，入肝经。破血、逐瘀通经。煎汤 6~10 克，研粉 1 克。

土鳖虫，味咸、辛，入肝经。破血逐瘀、续筋接骨。煎汤 6~10 克，研粉 1~1.5 克。

地龙，咸、寒，入肝、肺、膀胱经。清热熄风、平喘、通络、利尿。煎汤 10~20 克，研粉 1~2 克。

僵蚕，咸、辛、平，入肝、肺经。祛风止痉、化痰散结。煎汤 10~15 克，研粉 2~5 克。

羚羊角，咸、寒，入心、肝经。清肝熄风、降火潜阳。研粉 0.5~1 克。

蛤蚧，咸、平，入肺、肾经。补肺益肾、纳气定喘。研粉 3~6 克。

鼠妇，味酸、温，入肝、肾经。破瘀利水、解毒止痛。煎汤 10 克。

黑蚂蚁，平、肝，入肝、肾经。益气补肾、调节免疫、抗衰老、抗风湿等。

九香虫，咸、温、无毒。行气止痛、温中壮阳。煎汤 3~6 克。

白花蛇，咸、甘、温，入肝经。祛风、活络、定惊。研粉 0.5~1 克。

炮穿山甲，味咸、微寒，入肝、胃经。通经下乳、祛瘀散结、消肿排脓、祛风通络。汤剂用 6~10 克或研粉。

干蟾皮，性凉、味辛，有小毒，入肝、胃经。解毒、消肿、利水，汤剂 3~6 克。

蟾酥，性凉、味辛，有大毒。消肿、止痛、强心。多外用，内服，每日 15 毫克。

蟾衣，味凉、辛，无毒（或微毒）。消肿解毒、抗肿瘤。研粉，每日 0.5~1 克。

山蛩虫（马陆），味辛、温。破积、解毒，治癥瘕、痞满、痈肿、毒疮口。研粉服每日 1~3 克。

虻虫，味苦，性微寒，归肝经。破血逐瘀，煎汤，每日 6 克。

蜣螂虫，寒、咸、有毒，入胃、肝经。攻毒破瘀、通便定惊。煎汤

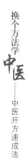
3 克。

斑蝥虫，味辛、性寒，大毒。攻毒蚀疮，内服，每日 15~20 毫克。

虫类抗肿瘤药的具体应用：肺癌常选用地龙、蜂房、全虫、蟾衣、山蛰虫，阴虚有热加鳖甲、龟甲、僵蚕，气短加蛤蚧。

胃癌常选用炮穿山甲、干蟾皮，止痛常选用鼠妇、九香虫。

食道癌常选用壁虎、生水蛭、炮穿山甲。

肝癌常选用干蟾皮、土鳖虫、全虫、蜈蚣、斑蝥、鼠妇、土狗干。

子宫癌常选用壁虎、黑蚂蚁。

膀胱癌常选用干蟾皮、土鳖虫、黑蚂蚁、水蛭。

具有广谱抗肿瘤作用的虫类药有全虫、蜈蚣、炮穿山甲、水蛭、僵蚕、蛰虫、鳖甲、龟甲、鼠妇、九香虫、干蟾皮、蟾衣等。

虫类药物中多含有动物异性蛋白，能抑制癌细胞的蛋白质合成，致使癌细胞萎缩，以毒攻毒，直接杀死癌细胞，是天然的化疗药物。虽然虫类药物也含有毒性蛋白，但比人工合成的化疗药物温和，且均为口服给药，相对来说毒性较小，诸多虫类药大多有小毒、微毒，复方给药使毒性减低，如全虫、蛰虫、僵蚕、炮穿山甲、水蛭、鳖甲、龟甲、鼠妇、九香虫毒性很低，众多植物性抗肿瘤药无法与之比拟。诸多剧毒的抗癌虫类药已有成品制剂，按剂量使用也不会中毒，如斑蝥素、华蟾素、蟾酥膏，而蟾衣几乎无毒，可放心食用。有小毒的虫类药经过配伍也很安全，但一定要根据病情需要使用。在汤方中加上 3~5 味虫类抗肿瘤药可使疗效倍增。

常见癌症专方（自拟）：

1. 肺癌

沙参 30 克、麦冬 20 克、玄参 30 克、天冬 20 克、百合 20 克、杏仁 15 克、浙贝母 20 克、牡蛎 50 克、瓜蒌 20 克、紫菀 15 克、山海螺 30 克、金荞麦 30 克、白花蛇舌草 30 克、半枝莲 30 克、鳖甲 20 克、炙甘草 15 克、全虫6克、蜈蚣2条。

功效：清热解毒、润肺止咳、化痰散结。

适应证：各型肺癌中晚期、肺腺癌、鳞癌，小细胞、大细胞均宜。

用法：每剂两天，每日3次，每次150ml。

2.肝癌

柴胡15克、白芍20克、枳壳15克、川厚朴10克、甘草10克、郁金20克、平盖灵芝20克、文术15克、三棱15克、水红花子30克、丹参30克、桃仁10克、土鳖虫10克、黄芪50克、生薏苡仁60克、八月札30克、全虫6克、蜈蚣2条。

行气止痛可加绿萼梅15克、香附15克、延胡索15克、川楝子10克。黄疸形成加茵陈30克、山栀15克、大黄10克。腹水形成加腹水草20克、大毛20克、槟榔15克、猪苓15克、川牛膝15克。纳少者加神曲10克、炒麦芽15克、炒鸡内金10克。

功效：疏肝行气、化瘀消积、泻火解毒。

适应证：各型中晚期肝癌、胆管癌。

3.胰腺癌

太子参30克、炒白术20克、清半夏30克、茯苓30克、甘草15克、厚朴15克、枳壳15克、柴胡15克、白芍25克、黄连10克、黄芩20克、木香15克、郁金20克、大黄10克、八月札30克、延胡索30克。

功效：清热解毒、舒肝和胃、行气止痛。

适应证：各型胰腺癌，早、中、晚期均宜。

4.食管癌（包括贲门癌）

冬凌草30克、山豆根30克、旋覆花20克、急性子15克、威灵仙30克、姜半夏30克、石见穿30克、郁金20克、瓜蒌20克、降香20克、黄药子10克。

功效：清热解毒、降气化痰。

适应证：中晚期食管癌、贲门癌，术后或没做手术但吞咽困难者均可。

附：食管癌开道散，雄黄1克、青黛10克、朱砂5克、月石5克、硇砂2克、芒硝15克、大贝母15克、急性子15克、天龙10克、五灵脂 10 克、山豆根 10 克、射干 10 克、炮穿山甲 10 克。

用法：上药研磨极细粉，每日 3 次，口含少许，徐徐吞下。

适应证：食管癌未手术吞咽困难者。

5. 胃癌（攻补兼治专方）

藤梨根 60 克、文术 15 克、炒白术 20 克、太子参 20 克、茯苓 30 克、川厚朴 15 克、枳壳 15 克、生鸡内金 10 克、五灵脂 15 克、全蒲公英 15 克、神曲 15 克、炒麦芽 15 克、生薏苡仁 50 克、料江石 30 克。

呃逆加旋覆花 15 克、代赭石 20 克、苏梗 10 克、陈皮 10 克、姜半夏 20 克。疼甚者加延胡索 20 克、川楝子 15 克、九香虫 10 克、八月札 20 克。出血、便血加刺猬皮 15 克、三七 10 克。

功效：舒肝和胃、活血化瘀、行气止痛。

适应证：各型中晚期胃癌，分化、未分化均可。

用法：每剂两天，每日 3 次，每次 150ml。

6. 大肠癌（包括直肠癌、结肠癌）

黄芪 30 克、红参 10 克、生白术 30 克、升麻 10 克、甘草 10 克、马齿苋 50 克、白英 30 克、过山龙 30 克、槐花 15 克、炒地榆 30 克、生薏苡仁 60 克、全虫 6 克。

功效：化湿消积、清热解毒、升阳举陷。

适应证：各型各期肠癌。

用法：每剂两天，每日 2~3 次，每次 150~300ml。

7. 乳腺癌

夏枯草 25 克、蒲公英 50 克、连翘 20 克、文术 15 克、三棱 15 克、山慈菇 10 克、玄参 30 克、天冬 20 克、路路通 10 克、漏芦 10 克、瓜蒌 20 克、青皮 15 克、当归 15 克、鹿角霜 15 克、白芍 20 克、郁金 20 克、香附 15 克、浙贝母 30 克、生牡蛎 30 克、炮穿山甲 10 克。

功效：疏肝解郁、化瘀散结、清热解毒。

适应证：各期各型乳核、乳岩、乳癖。

用法：每剂二煎，每日服两次，每次 200ml。

8. 膀胱癌

黄芪 30 克、丹参 30 克、当归 20 克、茯苓 30 克、猪苓 30 克、王不留行子 30 克、桃仁 10 克、红花 10 克、黄柏 10 克、白茅根 20 克、龙葵 20 克、白英 30 克、生薏苡仁 60 克。

水肿甚加泽泻 15 克、白术 15 克、大毛 20 克。血尿重者加旱莲草 20 克、三七 10 克、女贞子 10 克、豆豉 30 克、小蓟 15 克。排尿涩痛加益母草 20 克、海金沙 15 克、车前子 20 克。肾功能不全加附子 10 克、川大黄 10 克。

功效：清热利湿、利水消肿、化瘀止痛。

适应证：各期膀胱癌，无论有没有做过手术均可以使用。

用法：每剂两天，每次 200ml，每日 2~3 次。

9. 甲状腺癌

夏枯草 30 克、玄参 30 克、大贝母 20 克、牡蛎 50 克、三棱 15 克、文术 15 克、黄药子 10 克、柴胡 10 克、郁金 15 克、瓜蒌 20 克、胆南星 10 克、海藻 30 克、炮穿山甲 10 克。

功效：疏肝解郁、化瘀散结。

适应证：各种瘿瘤、甲状腺癌。

用法：每剂两天，每日 2~3 次，每次 150~200ml。

10. 鼻咽癌

夏枯草 30 克、玄参 30 克、石上柏 30 克、苍耳子 10 克、川芎 10 克、白芷 10 克、辛夷花 15 克、肿节风 30 克、射干 10 克、山豆根 30 克、全虫 6 克、露蜂房 10 克。

功效：清热解毒、祛风散结、通窍止痛。

适应证：各型鼻咽癌，未经手术治疗者尤佳。

用法：每剂两天，每日 3 次，每次 150ml。

11. 喉癌专方

太子参 20 克、天冬 15 克、麦冬 15 克、五味子 10 克、白英 20 克、天花粉 15 克、夏枯草 20 克、石见穿 20 克、土贝母 15 克、大贝母 15 克、桔梗 15 克、射干 10 克、黄芩 15 克、山豆根 15 克、牛蒡子 10 克、青果 10 克、石斛 10 克、蝉蜕 6 克、全虫 6 克、甘草 10 克。

功效：清热解毒、化痰散结、益气养阴。

适应证：各型各期喉癌，未经手术治疗者尤宜。凡喉部异物感、音哑、干咳、痰中带血丝、喉部不适均可应用。

用法：煎汤，每日 1 剂，2~3 次口服，每次 150ml。

12. 淋巴系统肿瘤

夏枯草 30 克、牡蛎 50 克、山慈菇 10 克、猫爪草 15 克、土贝母 30 克、炮穿山甲 10 克、鳖甲 15 克、玄参 30 克、黄药子 10 克、瓜蒌 15 克、天葵子 10 克、皂角刺 30 克、甘草 10 克、天花粉 15 克、柴胡 10 克、昆布 15 克、神曲 10 克、炒麦芽 15 克、炒鸡内金 10 克。

功效：解毒消肿、化痰散结。

适应证：早、中期淋巴系统肿瘤。

用法：每剂两天，每日 2 次，每次 200ml。

13. 前列腺癌

黄芪 30 克、党参 20 克、淫羊藿 10 克、巴戟天 10 克、肉苁蓉 10 克、王不留行子 30 克、桃仁 10 克、红花 10 克、当归 15 克、赤芍 20 克、土鳖虫 5 克、炒水蛭 5 克、黄柏 15 克、知母 15 克、猪苓 20 克、车前子 20 克、滑石粉 20 克、瞿麦 20 克、萹蓄 20 克、川牛膝 15 克、土茯苓 50 克、生薏苡仁 50 克。

功效：益气补肾、活血化瘀、利尿通淋。

适应证：各型、各期前列腺癌，无论有没有做过手术均可使用。

用法：每剂 2 天，每日两次，每次 200ml。

14. 骨肉瘤（骨癌）

独活 15 克、桑寄生 10 克、川续断 20 克、骨碎补 10 克、狗脊 10 克、威灵仙 20 克、川芎 10 克、当归 15 克、熟地黄 30 克、杜仲 10 克、怀牛膝 15 克、补骨脂 10 克、肿节风 15 克、龟甲 20 克、全虫 6 克、姜黄 10 克、乌骨藤 20 克、过山龙 20 克。

功效：补肾壮骨、通络止痛、软坚散结。

适应证：各种良性、恶性骨肉瘤或其他癌症、骨转移性癌瘤均宜。

用法：每剂两天，每日两次，每次 150~200ml。

【系统论治法】

1.肺癌的系统论治

（1）沙参 30 克、麦冬 20 克、天冬 15 克、百合 15 克、玄参 15 克、全瓜蒌 15 克、山海螺 20 克、蚤休 10 克、浙贝母 15 克、杏仁 15 克、黄芩 20 克、生地黄 20 克、茜草根 10 克、海浮石 20 克、金麦草 30 克、牡蛎 30 克、紫菀 15 克、生半夏 15 克、生甘草 20 克、芦根 15 克、白英 20 克、白花蛇舌草 30 克、半枝莲 30 克、桑黄 10 克、桔梗 15 克、仙鹤草 20 克、全虫 10 克、蜈蚣 2 条。

功效：扶正祛邪、清热解毒、化痰散结、养阴润肺。

适应证：各型、各期肺癌，包括肺腺癌、肺鳞癌及肺纤维化等肺系诸症。

用法：每剂两天，每日 3 次，每次 150ml。

（2）肺癌水丸或颗粒剂系统疗法。浓缩煎汤取汁：生地黄 200 克、瓜蒌 100 克、生半夏 150 克、玄参 150 克、天冬 150 克、麦冬 150 克、百合 150 克、蚤休 100 克、杏仁 150 克、紫菀 150 克、牡蛎 200 克、仙鹤草 200 克、白英 200 克、金麦草 300 克、石见穿 200 克、芦根 100 克、半枝莲 200 克、白花蛇舌草 200 克。

磨粉：西洋参 100 克、沙参 100 克、大贝母 150 克、茜草 100 克、土贝母 100 克、山海螺 100 克、黄芩 100 克、桑黄 150 克、全虫 60 克、蜈蚣 20 条、海浮石 100 克、生甘草 60 克、桔梗 100 克。

制作：以上两方混合，压制颗粒，包装为每袋 10 克。

用法：每次 1 袋，每日 2~3 次。

功效：扶正祛邪、清热解毒、化痰散结、养阴润肺。

适应证：各型、各期肺癌，包括肺腺癌、肺鳞癌及肺纤维化等肺系诸症。

2.消化道癌症的系统论治（胃、食管、肝胆、胰、大肠、结肠等）

黄芪 30 克、党参 20 克、炒白术 15 克、茯苓 20 克、半夏 20 克、陈皮 15 克、砂仁 10 克、木香 10 克、川厚朴 15 克、枳壳 15 克、炙甘草 15 克、炒麦芽 20 克、炒鸡内金 10 克、灵芝 10 克、神曲 15 克、柴胡 15 克、白芍 20 克、郁金 15 克、生薏苡仁 50 克、八月札 30 克、丹参 20 克、黄芩 15 克、黄连 10 克、川大黄 10 克、五灵脂 20 克、干姜 15 克、香附 15 克。

胃癌加藤梨根 30~60 克、料江石 30 克。食管癌加旋覆花 15 克、威灵仙 30 克、急性子 15 克、石见穿 30 克。大肠癌加升麻 10 克、马齿苋 30 克、苦参 15 克、炒地榆 20 克、槐花 10 克、过山龙 20 克。胰腺癌加延胡索、荜澄茄、半枝莲。肝癌加鳖甲 15 克、土鳖虫 6 克、全虫 6 克、水红花子 25 克、鸡矢藤 15 克、三棱 15 克、莪术 15 克。胆管癌加茵陈 30 克、山栀 20 克、文术 10 克、三棱 10 克、桃仁 10 克、红花 10 克。

功效：扶正祛邪。

适应证：消化道所有肿瘤，低分化、未分化、高分化各型各期均宜。

注：上方可按量加减制丸或颗粒口服。

3. 淋巴癌、甲状腺癌、乳腺癌的系统论治

夏枯草 20 克、柴胡 10 克、浙贝母 20 克、土贝母 15 克、山慈菇 10 克、瓜蒌 20 克、玄参 15 克、炮穿山甲 10 克、郁金 20 克、文术 10 克、三棱 10 克、甘草 10 克。

淋巴系统肿瘤加猫爪草 15 克、天葵子 10 克、蜈蚣 2 条、全虫 6 克。各科瘿瘤加海藻 20 克、黄药子 10 克、川楝子 15 克。

乳岩（乳腺癌）加蒲公英 50 克、连翘 20 克。

功效：疏肝解郁、化痰散结。

适应证：淋巴系统肿瘤、甲状腺瘤、乳房肿瘤等。

用法：每日 1 剂，煎汤，分 3 次口服，每次 150ml。

疗程：1~3 个月为一疗程。

4. 妇科盆腔肿瘤系统论治

白英 30 克、半枝莲 30 克、白花蛇舌草 30 克、土茯苓 30 克、苦参 15 克、龙葵 15 克、三棱 15 克、文术 15 克、生薏苡仁 50 克、甘草 10 克。

子宫癌出血加黄芪 20 克、升麻 10 克、旱莲草 20 克、槐花 10 克、仙鹤草 20 克、生芦根 10 克。卵巢癌盆腔积液加猪苓 15 克、泽泻 15 克、茯苓 20 克、当归 15 克、白术 15 克、海藻 20 克。肝气郁结者加香附 15

克、川楝子 15 克。绒毛膜上皮癌加桃仁 10 克、红花 10 克、王不留行子 30 克、紫草根 15 克。子宫肌瘤加鳖甲 20 克、紫石英 30 克、桂枝 10 克、茯苓 20 克、牡丹皮 10 克。

功效：清热利湿、解毒散结。

适应证：各期子宫癌、卵巢癌、绒毛膜上皮癌、宫颈癌及子宫肌瘤等。

用法：每剂两天，每日两次，每次 200ml。

上方不用辨证可用下方替代：

白英 30 克、白花蛇舌草 30 克、半枝莲 30 克、土茯苓 30 克、苦参 15 克、龙葵 15 克、三棱 15 克、文术 15 克、生薏苡仁 60 克、紫石英 30 克、桂枝 10 克、牡丹皮 15 克、桃仁 10 克、红花 10 克、赤芍 20 克、黄芪 20 克、升麻 10 克、仙鹤草 30 克、益母草 30 克。

功效与适应证、用法同上。

5. 脑部肿瘤的系统论治

夏枯草 30 克、双钩 20 克、天麻 15 克、石菖蒲 15 克、胆南星 15 克、炙远志 10 克、白附子 15 克、川芎 30 克、白芷 15 克、白芥子 10 克、牡蛎 50 克、生地黄 30 克、石决明 30 克、地龙 20 克、细辛 10 克、全虫 10 克、蜈蚣 2 条、鱼脑石 20 克、甘草 15 克。

功效：化瘀通络、化瘀散结。

适应证：胶质瘤、垂体瘤、脑膜瘤、剧烈头痛、眼疼，凡恶性、良性脑实质性占位均可应用，不用辨证。

用法：每剂两天，每日两次，每次 200ml。

6. 肿瘤的多靶点系统论治

①热化平调汤系统：太子参 30 克、生半夏 30 克（或法半夏 30 克）、麦冬 20 克、生地黄 30 克、瓜蒌 20 克、生姜 10 克、平盖灵芝 30 克、猪苓 30 克、玄参 20 克、甘草 15 克、蒲公英 50 克、石斛 15 克、生薏苡仁 60 克、鳖甲 30 克、牡蛎 50 克、大贝母 20 克、海藻 30 克、炒鸡内金 10 克、神曲 15 克。

方解：太子参、麦冬、生地黄、石斛、玄参、贝母养阴清热，牡蛎、

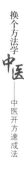

法半夏、瓜蒌、大贝母化痰散结，鳖甲、牡蛎软坚沉潜，薏苡仁、猪苓、海藻利水排毒，鸡内金、神曲、生姜护胃消导，蒲公英、薏苡仁抗肿瘤，灵芝平肝、护肝，全方位调节免疫，不治癌而瘤自消。

功效：养阴清热、化痰散结、扶正祛邪。

适应证：各种热化肿瘤、占位包块。

用法：每剂两天，每日两次，每次150~200ml。

②寒化"平调汤"系统：人参10克、黄芪30克、干姜10克、生白术30克、炙甘草15克、白芥子15克、平盖灵芝30克、浙贝母20克、炮附子15克、肉桂6克、炙麻黄6克、熟地黄20克、山茱萸20克、猪苓20克、牡蛎30克、玄参20克、海藻20克、生薏苡仁50克。

方解：人参、黄芪、生白术、干姜、炙甘草、灵芝益气、增强免疫、扶正祛邪；熟地黄、炙麻黄、白芥子、附、桂温阳祛寒邪；海藻、薏苡仁、猪苓利湿降浊；玄参、贝母养阴散结。全方调节阴阳平衡，不治癌而肿块自消。

功效：温阳散寒、化痰散结、增强免疫、利湿降浊。

适应证：各种寒化肿瘤、占位包块。

用法：每剂1天，每日两次，每次200ml。

③多靶点系统制剂（超微粉直接口服或制粒）。

平调颗粒制作：

a.磨粉部分（过100目筛）：人参100克、西洋参100克、炒白术100克、陈皮60克、酸枣仁80克、丹参60克、琥珀50克、五味子50克、合欢花50克、薤白60克、牡丹皮60克、木香50克、猪苓100克、当归60克、白芍60克、鳖甲100克、肉桂50克、浙贝母120克、延胡索60克、龙骨100克、泽泻50克、山茱萸100克、平盖灵芝100克。

b.煎汤浓缩部分：生地黄300克、生薏苡仁300克、麦冬200克、天冬200克、黄精200克、柴胡150克、神曲150克、生半夏100克、瓜蒌300克、枳实150克、川厚朴150克、炮附子100克、干姜150克、甘草150克、郁金200克、玄参200克、茯神200克、山栀200克、大黄100克、黄芪300克、夏枯草200克、白花蛇舌草300克、仙鹤草

300 克、藤梨根 300 克、半枝莲 300 克、大枣 150 克、牡蛎 300 克。

制作：a+b，混合后按 1 ：1 汤药比压粒，包装为每袋 10 克（细度在 120 目左右）。

用法：每次 1 袋，每日 3 次。若用 100 目微粉，6 克/袋，每日两次。

适应证：各种肿瘤、占位包块，以及各种慢病须长期调养者，或术后、化疗后均可用本"平调颗粒"。

功效：平衡阴阳、调节免疫、零毒抗癌。

【评按】

目前，手术、放疗、化疗这"三板斧"仍然是治疗肿瘤的主流形式，但癌症的早期治愈率不过 30%，而晚期仅为 5%，为什么癌症患者的死亡率居高不下？是因为这"三板斧"只是治疗了有形的可视占位实体，任何先进的手术都无法切除肉眼看不见的癌细胞，所以无法解决术后的转移和复发。现代医学治癌的观念忽视了整体，对于基因突变、肿瘤实体占位，并没有从根本上找原因，这是现代医学治癌失败的症结所在。所以，肿瘤治疗又产生了"生物免疫疗法"及"分子靶向疗法"等，但现代流行的靶向治疗药物应用面狭窄，特异性较强，仍属于"攻击"观念，单靶点，只考虑占位瘤体。中医也有靶向治疗，与西医的单靶点不同，中医的分子靶不仅作用于瘤体，更能全方位调整紊乱的免疫系统，属多靶点整体系统论治、私人订制、一癌一方，扶正与祛邪并重，事实已证明其疗效的远期 5~10 年生存率已远远超过现代医学的方法。

中医认为治癌的大道是以人为本，只要延长生命、提高生活质量，不一定非得以消除占位实体为主，对一些非关键部位的瘤体可以带瘤生存，扶正培本，改善整体环境，即"攻城不下，攻心为上"，"神治"永远大于"形治"，扶正与攻邪并重，随机论治，而非一味攻杀。本疗法最大难题是就医的观念，习惯势力太强大，多数人还不明确现代医学抗癌疗法的缺陷。肿瘤本身就是一个慢性病，不可能速战速决，因此，中医的多靶点系统疗法推进缓慢。笔者认为，肿瘤不论对中医还是西医都是一个巨大的课题，中西医必须携手共进，才有希望攻克癌症的难题。

病案

徐某，男，70岁，退休西医师。2014年8月7日在体检中发现右肺小结，大者直径1cm，小者直径0.5cm，双肺多发小结节，8月18日入院行CT扫描，确诊为右肺腺癌（PT4N2MI），双肺多发转移右肺门、淋巴转移、肝囊肿、左肾结石。2014年10月去北京某肿瘤医院做过EGFR基因测定，当年10月30日又一次做CT扫描，对比8月18日的结果表明结节增大，大者直径超1.3cm，2014年11月7日开始按程序行3个周期化疗。化疗进行至第二次就出现严重不良反应，开始厌食、数日睡眠不佳、消瘦、血象降低，至2015年初即停止化疗，行中医保守疗法至今。

2015年2月26日初诊，查心率100次/分，血压150/90mmHg，脉弦数、舌质淡、苔少、干咳、少痰、痰中无血丝、胸不痛、面色晦暗、消瘦。中医认为数脉不时即生大疗，该患者双关脉弦数，是由于长期脉络瘀阻、集结为肺多发结节，生于肺，但肺之占位无不与肝、脾有关，肺络不通是因为长期肝经火盛，阻碍肺气之沉降，浊气阻络而为肺结节，治宜养阴润肺、散结祛邪。方用通治方热化平调汤化裁：太子参30克、法半夏30克、麦冬20克、生地黄30克、瓜蒌20克、玄参30克、石斛15克、浙贝母60克、鱼腥草30克、猪苓30克、三七15克、蚤休15克、鳖甲30克、桑黄10克、牡蛎30克、炒鸡内金10克、神曲15克、海藻30克、生薏苡仁60克。用法：每剂2天，每日2~3次，每次150ml。疗效：上方加减计服8周情况良好，饮食改善、面色转润、睡眠改善、体重略增、咳已减轻、由无痰转为白痰。自诉比化疗时好了许多，至2015年5月后则按病情制微粉颗粒冲服。2017年12月时患者仍健在。平调颗粒方（2016年8月10日处方）：a.磨粉部分（过100目筛）：太子参100克、沙参100克、百合80克、麦冬80克、浙贝母120克、黄芩80克、桑黄100克、鳖甲100克、丹参100克、酸枣仁100克、郁金60克、炒鸡内金60克、猪苓100克、炒白术

100克、白芍80克、牡丹皮80克、僵蚕30克、全虫30克、蜈蚣15条、紫菀60克、甘草30克。b.煎汤浓缩部分：生地黄300克、瓜蒌300克、天冬200克、牡蛎300克、白英300克、白花蛇舌草300克、半枝莲300克、山海螺150克、仙鹤草300克、生薏苡仁300克、夏枯草200克。制作：a+b，混合按1:1汤药比压制颗粒，包装每袋6克。用法：每次6克，每日3次。

祝某，男，63岁。2016年6月1日初诊。自诉：2016年春节过后就咳嗽，很长时间未愈，后来服了些消炎止咳药已缓解，但自今年6月开始咳嗽加重，夜间气管部有水鸡声。随后去医院查验结果为左支气管淋巴占位、肺大泡、胸腔有少量积液，经CT平扫7月份确诊为支气管肺癌晚期。查脉弦数，心率75~90次/分，血压130/80mmHg，左关弦脉，双手肝掌阳性，面部有蜘蛛痣。主诉：睡眠、吃饭尚可，只是咳嗽不断，手足心热。曾用射干麻黄汤合一贯煎等治疗月余，自2016年6月开始曾用下方治过数周：太子参30克、麦冬20克、生地黄30克、玄参20克、石斛15克、法半夏20克、陈皮15克、茯苓30克、前胡20克、瓜蒌20克、浙贝母30克、鳖甲20克、灵芝15克、猪苓20克、牡蛎30克、海藻30克、甘草15克、石上柏30克、山海螺30克、金麦草30克、杏仁15克、桔梗20克、白芍20克、牡丹皮30克。用法：每剂2天，每日3次，每次150ml。疗效：2016年6月1日始至2016年11月末，服中药60余剂，病情稳定，肝掌色变浅，咳嗽已轻，有白色痰，精神良好，自觉已没病。

2016年因外感病情加重，反复发烧不退，低烧时体温38℃，高烧时达39℃，上午较轻，日落后加重，2016年12月15日查脉105次/分，恶心、头痛、纳呆、出虚汗。曾用下方6剂发烧退下：沙参30克、麦冬20克、五味子10克、桂枝15克、炙麻黄10克、生姜15克、姜半夏50克、白芍20克、大枣20克、杏仁20克、蜂房10克、芦根30克、石膏60克、玄参20克、紫草10克、大贝母 30 克、蝉蜕 10 克、车前子 30 克（包）。用法：4 剂服 6 天，每次 150ml，每日 4 次。疗效：4 剂后发烧已去。

该患者 2017 年用汤剂和中药破壁颗粒（1000 目微米级粉粒），服用 1 年，现将破壁超微颗粒方抄录如下：西洋参 60 克、沙参 30 克、百合 50 克、麦冬 40 克、大贝母 60 克、杏仁 30 克、僵蚕 30 克、鳖甲 60 克、桑白皮 30 克、知母 30 克、蛤蚧 4 对、露蜂房 30 克、地龙 30 克、蟾衣 50 克、蛋虫 100 克。另配合煎汤方药：生薏苡仁 300 克、白花蛇舌草 300 克、仙鹤草 200 克、地骨皮 150 克、石见穿 150 克。制法：按汤粉 1：1 比例压制颗粒。

用法：每次 3~5 克，每日 2~3 次。

2017 年 11 月 7 日主诉：近日动则气喘，开始仅为夜间气喘，感觉胸闷气短而不得平卧，后来就逐渐加重，不管平卧、侧卧都有气短之象，查脉弦数、舌质淡有裂纹、少痰。曾服下方 10 剂（半月）而胸闷气短停，夜间又能安睡。红参 10 克、沙参 30 克、麦冬 20 克、五味子 10 克、瓜蒌 20 克、前胡 15 克、浙贝母 30 克、桃仁 15 克、生地黄 25 克、酒大黄 10 克、桑白皮 20 克、细辛 6 克、炙麻黄 10 克、法半夏 20 克、射干 15 克、紫菀 20 克、款冬花 15 克、生姜 10 克、大枣 20 克、知母 15 克、蛤蚧 2 对（不去头足）。用法：每剂两天。每天 3 次，每次 150ml。疗效：在服汤剂同时曾用发疱灸配合治疗，到 2018 年 2 月患者情况良好，一切正常。

张某，男，67 岁，2014 年 10 月 5 日初诊。自诉：近两个月来食后饱胀，上腹部不舒服，大便不爽、纳少，夜间有时钝疼。患者自己以为是消化不良吃了不少消导药，也用过奥美拉唑、胃痛宁等均未获效。9 月初，由儿子带去某肿瘤医院查验，做胃镜检查证实在胃窦部有一个 3cm×4cm 大小的占位包块，病理显示为低分化胃腺癌晚期，可先化疗再行手术，患者本人不同意化疗而求中医保守治疗。查体见脉搏 75 次/分，血压 130/80mmHg，脉沉缓，苔白，舌下有瘀斑，神志清醒，睡眠尚可，只是胃胀而食欲减退，体重开始下降，仅两个月下降约5千克。胃部肿瘤为本虚标实证，开始和一般胃炎无差别，到了晚期则纳少、消瘦或有便血，中医认为是正气不足，邪气凝聚，气滞、痰湿、瘀血蕴结，胃气不降积聚于胃部而形成肿块，实际胃癌就是胃部生了一个恶性疔疮，破溃则会产生便血。治宜益气健脾、疏肝和胃、化痰散结、清热解毒等方法，方用消化道癌系统方化裁：黄芪30克、党参20克、炒白术15克、茯苓20克、法半夏20克、陈皮15克、砂仁10克、木香15克、厚朴20克、枳壳20克、炙甘草15克、炒麦芽20克、炒鸡内金10克、神曲15克、柴胡15克、白芍20克、郁金20克、生薏苡仁50克、八月札30克、丹参20克、黄芩15克、黄连10克、川大黄15克、五灵脂20克、干姜15克、藤梨根50克、料江石30克。用法：水煎服，每剂两天，每日3次，每次150ml。上方每周4剂，连服12剂后，腹胀消除，食欲增加，夜寐得安，近月余夜间已不痛。在服汤剂时还服用偏方蛤蟆油煎蛋（即用炸蟾蜍的油煎鸡蛋），每日两个，计服30个。该患者现已年过70岁，2017年春曾检查，胃中包块已消失，体重增加5千克，一切恢复正常。为防止复发，以上方为基础化裁后制成颗粒，又服用半年之久。

桑某，男，56岁，2015年3月初诊。出院病志载，2014年10月初患者在大连医院确诊为直肠、乙状结肠癌。入院诊断：乙状结肠癌（CTxNxMo），术后出院诊断为直肠癌（PT4N2Mo）、双肾结石、双肾囊肿、窦性心动过缓。于2014年11月5日行腹腔镜直肠癌姑息切除法及盆腔肿物切除术，住院16天，术后没有化疗。2015年3月患者因餐后腹部胀感来诊。术前肠镜显示在距肛门15~22cm结肠处有浸润性病变，病理活检显示低分化腺癌、印戒细胞癌。当时患者精神、睡眠佳，饮食一切正常，只是少腹部时有隐疼腹胀，便不成形，也无脓血便。出院诊断：直肠癌PT4N2Mo、双肾结石、双肾囊肿、窦性心动过缓。本案直肠癌病案其发病机理为湿热蕴结、湿热毒邪浸润肠管，距肛门15~22cm处正是肠曲处，素日肯定排便不良，蕴结为毒，所以治宜化湿解毒、升阳举陷、清热降浊等方法。方用消化道癌系统方化裁：黄芪25克、党参30克、炒白术20克、茯苓25克、半夏15克、陈皮10克、升麻10克、木香10克、砂仁6克、川厚朴15克、枳壳15克、炙甘草10克、柴胡10克、白芍15克、生薏苡仁50克、黄连10克、酒大黄15克、马齿苋30克、苦参15克、炒地榆20克、香附15克。用法：煎汤，每日1剂，分两次口服。疗效：上方计服4周后诸症皆无，排便顺利，腹胀消除，食欲好，体重增加，后制成颗粒服半年左右，到2017年末，无任何不适。

李某，女，47岁，于2014年6月2日来门诊求治。临床资料：2012年12月8日，患者在某医院确诊为卵巢癌Ⅲc期、慢性宫颈炎、盆腔积液。12月17日，患者行卵巢根治手术，病理检查定为左侧卵巢浆液性囊腺癌（低分化），术后曾化疗6个疗程。主诉：全身乏力、无食欲、腹部寒凉感、腰酸腿沉、头晕。刻诊：心率75次/分，血压90/60mmHg，脉沉、舌质淡。辨证：所谓的卵巢根治术，是指在全身麻醉下将子宫全部切除，清理切除盆腔多个增大的淋巴结，仅仅是肉眼所见之变异有形物，而没有见到的更小的恶性淋巴瘤手术不可能清除，所以要化疗。但盆腔占位、增生、积液的根本原因手术刀并未触及。中医认为，盆腔病变是湿热蕴结、毒邪为患，因此治宜清热利湿、温经散寒、解毒散结。手术虽然表面上根治了，实际上并没有根治，所以所谓根治术是一种夸张的说法，根治了为何还化疗6个疗程？所以这个说法不科学。现在患者术后已1年多，仍体虚乏力、纳呆，是化疗后一直没有恢复所致。所以必须先补而后攻。方药：红参15克、白术15克、茯苓20克、清半夏20克、陈皮10克、枳壳10克、川厚朴10克、黄芪20克、附子10克、炙甘草10克、炮姜10克、肉桂6克、益母草20克、王不留行子30克、生薏苡仁50克、桃仁10克、蒲黄10克、怀牛膝20克、神曲10克、炒麦芽15克、炒鸡内金10克、酒大黄 20 克。用法：煎汤，每剂两天，每天两次，每次 150ml。

疗效：上方连服 3 周后体征好转、食欲增加、面色转润、睡眠和头晕都已改善，于是在 2014 年 7 月初则改用系统方为主，行攻补兼施法维持生命。黄芪 20 克、炒白术 15 克、升麻 10 克、当归 15 克、陈皮 10 克、猪苓 20 克、泽泻 15 克、生薏苡仁 50 克、三棱 10 克、文术 10 克、土茯苓 30 克、苦参 20 克、龙葵 15 克、白花蛇舌草 30 克、白英 30 克、半枝莲 30 克、桃仁 10 克、红花 10 克、仙鹤草 30 克。用上方曾制成颗粒服 1 年之久，2015 年末回访患者仍健在，感觉自己病已愈，精神愉快。

附录一：中药饮片微粉化工艺评价

　　中医药的剂型一直以丸、散、膏、丹著称，但临床中医还是以汤剂为主要剂型，汤剂虽然古老，但现代高科技时代仍然应用不衰，足以证明汤剂有可观的疗效。汤剂最大的优点是可按病情辨证施治、随证加减，汤剂是私人订制药方，与中成药的共性截然不同。汤剂的缺点是口味欠佳、剂量太大、口服不方便，不适应现代人的要求，除非中西医轮番施治，实在不愈时才去硬着头皮喝下苦味的汤剂，所以使汤剂使用的范围受限。

　　要改革汤剂，古今都想过不少办法，如散剂，但散剂应用面小，不是什么病都适宜用散剂。在南北朝时期，有人研究煮散法，就是把中药饮片磨成30~50目粗粉，用绢布包煎，水煮5~10分钟，服汤，弃其渣，虽然可替代汤剂，但剂量小，疗效并不尽如人意。现代人又试制了中药饮片的浓缩颗粒剂，已做了十几年仍没有正式确立其疗效，主要瓶颈是一为造价太高，二为颗粒的组方冲服不同于汤剂，且对药材的浪费不小。目前又有人欲用中药微粉化替代汤剂，微粉化是设备的能力问题，过去根本无法办到，而现代已成为现实，中药饮片的微粉化是最有希望替代汤剂的方案。中药微末粉，常被称为"破壁饮片"。

　　微粉，是指把中药材加工成微米级别的粉末，微米是百万分之一米（μm），被称为微粉的中药材的粒径在10~20μm之间（500~1000目），被称为超微粉级别。一般动植物的细胞直径在10~100μm，若将中药材加工至10μm左右，中药材的细胞壁被打破，可显著提高中药材的生物利用度，因为微粉吸收好，疗效也大幅度提高，微粉化中药材的好处大致有以下几点：

（1）中药微粉与过去的散剂（100~120目）相比，中药材粒径要小数倍，中药在体内的粒径越小吸收就越好，所以微粉的细度平均在500目以上，疗效必将提高。

（2）微粉化的饮片，使起效时间加快，绝不次于汤剂，适宜现代人快速治愈的心理要求。

（3）口服剂量小，每剂汤药毛重平均在200克左右，而微粉化则20克即足矣！用微粉加工的蜜丸可节省1/10至1/3的药量，但疗效不减。

（4）汤剂在煮沸过程中有一部分挥发油跑掉，而饮片中的脂溶性物质在水浸汤剂中并不溶于水，微粉化即可解决煎汤的损失。

（5）微粉化中药的口感好于汤剂，如果矫味也比汤剂容易。

（6）用微粉加工膏方将变得十分简单，半个小时即可完成，而人工熬制膏方需要半天时间，因此用微粉制膏方可使成本大大降低。

（7）外治贴膏类若采用微粉，既不要油炸，也不要乙醇浸出，可节省大量的原料和溶媒，膏药的掺药量将减少，即可达到原来的效果但使成本降低。

掌握系统化中医疗法，如能配合超微粉技术，可使医院门诊效益更上一层楼，只要有一台微粉加工机械就可生产出500~1000目的微米级中药，完全可以替代大碗汤剂，微粉化工艺技术可使饮片的使用范围扩大，更适应现代社会之要求。

附录二：系统论治汤头歌括一览表

脑科	**健脑全息汤** 脑科全息夏神草 补阳还五全虫跑 天钩郁金石胆志 生地枳实不能少	**中风全息汤** 中风全息赤白芍 桃红四物祛风妙 天钩乌蛇石胆志 龙牡全虫地龙好
心系	**温阳复脉汤** 人参瓜蒌薤白汤 黄芪丹参合木香 四逆汤中桂枝上 赤芍红花化瘀良	**养心平律汤** 生脉桂枝白芍草 生地黄连肉桂少 枣仁茯神丹参志 芎归泽泻龙牡好
肺系	**温肺化痰饮** 肺寒射干麻黄前 杏仁桔梗冬化菀 二陈汤中桂枝见 细辛干姜五味全	**清肺化痰饮** 肺系热病桑贝前 沙参麦冬黄芩菀 知母瓜蒌地龙配 杏仁桔梗甘草全
肝硬化	**软肝强肝汤** 软肝汤用白术军 栀子生地配郁金 黄芪二丹归鳖甲 二苓二芍伍茵陈	**养阴消水汤** 养阴消水麦西参 丹栀生地杞茅根 二苓知芍泻鳖甲 大毛灵芝伍茵陈
肝硬化	**温阳利水汤** 温阳利水五苓散 前仁大毛牛膝安 四逆汤中加熟地 人参益气不一般	
慢性肝炎	**慢肝清降汤** 慢肝清降用二参 猪苓茯苓配郁金 加味逍遥生薏米 牛角鳖甲肝立新	
黄疸	**解毒退黄汤** 退黄金钱重茵陈 前仁滑石郁赤军 二苓虎泽栀薏米 生地牛角板蓝根	
胆石症	**柴苓清胆汤** 柴苓清胆四逆散 通里攻下大黄兼 郁金木香金钱草 茵陈山栀胆可安	
胃肠道	**和胃通降汤** 和胃通降用枳壳 香附丹参桂枝摇 半夏泻心全用上 白术白芍柴胡妙	**大黄薏仁阑尾汤** 大黄薏米阑尾汤 蛇草公英伍败酱 丹皮赤桃冬瓜子 行气止痛楝木香
肾系	**通治肾炎汤** 肾炎汤用坤丹参 黄芪白术姜茅根 济生肾气去丹皮 温阳利水有精神	**清肾降浊汤** 降浊汤用坤丹参 二芍山药草泽军 芪术云苓清半夏 土苓前仁白茅根
肾系	**三金排石汤** 肾石三金赤牛膝 地龙泽泻瞿萹蓄 桃仁不留棱莪术 前仁滑石琥不理	
妇科	**妇科乌陈汤** 妇科诸病乌陈汤 香附乌药青囊方 生化白芍用途广 坤草活血调经良	**妇科八珍汤** 山药八珍用黄芪 山药五味合山萸 龙牡骨脂淫羊藿 蔻巴肉桂配枸杞

风湿骨科	**万应痛痹汤** 痛痹四逆威灵仙 杜枝苍麻草薢安 二活归芎芍苡米 防己伸筋血藤全	**万应骨伤汤** 骨伤桃红四物汤 乌军苏木泽兰香 三七土虫马钱子 申姜乳没川断强
糖尿病	**通治消渴汤** 消渴汤中用参连 山药山萸茯苓甘 葛知肉桂花粉配 乌麦生地五味全	**通治下消汤** 下消水肿五苓散 附子干姜牛膝安 重用黄芪益母草 大黄一味不一般
甲状腺	**通用消瘿汤** 消瘿汤用青陈皮 茯草夏贝消痰气 玄麦龟甲黄药子 章参白芍大生地	**通方消囊饮** 消囊饮用二甲菇 二皮昆藻海石浮 贝娄玄郁黄药草 二夏牡蛎棱莪术
血液科	**五草解毒凉血汤** 凉血双连赤白芍 甘玄丹参水牛角 丹皮茅根大生地 仙鹤茜紫旱莲草	**益气温肾生血汤** 生血八珍大枣姜 砂陈丹参阿胶香 首山肉桂菟丝子 血藤黄芪补血良
肿瘤	**热化平调汤** 热化肿瘤灵芝米 冬夏斛藻姜牡蛎 猪鳖贝娄蒲金曲 二参甘草细生地	**寒化平调汤** 寒化平调灵芝米 芥贝参玄猪牡蛎 附桂麻姜漂海藻 术芪莨肉甘熟地
目部	**十子明目汤** 眼病十子地黄汤 归芍菊花蒺藜上 潜阳平肝属石决 灵活化裁效更强	
鼻部	**通窍鼻炎汤** 鼻病通窍用荆防 辛芷薄荷甘草羌 黄芩桂梗辛夷花 川芎苍耳头痛良	
耳部	**耳病全息汤** 耳病全息用龙胆 栀子黄芩最清肝 生地泽泻石菖蒲 柴葛川芎薄荷甘	
喉部	**养阴喉症汤** 养阴清肺喉症汤 沙参桔梗青牛蒡 石斛蝉蜕山豆根 薄荷射干喉中畅	
口部	**通治消疳汤** 通治消疳黄芩连 生地川军甘草玄 石膏知母薄荷配 丹栀麦冬口病痊	
皮肤科	**加味乌蛇荣皮汤** 乌蛇荣皮姜桂枣 二皮防风甘紫草 桃红四物生薏米 蒺藜蝉蜕首乌好	
脾肺心脑	**风寒咳喘汤** 风寒咳喘二陈汤 五味桔梗大枣姜 杏苏白前用紫菀 荆芥防风炙麻黄	**风热咳喘汤** 麻杏石甘治热喘 沙参麦冬二母菀 桑皮前胡瓜蒌壳 桔梗黄芩肺可安
	小儿运脾汤 小儿运脾用六君 升阳止泻山葛根 砂米扁豆化湿气 麦芽神曲炒内金	**小儿脑科全息汤** 小儿脑科枣仁甘 龙牡生地茯神安 天麻钩藤石胆志 栀子五味配僵蚕

系统疗法"一览表"中有关的小方汤头

1. 六君子汤：人参、白术、茯苓、甘草、半夏、陈皮。

2. 桃红四物汤：桃仁、红花、当归、川芎、芍药、熟地黄。

3. 八珍汤：人参、白术、茯苓、甘草、熟地黄、当归、白芍、川芎、
    大枣、生姜。

4. 补阳还五汤：生黄芪、当归、赤芍、川芎、桃仁、红花、地龙。

5. 射干麻黄汤：射干、麻黄、紫菀、款冬花、半夏、生姜、细辛、
    五味子、大枣。

6. 加味逍遥散：牡丹皮、山栀、柴胡、当归、白芍、茯苓、白术、
    甘草、薄荷。

7. 济生肾气汤：熟地黄、山药、山茱萸、泽泻、牡丹皮、茯苓、附子、
    肉桂、牛膝、车前子。

8. 十子地黄汤：生地黄、山药、山茱萸、牡丹皮、泽泻、菟丝子、
    枸杞子、决明子、青葙子、女贞子、车前子、茺蔚子、五味子、
    沙苑子、楮实子。

9. 乌蛇荣皮汤：生地黄、当归、赤芍、川芎、桃仁、红花、桂枝、
    牡丹皮、紫草、蒺藜、白鲜皮、何首乌、乌蛇、炙甘草。

10. 半夏泻心汤：半夏、黄连、黄芩、干姜、党参（人参）、炙甘草、
    大枣。

11. 养阴清肺汤：生地黄、玄参、麦冬、白芍、牡丹皮、贝母、甘草。

12. 五苓散：桂枝、白术、茯苓、猪苓、泽泻。

13. 真武汤：制附子、茯苓、芍药、白术、生姜。

14. 生化汤：当归、川芎、桃仁、炮姜、甘草。

15. 乌陈汤：乌药、陈皮、当归、川芎、芍药、香附、甘草。

16. 二陈汤：陈皮、半夏、茯苓、甘草。

17. 四逆汤：附子（制）、干姜、炙甘草。

18. 生脉饮：人参、麦冬、五味子。

19. 人参瓜蒌薤白汤：人参、瓜蒌、薤白、川芎、郁金。

20. 青囊丹：香附、乌药。

扫码领取
● 药剂知识 ● 开方测试
还可以听四大神医行医故事

后记——为何要换个方法学中医

笔者曾经写过一本《换个方法学中医》，这本书只是泛泛地谈了些学中医的方法，并没有具体说明到底换个什么样的方法，而这本《换个方法学中医——中医开方速成法》大致可以讲明白这个问题。

现代人学中医，不论是科班学习，还是自学、跟师学徒均有两难、三不足。两难是指中医的临床操作，即中医的辨证论治和切脉而言，三不足是缺乏文化自信、传统文化的底蕴不足和现代人思维观与中医思维相悖。这两难和三不足严重地束缚着中医的传播和发展。西医不到 200年就传遍全球，在中国仅用了 100 年就成为当今中国的主流医学。而中医自汉代以来，已越 2000 年，今天只能是"边缘医学"或者称"替代医学"。中医学属中国的原创医学，国人学习都感觉难，那外国人学习就可想而知了。在全球化的今天，中医仅仅是针灸学很快席卷全球，而辨证论治这块儿，世界各国还远远没有掌握。为什么中医学传播、发展缓慢，原因是多方面的，既有历史的原因，也有中医自身的原因，因为中医属东方象思维医学，与现代人的逻辑思维观恰好相反，因此现代人学习中医不论中外都感觉有些难。笔者提倡换个方法学中医的原因也在于此。

其实学中医并不难，在古代，特别是明、清时代名医辈出，古人学中医并不难，清代伤寒大家柯韵伯曾言："仲景之道，至平至易，仲景之门，人人可入。"清代名医陈修园曾著有《医学实在易》，他认为学习中医并不算难。然而古代学中医的人文化底蕴普遍高于现代人，"秀才学医，笼中捉鸡"，一语道破现代人学中医的难点是国学文化的缺失，由于文化的断层，国人看文言文需要翻译过来才能明白，但译文与原文总是两回事，传统文化的底蕴不足是现代人学中医的主要障碍。以下对这两难、三不足提出一些看法，供初学中医者参考。

切脉，为中医的四诊之一，望、闻、问、切，习惯上切脉放在四诊之末，实际上切脉应该为四诊之首，切而知之谓之巧，中医不会脉诊不可能为医。如何学会切脉，医家各有不同的体验，学切脉和学游泳一样，学游泳必须下水实练，在岸上无论如何练也不可能学会，俗话说："熟读王叔和，不如临床多。"王叔和著有《脉经》，单背诵脉学理论，不去临床练习是不能学会切脉的，学切脉是一种体验过程，指法与脉法都必须实际操作，切不可纸上谈兵。中医好的脉手，一般的胃炎、甲亢、心脏病，妇人的月经不调、胎位、是否怀孕、胎儿是女是男等问题，一搭手在一分钟之内便可知晓，优秀的脉手可通过脉诊得知肿瘤占位的大小、位置及结石的情况，但学脉并非速成，跟师也不少于3个月才能掌握大概情况，随着临床能力的提高，切脉也就很自然能学会，所以说切脉也不算太难，但学到优秀水平者不多。切脉和练针刺一样要在年轻时学好，少年学脉指腹灵敏度、感应程度高，所以学切脉不要超过30岁。

辨证论治要比切脉难些，一个中医师一辈子都在完成三个字，即脉、证、方，《伤寒杂病论》的精髓是方证的对应。中医师的能力大小，也要看查脉识证，知犯何逆，是否能与脉、证、方吻合。《伤寒论》113方，每方均对应不同的证候，但中医的方剂数万首，不仅要掌握经方，还要会用时方、专方、验方，应用起来十分烦琐。初学者就是把"汤头四百味"背诵得滚瓜烂熟，也不一定能看好病，高档次中医最少要掌握500个汤头，全科中医单会伤寒经方也感到不够用，初学中医者大小汤头最少也要掌握200个，如今笔者把古方、时方、经方、专方，经过系统化分析、归纳，缩减到30~40个，只要下点功夫把这30多个系统化处方能熟练应用，就可以完成临床操作，所以辨证论治这一难就可以迎刃而解了。

现代人缺乏文化自信有其历史原因，"五四"新文化运动以来西学东渐，现代科学大潮的冲击矫枉过正，使民族的传统文化大伤元气，传统国学文化一蹶不振。自 1840 年鸦片战争到现代这一百多年来，随着东西方文化的交融与碰撞，国人已从睡梦中清醒过来，对于传统文化切不可一概否定，正确的观念是取其精华，去其糟粕。中医则是传统文化中一颗灿烂的明珠，虽然古老，但仍然在为现代人的健康服务。如中医的针灸术在 20 世纪 70 年代就曾风靡全球。曾有人讲过："越是民族的东西，就越是世界的。"国人经过百年东西方文化较量，看到了民族的希望，对传统文化已充满自信，学中医大有用武之地。在全球化的今日，中医不仅是中国的，中医具有普世的价值观，好东西世界各民族都需要。

文化底蕴不足是现代人学中医的最大障碍。学习中医必须通人文、重经典，要有国学文化的基础，但现代人从小学到中学是以现代逻辑思维去学习了大量的数、理科学知识，从小就有电脑、手机、计算机陪伴成长，这些知识技能与中医文化相差太远，学中医要有唐诗宋词的韵律、四书五经的国学知识、古代书法和琴棋书画的熏陶，这样升入中医药大学，才能如鱼得水。现代人普遍文、史、哲知识匮乏，而数、理科学知识绰绰有余，现代人已经失去了学习中医的大环境，所以一代比一代要难，改变这一难题必须重视现代与传统的关系。社会的进步、科学的发展，使许多传统的东西将被遗忘，改变这个现实绝非是个人行为能达到的，必须引起全社会的重视。

至于思维观与中医学相悖，现代人从小学开始接受的教育均以逻辑思维为主，特别是到了中学，数、理、化都是以还原论、逻辑思维的分析、归纳方法为主，而中医属象思维，运用天人合一整体观，二者正好相反，一个向东，一个向西，因此现代人的知识面只适应学现代科学，学西医游刃有余，学中医则相差甚远。要改变这种现实，就要从娃娃抓起，山东省中医药大学在 20 世纪 80 年代曾办过中医少年班，30 年后这些孩子 80% 都成了名中医，曾有人统计调查过三届国医大师中，平均开始学中医的年龄是 13 岁，可见早期培养思维观的重要性。

现今社会科学技术突飞猛进，医学领域虽然查验设备已经进入智能化时代，但生命体的结构并非都可以应用高科技就可以解决，智能设备无论如何先进也无法替代人脑，因为生命体不仅仅是一个形体结构，还有一个看不见的精、气、神部分。中医是古老的传统科学，与现代科学不可等闲视之，我们如何处理传统与现代的关系，这就好比从原来的四合院搬进了 30 层高楼大厦，并没有感到十分优越，甚至还在思念四合院的风貌。

现代不少非中医学科的学生，到了 30 岁后才发现中医是个宝贝，许多西医改学中医者也是在临床中逐渐认识到中医的有效性，年过半百的人爱好中医者也很多，但此时他们记忆力减退，背诵中医汤头歌诀谈何容易！不论是科班学生，还是西医改学中医及社会诸多爱好中医者，都应当换个方法学中医，可以少走弯路，但愿笔者研究的中医系统论治能助您一臂之力。

秩　新

2018 年 5 月

扫码领取

• 药剂知识　• 开方测试
还可以听四大神医行医故事

参考书目

[1]祝世讷.中医系统论与系统工程学[M].中国医药科技出版社:北京,2002.

[2]薛振声.十年一剑全息汤[M].中国中医药出版社:北京,2004.

[3]周建伟,张凡.全息诊疗学[M].四川科学技术出版社:成都,2008.

[4]方能斋,郑福星.实用中西医结合临床指南[M].天津科学技术出版社:天津,1991.

[5]郭博信.中医是无形的科学[M].山西科学技术出版社:太原,2013.

[6]陈欣.陈欣谈癌症的中医诊治[M].山西科学技术出版社:太原,2013.

[7]陈沫金.克癌宝典[M].山西科学技术出版社:太原,2014.

[8]李可.李可老中医急危重症疑难病经验专辑[M].山西科学技术出版社:太原,2002.

[9]王烈.婴童金方[M].吉林科学技术出版社:长春,2002.

[10]仝小林.重剂起沉疴[M].人民卫生出版社:北京,2010.

只需三步
助你轻松学会开方

第一步 学透【药剂知识】

听药材与病症知识，记忆处方无压力

记录【读书笔记】**第二步**

拍照记录重点知识，生成专属药方库

第三步 练习【开方测试】

根据病症尝试开方，随时回顾知识点

还可以通过 【中医故事】了解神医成长史
【行业资讯】获取中医药动态

微信扫码
添加智能阅读向导，
中医学好书等你翻阅

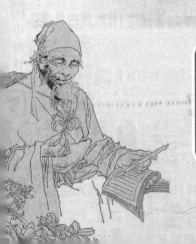